高等学校体育学类本科专业系列教材

总主编　刘纯献　赵子建
总主审　王崇喜　林克明

JIANKANG JIAOYUXUE
健康教育学

主　编　翟向阳

副主编　彭玉林　吴翠平　赵群英
　　　　崔玲玲　刘欣欣　王　静
　　　　刘　静

审　稿　王海明

U0240432

重庆大学出版社

图书在版编目(CIP)数据

健康教育学 / 翟向阳主编.-- 重庆:重庆大学出
版社,2018.2(2024.1重印)
高等学校体育学类本科专业系列教材
ISBN 978-7-5689-0943-3

Ⅰ.①健… Ⅱ.①翟… Ⅲ.①健康教育学—高等学校
—教材 Ⅳ.①R193

中国版本图书馆 CIP 数据核字(2017)第330939号

健康教育学

主 编 翟向阳
策划编辑:唐启秀

责任编辑:李桂英 赵艳君 版式设计:唐启秀
责任校对:王 倩 责任印制:张 策

*

重庆大学出版社出版发行
出版人:陈晓阳
社址:重庆市沙坪坝区大学城西路 21 号
邮编:401331
电话:(023) 88617190 88617185(中小学)
传真:(023) 88617186 88617166
网址:http://www.cqup.com.cn
邮箱:fxk@cqup.com.cn (营销中心)
全国新华书店经销
重庆愚人科技有限公司印刷

*

开本:787mm×1092mm 1/16 印张:14 字数:314千
2018 年 2 月第 1 版 2024 年 1 月第 7 次印刷
ISBN 978-7-5689-0943-3 定价:36.00 元

本书编委会

主　编　翟向阳（河南中医药大学）

副主编　彭玉林（河南财经政法大学）

　　　　吴翠平（郑州大学）

　　　　赵群英（河南中医药大学）

　　　　崔玲玲（郑州大学）

　　　　刘欣欣（郑州大学）

　　　　王　静（河南中医药大学）

　　　　刘　静（郑州工业贸易学校）

编　委

　　　　刘　楠（河南中医药大学）

　　　　张晓峰（郑州大学）

　　　　崔　彩（河南建筑职业技术学院）

　　　　吴　迪（河南财政金融学院）

总　序

　　2016 年 8 月 26 日，全国卫生与健康大会通过的《健康中国 2030 规划纲要》体现了党和政府对人民群众健康权益和促进人全面发展的高度重视，反映了我国由体育大国向体育强国迈进的国家意志。"十三五"期间，全面建成小康社会为体育发展开辟了新空间，经济发展新常态和供给侧结构性改革也对体育发展提出了新要求，建设健康中国更是为体育发展提供了新机遇。然而，当前我国体育人才发展水平同体育事业的发展需求仍有差距，存在着体育人才总量相对不足、体育人才培养质量不高、各类体育人才发展不均衡、高层次创新型人才短缺等现象，还不能满足体育强国建设的需求，难以发挥体育人才在体育事业发展、体育强国建设中的基础性、战略性、决定性的作用。特别是在体育专业人才培养质量方面，受招生规模不断扩大、生源质量参差不齐等诸多因素的影响，培养质量并未达到预期的目标。究其体育教学本质原因，学校体育教学目标、教师、学生、内容、方法、过程、环境、评价等都难以免责，但是，作为教学内容的载体，教材质量的好坏无疑决定着人才培养质量的水平。尽管体育学科教育改革在不断深化推进，但教学内容方面的创新改革力度仍显不足。目前，体育学类本科专业的教材内容仍以传授知识为中心，教材编写一直存在高度抽象化、纯粹理论化、逻辑不清晰、结构混乱、叙述晦涩、实例奇缺的问题，充斥着抄袭来的公式和陈词滥调等顽疾。国际上最新的研究成果和理论较少能在教材中得到更新，缺乏内容丰富、结构合理、描述生动，并有大量生动实例的教材。整体上，体育学类本科专业教材存在建设滞后、缺乏个性化、内容更新周期缓慢、编写水平不高和装印质量低下等问题。其导致的结果就是出现教师"教不会""教不清"和学生"学不会""用不上"的窘况，教学质量难以保证，提高教学质量更无从谈起。因此，如何紧跟经济社会的发展变化，编写出能反映体育学科专业的最新研究成果，更好地适应教法更新和学法创新，激发现代大学生的学习兴趣，在教材内容、逻辑结构和形式编排等不断彰显优秀经验传承与创新的教材将是编写者亟待关注的核心问题，也是提高教材编写水平和教学质量的重要保证。

　　"高等学校体育学类本科专业系列教材"是依据"健康第一"的教育理念和《高等学校体育学类本科专业类教学质量国家标准》（修订稿）（以下简称《标准》）规定的专业课程体系要求，由编委会组织多位资深任课教师，尤其是优势和特色专业学科带头人、知名学者、教授，在具备深厚学术研究背景、长期教学实践和教材编撰研究经验的基础上，编写出的体现体育学科研究成果的高质量系列教材。按照《标准》规定的专业必修课程要求，编写了专业类基础课程（体育学类本科专业均需开设的课程），包括"体育概论""运动解剖学"

"体育心理学""运动生理学""体育社会学""健康教育学""体育科学研究方法"7门专业类基础课程。并按照专业方向课程开设采用3+X的模式要求，编写了"学校体育学""运动训练学""体育竞赛学""体育市场营销学""中国武术导论"等专业方向课程以及"运动生物化学""运动生物力学""体育管理学""乒乓球""排球""武术""体操""篮球""健美操""羽毛球"等模块选修课程。该系列教材既可以作为体育学类本科专业学生的教材使用，也可以作为各级各类体育教师和教练员的参考用书。

本系列教材的特色有以下几点：

一是力求体育学科理论知识阐述和论证适可而止，避免机械地叠加理论或过度地引用、借用观点。力争避免高度抽象化和纯理论化，使教学内容丰富，更加贴近现代体育专业本科生的学习兴趣需求，体现新课程体系下的新的课程内容，注重提高学生的实践能力，培养学生的创新能力。

二是立足于理论联系实际的观点，突出学以致用的目标。在编写体例上强化了篇、章、节之间的逻辑关系的清晰和结构的合理，在案例、材料的选择上更加突出新意。根据知识的脉络和授课的逻辑，设计了思考、讨论或动手探索、操作的环节，提升书稿的互动性。同时，根据篇幅及教学情况，以知识拓展、阅读和实践引导、趣味阅读等形式，适当增加拓展性知识，力争使教师"教得会""教得清"，学生"学得懂""用得上"。

三是力求做到简洁、明晰。在大纲设计、内容取舍上，坚持逻辑清晰、行文简洁，注意填补新兴学科、交叉学科等学科教材的空白以及相关教材体系的配套，避免大而全、面面俱到的写作，力图使教材具有基础性、实用性、可读性以及可教性，最大限度地避免言不切实、空泛议论的素材堆积。

本系列教材编委均是各个专业研究领域的专家，大都具有博士学位，对各自的研究领域非常熟悉，他们所撰写的内容均是各自潜心研究的成果，有很深的研究与很高的学术造诣。如何编写好体育学类本科专业学生系列教材，全体编写人员在科学性、实用性、可读性、针对性和先进性方面做了初步的尝试。但由于编写时间仓促，交流和讨论实践不够，不足之处在所难免，欢迎读者不吝赐教与批评指正，修订时将作进一步充实与完善。

虽然编委会按照《标准》的要求，有规划地对系列教材进行组织、开发和编写，但由于对教材质量和水平的高规格要求，一部分重要的课程并未被列入此次教材编写的名目，编委会将在后续编写中逐步增补。

本系列教材的编写，得到了重庆大学出版社领导的大力支持与帮助。同时，全国高等学校体育教学指导委员会技术学科组副组长王崇喜教授，全国高等学校体育教学指导委员会、河南省高校体协主席林克明教授等专家也给予了许多的鼓励、建议与指导，编写时大量参考了诸多专家、学者的前沿研究成果，在此一并表示衷心的感谢！

高等学校体育学类本科专业系列教材编委会

2016 年 10 月

编写说明

中国是历史悠久的文明古国，更是医药文化发祥非常早的国家之一。中华民族的祖先就生活、劳动、聚居在这块美丽而富饶的土地上，用自己勤劳的双手和聪慧的头脑创造了光辉、灿烂的历史文化，其中蕴含医药文化教育。集医学和教育为一体的健康教育，不仅是人类医疗卫生保健活动的重要组成部分，而且与人类的生存、生活、生产劳动密切相关。

健康教育成为一个专业领域产生于 20 世纪 20 年代，发展于 70 年代至 21 世纪初，世界各国健康教育的发展呈现不同建树，且通过实验研究实证了健康教育的效果并确立了新的发展方向。我国健康教育专业的建立与发展自 80 年代中期开始，纵观 30 多年来的健康教育科研和教育发展历程，虽整体水平在不断提升，但从全球的视角审视，质量不容乐观，尤其是基层健康教育的科研和教育工作还有较大的提升空间。因此，努力发展我国的健康教育，对促进医疗卫生、社会保障、教育等事业的发展，具有十分重要的现实意义。

本书编写的内容，正是研究和传播保健知识和技术，影响个体和群体行为消除危险因素，预防疾病，对健康教育学科领域的一次概述。本书理论结合实践，针对性较强；同时有中医传统理论的内容，对传统健康教育的继承与发展有重要意义。

本书可以作为普通高校体育教育专业、运动训练专业、公共体育课的教材，其他专业的选修教材，以及高等院校、中等院校体育教师、相关专业研究生和体育工作者的参考用书。

本书由河南中医药大学翟向阳主编；由河南财经政法大学彭玉林、河南中医药大学赵群英、王静，郑州大学吴翠平、崔玲玲、刘欣欣，郑州工业贸易学校的刘静任副主编；河南中医药大学刘楠，郑州大学张晓峰，河南建筑职业技术学院崔彩，河南财政金融学院吴迪参与编写。具体章节分工如下：翟向阳（第一章部分、第七章部分）、彭玉林（第二章部分、第三章部分）、吴翠平（第一章部分、第二章部分、第三章部分、第四章部分）、赵群英（第二章部分、第三章部分、第四章部分、第七章部分）、刘静（第八章部分）、崔玲玲（第九章部分、第十章）、刘欣欣（第六章）、王静（第七章部分）、刘楠（第九章部分）、崔彩（第五章）、张晓峰（第八章部分），翟向阳组织编写并审阅。

由于本书涉及内容学科跨度大，为照顾各层次学生和专业任职资格考试的需要，对各种度的把握或许不甚精确，书中不妥之处敬请读者批评指正。

编　者
2017 年 6 月

目 录

第一章

绪 论

第二章

健康相关行为

第三章

健康教育与健康促进

第四章

健康信息传播

第五章

健康教育诊断、计划、干预和评价

第六章

运动与健康

第七章

营养与健康教育

第八章

中医与健康

第九章

健康心理

第十章

常见慢性非传染性疾病的健康教育

第十一章

不同场所的健康教育

参考文献

第一章
绪 论

【学习任务】

本章从健康的概念入手,从健康的标准、健康的层次等方面对健康给予更深的理解,并深入探讨影响健康的四大主要因素。目的是通过本章的学习,让学生全面理解健康的整体观和综合概念,并进一步理解影响健康的主要因素。

【学习目标】

➢ 能够掌握现代科学的健康概念。

➢ 能够熟悉影响健康的主要因素。

➢ 能够了解健康的标准和健康层次。

第一节 正确认识健康

一、健康的概念

每个人都希望自己能拥有健康,因为健康是生活幸福、事业成功的基础。古希腊思想家苏格拉底曾说:"健康是人生最可贵的";马克思也认为:"健康是人的第一权利,一切人类生存的第一个前提,也是一切历史的第一个前提";我国著名教育家张伯苓认为:"强国必强种,强种必强身"。可见,健康成为人类共同追求的目标由来已久。

世界卫生组织(World Health Organization,简称 WHO)明确指出:"健康不仅是没有疾病或不虚弱,而是身体的、精神的健康和社会适应的完美状态。"从这个概念上来说,健康是一个综合性的概念,超越了医学范畴,从而扩展到社会、自然、人文等许多学科,它涵盖了身体的、生理的、心理的、精神的和情绪的健康,还包括社会文明、和谐、道德和社会适应的完好状态。

虽然 WHO 提出健康概念已经半个多世纪了,但是如何正确理解健康的内涵,这一关键问题从理论到实践,直至现在还没有真正地解决。我国人民普遍受传统观念和世俗文化的影响,长期以来单纯地把健康理解为"无病、无伤、无残",只有他们"生病"(有临床表现)时才会寻求医生的帮助。而我们的医生也长期习惯于"坐堂看病",很少走出医院大门去关心"健康"的群众,忽视了人的整体性和社会性。决策者主要是关心病人的就医问题,一味追求医院的现代化和高精尖设备的配置,结果误入歧途,导致医疗费用的成倍增长。正如 WHO 提出的,许多发展中国家由于错误地沿用了西方大医院的模式,忽视了公共卫生问题,给这些国家的人民的健康带来了许多危害。

身体的健康与否不能只从外表加以评价,外表看上去健康的人身体不一定真的健康,外表纤弱的人身体不一定真的不健康。看上去外表非常强壮的人可能因为心脏负荷的不协调而猝死,而看上去身体纤弱的人也可能由于体内功能协调而健康长寿;有些高血压、糖尿病患者自感症状不严重而不定期就医和服药,导致最终出现脑卒中、冠心病、心血管疾病等严重并发症,严重降低了生活质量。

心理健康是现代健康概念的有力补充和发展。由于人具有社会人和自然人的双重属性,在生活经历中,难免会受到社会因素的影响和干扰,如疾病、失业、子女教育、居住环境以及冲动、孤独、紧张、恐惧、悲伤、失落、忧患等,都会对人们的身心健康造成不同程度的损害。伴随着城市化的加剧和人们生活节奏的加快,人们的身心健康问题逐渐成为突出的社会问题。

现代科学健康观普遍认为:健康不仅指一个人身体没有出现疾病或虚弱现象,还包括一个人在生理上、心理上和社会适应上的完好状态。现代健康的含义是多元的、广泛的,包括生理、心理和社会适应三个方面,提示了人体的整体性,即人体的生理与心理的统一,人体与自然环境、与社会环境的统一。正确认识并处理好人与环境的关系,是健康科学观认识论的基础,也是探索健康的生态学基础。相信这种认识必将健康观从被动的治疗疾病转变为积极的预防疾病,促进健康;从单纯的生理标准扩展到心理、社会标准;从个体诊断延伸到群体乃至整个社会的健康评价;既考虑人的自然属性,又侧重于人的社会属性;既重视健康对人的价值,又强调人对健康的作用,并将两者结合起来。这种健康与疾病、人类与健康多因多果关系的认识是健康观念的更新。

二、健康的标准

世界卫生组织 2000 年提出的人的健康标准:

(1)有足够充沛的精力,能从容不迫地应付日常生活和工作的压力而不感到过分紧张。

(2)处事乐观,态度积极,乐于承担责任,事无巨细,不挑剔。

(3)善于休息,睡眠良好。

(4)应变能力强,能适应环境的各种变化。

(5)能够抵抗一般性感冒和传染病。

(6)体重适中,体形匀称,站立时头、臂、臀位置协调。

(7)眼睛明亮,反应灵敏,眼睑不发炎。

(8)牙齿清洁,无空洞,无痛感,齿龈色泽正常,无出血现象。

（9）头发有光泽，无头屑。

（10）肌肉、皮肤富有弹性，走路感觉轻松。

三、健康的层次

WHO 指出："健康是基本人权，达到尽可能高的健康水平是世界范围内一项最重要的社会性目标"，并明确地指出："要实现人人享有卫生保健的目标，必须把健康作为人类发展的中心"。"人人为健康，健康为人人"是 WHO 的一项战略目标，健康是维护社会安定、保障基本人权、提高社会生产力、发展社会和经济的基础，是生活质量的基本标准，是人类发展的中心，也是建设精神文明、反映社会公德的社会进步因素。因此，要求每个人不仅要珍惜和不断促进自己的健康，还要对他人乃至全社会的健康承担责任和义务。在积极倡导健康对人类发展的重要性、重视健康对社会进步的价值和作用的同时，还应倡导全社会都积极参与促进健康、发展健康的伟大社会变革。

在三维健康观的基础上，中国社会医学学者把健康分为三个层次。

第一层次（一级健康）为满足生存条件，包括：①无饥寒、无病、无体弱，能精力充沛地生活和劳动，满足基本的卫生要求，对健康障碍的预防和治疗具有基本知识；②对有科学预防方法的疾病和灾害，能够做到采取合理的预防措施；③对健康的障碍能够及时采取合理的治疗和康复措施。

第二层次（二级健康）为满意度条件，包括：①一定的职业和收入，满足经济要求；②日常生活中能享有最新科技成果；③自由自在地生活。

第三层次（三级健康）为最高层次的健康，包括：①通过适当训练，掌握高深知识和技术并且有条件应用这些技术；②能过着为社会作贡献的生活。

四、亚健康与生活相关疾病

健康是人们共同追求的目标，能够保持终身健康是每个人的最大愿望，但健康并不是可以自动拥有的，每个人必须通过努力才能获得或维护自身的健康。

（一）亚健康

20 世纪 80 年代中期，苏联学者布赫曼研究发现，人体除健康状态和疾病状态之外，还存在着一种非健康非患病的中间状态，称之为亚健康状态。

1. 亚健康概念

亚健康是一种机体介于健康与疾病之间的生理功能低下的特殊状态，机体尚无器质性病变，但体力降低、反应能力下降、适应能力减退、精神状态欠佳、人体免疫功能低下，已有程度不同的各种患病的危险因素，具有发生某种疾病的高危倾向。亚健康状态又称为第三状态，也称为灰色状态、病前状态、亚临床期、临床前期或潜病期等。

2. 亚健康状态发生情况

亚健康状态在经济发达、社会竞争激烈的国家和地区普遍存在。随着人们工作、生活压力的增加,加之营养不均衡,缺乏运动,各种因素引起的心理不平衡,使得亚健康人数一直呈逐年增加趋势。WHO 的一项全球性调查表明,健康的人仅占 5%,患有疾病的人占 20%,而 75% 的人处于亚健康状态。美国每年有 600 万人处于亚健康状态,年龄多为 20 ~ 45 岁。英国的调查表明,大约 20% 的男性和 25% 的女性总感觉到疲劳,其中约 1/4 的人为慢性疲劳综合征。在"2002年中国国际亚健康学术成果研讨会"上,专家指出:我国目前有 70% 的人处于亚健康状态,15%的人处于疾病状态,只有 15% 的人处于健康状态。2002 年,广东省对全省 19 所高校近万名教职工的健康状况进行了调查,结果只有 10% 左右的人处于健康状态,20% 左右的人处于各种疾病状态,70% 左右的人处于亚健康状态。

3. 亚健康状态的表现

亚健康状态主要有以躯体症状为主的躯体亚健康状态、以心理症状为主的心理亚健康状态、以人际交往中不良症状为主的人际交往亚健康状态、慢性疲劳综合征及过劳死五种。

（1）躯体亚健康状态。具体表现为躯体性疲劳,且疲劳已严重影响了工作和生活。常表现为体质下降、慢性病多发等症状。如经常感到乏力、困倦、肢体酸痛、咽喉痛、低热、眼睛易疲劳、不明头晕、头痛、耳鸣、目眩、颈肩僵硬、易感冒、易出汗、易便秘、易晕车、胸闷心悸等。

（2）心理亚健康状态。最常见的是焦虑,主要表现为担心、恐慌。担心和恐慌是一种发自内心的不安,这种精神状态若持续存在,无法自我解脱和控制就会产生心理障碍,可表现为烦躁、易怒、睡眠障碍,进而出现心悸、不安、慌乱、手足无措、无所适从等症状,这些症状可诱发心脏病、癌症等疾病。

（3）人际交往亚健康状态。随着社会的进步、社会竞争的激烈,人们在人际交往中出现的问题越来越多。主要表现为与他人之间的心理距离加大,交往频率下降,人际关系不稳定。如对人、对事的态度冷淡、冷漠,常有无助、无望、空虚、自卑、猜疑、自闭等现象。

（4）慢性疲劳综合征。慢性疲劳综合征是亚健康状态最主要的表现形式,是以疲劳低热(或自觉发热)、咽喉痛、肌痛、关节痛、头痛、注意力不易集中、记忆力下降、睡眠障碍和抑郁等非特异性表现为主的综合征。

（5）过劳死。过劳死是一种未老先衰、突然死亡的生命现象。过劳死的原因就是工作节奏加快,精神压力增大,长期超负荷工作,超过人的体力、脑力所能承受的限度,积劳成疾。易出现过劳死的特定人群主要有三种:一是收入高且只知消费身体、不知保养身体的人;二是事业心强的人,特别是"工作狂";三是家族有遗传早亡倾向又自以为健康的人。

4. 亚健康状态发生的原因

亚健康状态可能是由于快节奏的社会生活、繁多的社会信息刺激,使人的交感神经系统长期处于亢奋状态,从而导致植物神经系统功能失调。受社会学、心理学、环境、生活方式和遗传学因素的不良影响,如长期身心紧张得不到及时调节,就会出现心理失衡、神经系统功能失调、内分泌混乱,使正常的生理功能失调、机体免疫力下降,出现疲劳感、食欲下降、睡眠不佳等症状;环境污染严重,生存空间过于狭小,可使空气中负氧离子浓度降低。长期处于这种环境中,人体血液中氧浓度和组织细胞对氧的利用率都会降低,进而影响组织细胞的正常生理功能,从而使人感到心情郁闷、烦躁;社会生活的日益复杂化和多变性,使人与人之间的情感日益淡漠,情感交流日益缺乏,交往趋于表面化、形式化和物质化,情感受挫的机会增多,对情感的信心下降,孤独成了人们在情感方面的突出体验。缺乏亲密的社会关系和友谊,使人们感到无聊、无助、烦恼。大量证据表明,缺乏社会支持是导致心理和躯体障碍的一个重要因素。

(二)生活相关疾病的死亡情况

随着人们生活水平的不断提高,曾经严重危害人类健康的传染病得到了有效的控制,但与生活行为因素密切相关的心脑血管疾病、糖尿病等成年期慢性非传染性疾病已经成为威胁我国居民健康的主要疾病。2015 年,中国城市居民恶性肿瘤死亡率为 164.35/100 000,占比 26.44%;心脏病死亡率为 136.61/100 000,占比 21.98%;脑血管病死亡率为 128.23/100 000,占比 20.63%。(表 1-1)

流行病学专家预测,生活水平的提高导致膳食结构的改变以及人口老龄化等原因,使得我国心脏病、脑血管病发病率与死亡率的上升趋势在今后一段时间内仍将持续。

表1-1　2015 年中国城市居民主要疾病死亡率及死因构成

疾病名称	死亡率(1/10 万)	构成 /%	位　次
恶性肿瘤	164.35	26.44	1
心脏病	136.61	21.98	2
脑血管病	128.23	20.63	3
呼吸系统疾病	73.36	11.80	4
损伤和中毒等外部原因	37.63	6.05	5
内分泌,营养和代谢疾病	19.25	3.10	6
消化系统疾病	14.27	2.30	7
神经系统疾病	6.90	1.11	8
传染病(含呼吸道结核)	6.78	1.09	9
泌尿生殖系统疾病	6.52	1.05	10
精神障碍	2.79	0.45	11
肌肉骨骼和结缔组织疾病	1.79	0.29	12
先天畸形,变形和染色体异常	1.73	0.28	13
围生期疾病	1.70	0.27	14
血液,造血器官及免疫疾病	1.22	0.20	15
妊娠,分娩产褥期并发症	0.07	0.01	16
寄生虫病	0.04	0.01	17
诊断不明	2.26	0.36	—
其他疾病	6.15	0.99	—

影响健康的因素

21世纪,人类健康与社会发展正面临前所未有的挑战:气候恶化、生态失衡、环境污染、资源短缺、药物滥用、传染病暴发以及其他突发事件频发;城乡差异、地区差异、贫富差异仍在扩大,农村和城市中低收入者因病致贫、因病返贫现象仍较为普遍;"苏丹红"鸡蛋、"大头娃娃"奶粉、"瘦肉精"中毒、"三聚氰胺"奶粉……频繁的食品安全事件不仅直接影响人们的健康,也影响了社会和谐;不健康的生活方式导致了慢性病日趋加剧……所有这些问题,已经成为制约我国健康与社会发展的瓶颈。目前的保健学家通常把这些因素归结为四大类,即环境因素、生物学因素、行为与生活方式因素及卫生医疗与保健服务因素。四大影响因素的关系如图1-1所示。

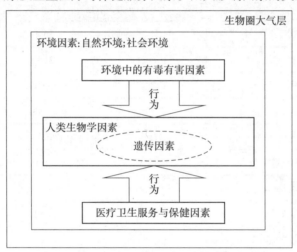

图1-1　健康影响因素间的关系

一、环境因素

环境创造了人类,人类依存于环境并受其影响、不断与之相适应;人类又通过自身的生产活动不断改造环境,使人与自然更加和谐。生活环境对人类的生存和健康意义重大。适宜的生活环境,可以促进人类的健康长寿;反之,如果对人类生产和生活活动中产生的各种有害物质处理不当,使环境受到破坏,不仅损害现在人类的健康,甚至还会威胁子孙后代的健康。

(一)自然环境

自然环境是人的生命之源,是人类赖以生存的物质基础。人们离不开自然环境的供给,包括空气、水、阳光、蔬菜、动物、粮食等。然而,随着现代化、工业化的飞速发展,自然环境在给人类提供必需营养的同时,也随时产生和传播着危害人类健康的各种有害物质。臭氧是位于平流层的重要气体,它保护着地球上的生命免受有害的太阳紫外线的辐射,然而近几十年来,工业制冷的合成化合物氯氟烃类、卤代烃、气雾剂、绝缘泡沫、阻燃剂、一氧化氮和甲烷等的大量开发和排放,使臭氧层遭到破坏,导致"臭氧空洞"现象。臭氧层的耗减将增加严重晒斑、白内障和表皮损害的发病率,减少维生素 D 的合成,导致皮肤癌。此外,持久性有机污染物(POPs)的跨界污染已成为人类面临的严峻挑战。POPs 在自然环境中降解缓慢、滞留时间长,可以沿食物链逐级放大,导致低浓度存在于大气、水、土壤的 POPs 物质可通过食物链对处于最高营养级的人类健康造成严重损害,不仅导致人类肝、肾、神经系统等器官组织中毒,具有致癌性、致畸性和致突变性等危害,而且具有干扰内分泌,造成人类生殖和繁衍能力下降的危害。

【知识拓展】

你了解世界上著名的"八大公害事件"吗?

(1)比利时马斯河谷烟雾事件。1930 年 12 月 1—5 日,比利时马斯河谷工业区内 13 个工厂排放的大量烟雾弥漫在河谷上空无法扩散,使河谷工业区有上千人发生胸疼、咳嗽、流泪、咽痛、呼吸困难等症状,一周内有 60 多人死亡,许多家畜也纷纷死去,这是 20 世纪最早记录下的大气污染事件。

(2)美国多诺拉烟雾事件。1948 年 10 月 26—31 日,美国宾夕法尼亚州多诺拉镇持续雾天,这里是硫酸厂、钢铁厂、炼锌厂的集中地,工厂排放的烟雾被封锁在山谷中,使 6 000 人突然发生眼痛、咽喉痛、流鼻涕、头痛、胸闷等不适,其中 20 人很快死亡。这次烟雾事件主要由二氧化硫等有毒有害物质和金属微粒附着在悬浮颗粒物上,人们在短时间内大量吸入了这些有害气体,以致酿成大灾。

(3)伦敦烟雾事件。1952 年 12 月 5—8 日,伦敦城市上空高压,大雾笼罩,连日无风。而当时正值冬季大量燃煤取暖期,煤烟粉尘和湿气积聚在大气中,使许多城市居民都感到呼吸困难、眼睛刺痛,仅四天时间就死亡了 4 000 多人,在之后的两个月时间里,又有 8 000 人陆续死亡。这是 20 世纪世界上最大的由燃煤引发的城市烟雾事件。

(4)美国洛杉矶光化学烟雾事件。从 20 世纪 40 年代起,已拥有大量汽车的美国洛杉矶城市上空开始出现由光化学烟雾造成的烟幕。它刺激人的眼睛、灼伤喉咙和肺部,引起胸闷等,还使植物大面积受害、松林枯死、柑橘减产。1955 年,洛杉矶因光化学烟雾引起的呼吸系统衰竭死亡的人数达到 400 多人,这是最早出现的由汽车尾气造成的大气污染事件。

(5)日本水俣病事件。从 1949 年起,位于日本熊本县水俣镇的日本氮肥公司开始制造氯乙烯和醋酸乙烯。由于制造过程中要使用含汞的催化剂,大量的汞随着工厂未经处理的废水排放到了水俣湾。1954 年,水俣湾开始出现一种病因不明的怪病,叫"水俣病",患病的是猫和人,症状是步态不稳、抽搐、手足变形、精神失常、身体弯曲、高叫,直至死亡。经过近十年的分析,科学家才确认:工厂排放废水中的汞是"水俣病"的起因。汞被水生生物食用后在体内转化成甲基汞(CH_3HCl),这种物质通过鱼虾进入人体和动物体内后,会侵害脑部和身体的其他部位,引起脑萎缩、小脑平衡系统被破坏等多种危害,毒性极大。当年数十万人食用了水俣湾中被甲基汞污染的鱼虾。

(6)日本富山骨痛病事件。19 世纪 80 年代,日本富山县平原神通川上游的神冈矿山实现现代化经营,成为从事铅、锌矿的开采、精炼及硫酸生产的大型矿山企业。然而在采矿过程及堆积的矿渣中产生的含有镉等重金属的废水长期直接排放到周围环境中,在当地的水田土壤、河流底泥中形成了镉等重金属的沉淀堆积。镉通过稻米进入人体,首先引起肾脏障碍,逐渐导致软骨症,在妇女妊娠、哺乳、内分泌不协调、营养性钙不足等原因诱发下,使妇女得上一种浑身剧烈疼痛的痛痛病,也叫骨痛病,重者全身多处骨折,在痛苦中死亡。从1931年到1968年,神通川平原地区被确诊患此病的人数为258人,其中死亡128人,至1977年12月又死亡79人。

(7)日本四日市哮喘病事件。1955年日本第一座石油化工联合企业在四日市上市,1958年在四日市海湾打的鱼开始出现难闻的石油气味,使当地捕捞的海产品数量开始下降。1959年由昭石石油公司投资186亿日元的四日市炼油厂开始投产,四日市很快发展成为"石油联合企业城"。然而,石油冶炼产生的废气使当地天空终年烟雾弥漫,烟雾厚达500米,其中漂浮着多种有毒有害气体和金属粉尘,很多人出现头疼、咽喉疼、眼睛疼、呕吐等不适症状。从1960年起,当地患哮喘病的人数激增,一些哮喘病患者甚至因不堪忍受疾病的折磨而自杀。到1979年10月底,当地确认患有大气污染性疾病的患者达775 491人,典型的呼吸系统疾病有支气管炎、哮喘、肺气肿、肺癌等。

(8)日本米糠油事件。1968年日本九州爱知县一个食用油厂在生产米糠油时,因管理不善、操作失误,致使米糠油中混入了在脱臭工艺中使用的热载体多氯联苯,造成污染。由于当时把被污染了的米糠油中的黑油用去做鸡饲料,造成了九州、四国等地区几十万只鸡中毒死亡。随后九州大学附属医院陆续发现了因食用被多氯联苯污染的食物而得病的人。病人初期症状是皮疹、指甲发黑、皮肤色素沉着、眼结膜充血,后期症状转为肝功能下降、全身肌肉疼痛等,重者会发生急性肝坏死、肝昏迷,以至死亡。1978年,确诊患者人数累计达1 684人。

(二)社会环境

社会环境包括政治、经济、文化、教育等诸多因素。在社会环境中,政治制度的变革,社会经济的发展,文化教育的进步与人类的健康紧密相连。例如,不良的风俗习惯、有害的意识形态都有碍人类的健康;而经济发展带来的废水、废渣、废气及噪音也对人类的健康产生极大的危害。过快的城市化进程造成了贫穷、环境退化和无法满足的人口需求,带来了拥挤、大气污染、水资源缺乏、三废处置问题、传染病的流行、交通工具和交通事故的增加、贫困、失业、城市热岛效应等众多问题,给人口健康带来了不良影响。在城市中聚集的贫困和受教育程度低的人群成为健康弱势群体,健康状况较差。此外,城市工业所造成的空气污染、水污染等环境问题对城市人口的健康保障带来极大的挑战。

▌▌二、生物学因素

生物学因素对健康的影响主要包括生物性有害因素、遗传因素两个方面。随着预防医学的发展和诊疗技术的提高,生物性因素致病概率在不断下降,治愈率在不断提高,因此其对健康的危害正在退居次要地位。

(一)生物性有害因素

生物性有害因素的来源非常广泛,可能是地方性的,也可能是外源性的;可能是人类特有的,也可能是人畜共患的;可能是生活性污染,也可能是生产性污染。生物性有害因素可能导致多种疾病出现,给个人、家庭和社会带来严重的负担。

1. 传染病与寄生虫病

传染病和寄生虫病是生物性有害因素导致的最主要的一类疾病。传染病是指能够在人与人之间或者动物与人之间相互传播的感染性疾病。肺结核是传染病之一,中华人民共和国成立以来,由于社会经济的发展,以及大力开展爱国卫生运动和初级卫生保健工作,我国人群的传染病得到了很好的控制。据卫计委(原卫生部)统计,传染病已不是我国城市地区前十位死因,但传染病和肺结核仍然是我国农村地区第七位死因。在我国县级医院住院病人中,传染病和寄生虫病占全部病人的 5.59% 和 7.52%。寄生虫病仍然是危害我国人群健康的主要公共卫生问题之一,长江流域部分省区寄生虫感染率甚至高达 50%。

2. 食物中毒

食物中毒是由食品污染所引起的一类急性非传染性疾病,可分为细菌性和非细菌性食物中毒两大类。

3. 过敏性疾病

空气生物污染,尤其是室内空气的生物气溶胶(主要含病毒、细菌、壁虱和真菌等)常常引起呼吸系统疾病,其中以哮喘等过敏性疾病最为常见。

4. 癌症

一些生物病原体可以导致癌症,如乳头瘤病毒可致宫颈癌,乙型和丙型肝炎病毒可致肝癌,EB 病毒可致鼻咽癌,幽门螺旋杆菌可致胃癌,血吸虫可致胆管癌及膀胱癌,艾滋病毒可致淋巴肉瘤等。

5. 畸胎

孕妇一旦被生物病原体感染,母体和胎儿的生命及健康都将受到严重威胁。有一些感染可能并没有明显症状,但会增加胎儿出生缺陷的危险。病原体还可能在怀孕和生产期间传染给胎儿。

6. 其他急、慢性疾病

目前普遍认为空调病(又名病态建筑综合征)与建筑物换气不良、空气中细菌和真菌大量繁殖有关。一些生物病原体还可能是诱发或加重某些慢性病的重要原因,如幽门螺旋杆菌可诱发胃十二指肠溃疡。目前,科学家们还在探讨生物病原体在慢性心血管疾病、呼吸系统疾病、内分泌疾病和泌尿系统疾病等疾病的发生和发展过程中的作用,人工免疫和抗生素有望在慢性疾病的预防和控制中发挥作用。

(二)遗传因素

遗传是生物界存在的普遍现象,一切生物在繁衍过程中都是按照自己的模式产生后代,使每一物种的个体都继承前代的基本特征。遗传是实现人类和各种其他生物在世代间得以种族延续的基本条件,是决定人体健康发展与变化的先天因素。但是另一方面,许多疾病的发生也与遗传因素密切相关,如肿瘤、心血管疾病、高血压、糖尿病、精神疾病等均与遗传有关。随着研究分析技术的不断提高,因染色体异常而引起的遗传病被不断发现,现已达数千种之多。遗传病是一种发病率很高而且对人类危害极大的疾病。据专家估计,我国现有的三亿多儿童中,因遗传原因造成智力低下的有 1 000 多万人,它给国家和家庭带来了极大的经济压力和精神负担。因而预防遗传病对国家的富强、民族的昌盛和家庭的幸福都有着非常重要的意义。

三、行为与生活方式因素

行为与生活方式因素是指,人们自身的行为和生活方式给个人、群体乃至社会健康带来直接或间接的影响,它对健康的影响具有潜袭性、累积性和广泛性的特点。目前,行为与生活方式因素已经成为危害人类健康最主要的因素。大量流行病学研究表明,人类的行为与生活方式同大多数慢性非传染性疾病关系极为密切,改善行为与生活方式可有效控制这些疾病的发生、发展。

(一)不良的生活行为方式

(1)不良的饮食行为方式。不良的饮食行为习惯中最异常的表现是饮食障碍,常见的有过食、贪食和神经性厌食等,进而造成肥胖症或体重过轻又拒食厌食。肥胖的原因很多,其中一部分肥胖者是由于心理负担重、情绪不悦、无聊、生气、寂寞、孤单等原因造成的,他们通过过食、贪食,借助胃的填充来缓解情绪的紧张,排解心理上的空虚,弥补对生活的不满,以消极的生活方式对自我进行调适。神经性厌食症是一种节食不当引起的严重的体重失常,患者对食物极度厌恶,恐惧食物。神经性厌食症患者多为青年期的女性,她们往往对自己身体形象过分在意,甚至将美感扭曲,即使骨瘦如柴也觉得比以前美丽。

(2)不良的睡眠生活方式。失眠是不良睡眠生活方式中最为常见的一种表现,主要表现为上床后很难入睡;时睡时醒无法进入沉睡阶段,自觉不能消除疲劳;入睡困难,容易惊醒,醒后难再入睡。失眠原本只是机体的一种正常反应,一般是暂时性的,随着导致失眠的情境性因素的解除而自然缓解。有心理学家认为"失眠常常是由于担心失眠而造成的",因为睡眠是不能随意控制的生理功能,越是努力强迫自己入睡,就越难以入睡,从而造成睡眠障碍。

(3)不良的性生活方式。不良的性生活方式主要是指性的禁锢或性的放纵。性的禁锢主要有对性的忌讳、性神秘化、对性行为的道德和法律的约束等;性的放纵主要有卖淫、宿娼、夫妻互换、群交、乱伦等。近几十年来对性科学的研究认为,90% 以上的性功能障碍都是心因性的。对性冲动的压制,会使人缺乏勇气和自信心,泯灭人类的创造力;性无知造成对性的恐惧;性的禁锢是造成神经症的重要原因。性的放纵是在性观念上主张完全自由,在性行为上表现为随意性。人类的性行为不仅是性伴侣之间的私事,而且与婚姻、家庭、子女教育问题等都存在直接的联系。不负责任的性行为会造成家庭的解体、离婚率的提高、出现私生子、单亲家庭,引起子女抚养、教育等一系列问题。性的放纵造成性疾病的传播,特别是艾滋病,对身体健康和社会均会带来严重危害。

(二)社会成瘾生活行为方式

成瘾行为是指个体出现强烈地、被迫地连续或周期性地求得某种有害物质的行为,其目的是取得或维持某种特殊的心理快感或避免停用时的痛苦,为此用量有逐渐增加的趋势。传统的成瘾行为是指药物依赖,现代社会关注的成瘾行为大大扩展,如吸烟、酗酒、吸毒,也包括游戏成瘾、电视成瘾、网络成瘾等。

(1)药物滥用的成瘾生活行为方式包括以下几个方面:

①吸烟。吸烟成瘾者血液内存在一定浓度的尼古丁,当尼古丁浓度下降时吸烟者就渴望恢复原有的状态。如烟瘾得不到满足,就会心慌意乱、烦躁不安、无所适从,身心机能活动水平下降,并且千方百计地寻找吸烟的机会,严重影响生活与工作。

②酗酒。酗酒的特点是对饮酒不能自控,人格特征表现出被动、依赖、自我中心、反社会行为、易生闷气、缺乏自尊、对人疏远等。酒醉后对情绪、行为的控制能力下降,病理性的醉酒会出现意识障碍,产生幻觉、错觉、被害妄想,有显著的情绪兴奋、易激怒,容易出现攻击性、破坏性行为。在社会病理和个体精神病理的影响下,饮酒者极易发展为酒精滥用和酒精依赖。

③吸毒。吸毒是对药物的滥用,是一种成瘾行为。研究表明,吸毒者有明显的人格问题,如反社会性、情绪调节较差、易冲动、缺乏有效的防御机制、追求立即的满足,其心理处于不健康状况。这类人常出现意识障碍,有幻觉、妄想等症状,对客观现实不能真实地反映;智力水平严重下降,注意力不集中、记忆力与判断力减退;对工作和生活中的事漠不关心,人际关系不良,对亲人的情感淡漠,行为冲动,易激怒,为获得毒品不计其后果甚至是生命,具有严重的破坏性、危害性;人格改变,自制力差、说谎、缺乏自尊,无责任感等。

(2)与社会科学技术相关的成瘾生活行为方式:

①电子游戏成瘾行为。在电子游戏成瘾问题上,青少年显得尤其突出。迷上电子游戏常常会发生学习困难的情况,变成只善于对游戏机作出反应的小机器人,减少了与同伴交往的机会,社会交往能力下降,对其他娱乐方式、工作、学习都不感兴趣。通过游戏"过关"时的高分数,能建立成就感,也能增进动作技能的协调性,但专注于单一的电子游戏活动,难以获得全面的发展和多种能力的提高,影响判断力和创造力的发展。有的孩子甚至为了满足"游戏瘾",靠不吃饭省钱、偷窃等方式攒钱打游戏,人的自控能力下降,人的行为带有明显的破坏性和危害性。

②电视成瘾。电视是人们重要的休闲娱乐方式,也成为现代人了解社会、获取信息、增进知识、拓宽视野的重要途径。电视成瘾者,以电视为中心,社会交往对象是电视,对现实的接触以电视为蓝本,具有一定的虚拟性,对自我的现状和未来、工作的问题、家庭的问题常采取逃避的态度和行为方式,降低了解决问题的能力,影响了学习、工作、生活的质量;沉迷于电视中,生活缺少进取的目标,离开电视会出现到孤独、无聊、无趣等反应。

③网络成瘾。网络成瘾指的是成瘾者无节制地花费大量时间和精力在网上冲浪、聊天或进行网络游戏,并且这种对网络的过度使用影响生活质量,降低学习和工作效率,损害身体健康,导致各种行为异常、心境障碍、人格障碍和神经系统功能紊乱等消极后果。其典型表现是生物钟紊乱、睡眠障碍、情绪低落、思维迟缓、社会活动减少、自我评价降低等,严重的甚至会产生自杀的意图或行为。

(三)与社会经济文化相关的不良生活行为方式

(1)赌博成瘾。尽管赌博行为在我国为非法活动,但在当今社会,赌博行为已经渗透到各种文化群体、各种社会阶层。有一种赌博叫作病理性赌博或强迫性赌博,即非赌不可。赌博成瘾者如果试图戒赌,会出现焦虑、失眠等戒断症状,一旦开赌,症状立即消除。

(2)炒股成瘾。股市行情瞬息万变,股民要承受多种压力,易出现一些心理问题。股市行情的多变性使股民经常处于紧急应变的氛围之中,容易产生紧张恐惧、焦虑不安、郁郁寡欢、幻觉妄想等不良心理。有些股民在股市受挫折后,自责自怨,情绪、行为失控,面对债务缺乏生活的希望,甚至轻生;有些股民因股市暴涨而狂喜,精神的亢奋会在极短的时间内使大脑大量充血,血压急骤升高,会给肌体带来难以承受的"重荷"。

(3)迷信。迷信是指盲目地信仰和崇拜,尤指相信占卜、相命与鬼神。迷信具有一定的心理支持作用,但是它在更多场合下是有害于健康的。迷信观念与行为有时和精神病态症状类似,是一种群众性的错误感知和认识行为,可以通过科学知识教育和现实生活检验使之自动放弃或改变迷信观念和行为。

(4)气功出偏。气功出偏又称走火入魔,是由于气功操作不当造成的,如每日练习次数过多,处于气功状态时间过长而不能收功,出现思维、情感和行为障碍,失去自我控制能力。气功作为一种健身、治病的手段,并不适合于所有人,有不良人格素质倾向的人应慎重。

四、卫生医疗服务因素

医疗卫生服务系统的主要工作是向个人和社会提供范围广泛的促进健康、预防疾病的医疗和康复服务,以保护和改善居民的健康状况。医疗卫生服务因素指的是医疗卫生系统中影响健康的因素,包括预防、医疗及康复方面的因素。医疗水平低,误诊、漏诊,医务人员数量少、质量差,初级卫生保健网不健全,重治疗轻预防、重城市轻农村,缺少康复机构,医患关系不良等都是不利于健康的因素。当今世界各国的社会发展和经济制度不同,卫生资源的拥有、分配和利用差别很大;发展中国家的卫生资源严重短缺;在卫生人力方面,世界各地同样存在显著差别。世界上每年有1 500万5岁以上儿童死亡,93%发生于发展中国家,其中急性腹泻和呼吸道感染是死亡主要的原因。这些疾病绝大部分是可以避免死亡的。

鉴于世界上半数以上人口的健康状况不令人满意,而且发达国家和发展中国家之间的健康水平和卫生资源存在很大差距,卫生服务分配不公,所以WHO提出要本着社会公正的精神,采取国家的和国际的有效行动,在全世界特别是在发展中国家实施初级卫生保健,实现"人人享有卫生保健"的目标。

健康是一个随着社会和医学科学的发展而逐步深化,具有强烈时代感的综合概念。现代科学健康观普遍认为:健康不仅指一个人身体没有出现疾病或虚弱现象,还指一个人生理上、心理上和社会适应上的完好状态。正确认识并处理好人与环境的关系,是健康科学观认识论的基础,也是探索健康的生态学基础。健康是个极为复杂的概念,是由诸多因素相互渗透、制约、交叉和作用的结果。目前的保健学家通常把这些因素归结为四大类:环境因素、生物学因素、行为与生活方式因素及卫生医疗保健和服务因素。

回顾与练习 ——

1. 如何理解现代科学的健康概念?
2. 影响健康的因素主要有哪些?
3. 影响人类健康的行为与生活方式的因素有哪些?

第二章
健康相关行为

【学习任务】

本章以健康相关行为的概念为切入点,分别从促进健康的行为和危害健康的行为的基本分类、特征及控制方面进行全面阐述,目的是通过本章的学习,让学生对健康相关行为有较全面的认识和理解。

【学习目标】

➤ 能够了解健康相关行为的概念。

➤ 能够掌握健康相关行为的基本分类。

➤ 能够熟悉健康行为的建立和危害健康行为的控制。

个体或团体的与健康和疾病有关联的行为被称为健康相关行为。按照行为对行为者自身和他人健康状况的影响,健康相关行为可分为促进健康的行为和危害健康的行为两大类。

第一节 促进健康的行为

促进健康的行为(简称健康行为),是指人们为了增强体质和维持身心健康而进行的各种活动,如充足的睡眠、平衡的营养、运动等。健康行为不仅能不断增强体质,维持良好的身心健康和预防各种行为、心理因素引起的疾病,也能帮助人们养成健康习惯。

一、健康行为的分类

健康行为在实际生活中主要有两种表现形式:一种是形成有利于健康的行为,如养成良好的生活习惯等;另一种就是减少或放弃危害健康的行为,如戒烟、戒酒等。健康行为可分为五大类。

（1）基本健康行为。指日常生活中一系列有益于健康的基本行为,如均衡营养、平衡饮食、积极锻炼、积极休息与适量睡眠等。

（2）预警行为。指预防事故发生和事故发生以后正确处理的行为,如使用安全带,溺水、车祸、火灾等意外事故发生后的自救和他救即属此类健康行为。

（3）保健行为。指正确、合理地利用卫生保健服务,以维护自身身心健康的行为,如定期体格检查、预防接种,发现患病后及时就诊、咨询、遵从医嘱、配合治疗、积极康复等。

（4）避开环境危害。这里的环境危害是广义的,包括人们生活和工作的自然环境与心理及社会环境中对健康有害的各种因素。以积极或消极的方式避开这些环境危害有益于健康行为,如离开污染的环境、采取措施减轻环境污染、积极应对那些引起人们心理紧张的生活事件等都属此类行为。

（5）戒除不良嗜好。不良嗜好指的是日常生活中对健康有危害的个人偏好,如吸烟、嗜酒与滥用药品等。戒烟、不嗜酒与不滥用药品就属于戒除不良嗜好这类健康的行为。

二、健康行为的特征

（1）有利性,即所表现的行为对自身、对他人、对环境都有益处。

（2）规律性,如起居有常,饮食有节。

（3）符合理性,表现的行为可被自己、他人和社会所理解与接受。

（4）行为强度在常态水平及有利的方向上,如语言表达行为、情绪行为、工作行为等。

（5）行为动力定型,一些经常重复性的行为不费多大的注意力,甚至几乎在无意识状态下都可较好地完成。

（6）同一性,一是表现在外在行为与内在思维动机和能力协调一致,即在表现某种行为时,无冲突存在,包括心理冲突、躯体冲突和社会冲突;二是行为还有外在同一性,即行为所处的环境条件无冲突。

（7）整体性与和谐性,某个人的行为应形成自己的固有特征(个性),但若与他人或环境发生冲突,又能求大同存小异,表现出容忍和适应。

三、健康行为的建立

人类健康行为不是天生的,而是在人的生长发育过程中逐步形成和发展起来的。健康行为的建立有赖于健康信念的牢固树立和坚决的态度,而认知行为理论的条件反射形成理论将帮助建立健康行为和选择最适当的场所建立健康行为。

1. 建立健康信念

健康信念是指一个人对自己身心健康的追求、认识和标准,即欲达到的目的。健康信念必须建立在科学的基础上,经过科学研究证明,并经多人重复验证,又经临床实践证实的信念,而不是个人的经验和别人的经验。

如何让一个吸烟的人建立不吸烟的健康行为?

(1)树立不吸烟的健康信念,包括:

①基本的健康价值观:对自己的健康要重视和关心。

②有关不良行为有害的特殊信念:如一个吸烟者确信吸烟可以导致肺癌的发生从而感到害怕。

③有关疾病严重性的信念:如认识到肺癌的严重性、发展的趋势和对生命的影响。

(2)建立特殊的健康行为可以减少威胁的信念。包括:

①确信特殊行为可有效防止对健康的威胁:如有效预防肺癌前期病的发生和发展。

②健康行为之获益超过所消耗的时间、精力、金钱的信念:如停止吸烟虽有一定困难,但克服这一困难是值得的,因为不吸烟后会降低肺癌率。

2. 建立认知行为理论的条件反射理论

任何行为成为习惯后便根深蒂固,改变是很困难的。仅有态度的变化,或仅靠一些预防疾病的信息便想改变不良行为是不会成功的。所以,建立新的健康行为不仅要转变健康信念和态度,而且要通过学习认知理论和技能,即进行观察性学习,通过观察模仿持久地改变自己的行为,如儿童模仿父母的言行、举动,学生模仿老师的行为等。

3. 建立健康行为要选择适当的场所

在心理学家、行为治疗专家和临床预防工作者共同组成的预防治疗中心、学校、自我服务性健康组织、康复中心的帮助下,用认知学习理论、技能进行指导,建立健康行为。

第二节 危害健康的行为

危害健康的行为(简称危险行为),是在偏离个人、他人和社会的健康期望方向上所表现出来的一系列相对明显、确定的行为。近年来,越来越多的数据表明,危险行为已经成为慢性病、性传播疾病、意外伤害等的重要原因。

一、危险行为的分类

1. 不良生活方式与习惯

生活方式是指一系列日常活动的行为表现形式。生活方式一旦形成就有其动力定型,即行为者不必花费很多心智体力,就会自然而然地去做日常活动。不良生活方式则是一种习以为常的不健康的行为习惯,包括能导致各种成年期慢性退行性病变的生活方式,如吸烟、酗酒、缺乏运动锻炼、高盐、高脂饮食、不良进食习惯等。不良的生活方式与肥胖,心血管系统疾病,早衰,癌症等疾病的发生关系密切。

2. 致病行为模式

致病行为模式是指导致特异性疾病发生的行为模式。其分为 A、B、C、D 四种,国内外研究较多的是 A 型行为模式和 C 型行为模式。

（1）A 型行为模式是一种与冠心病密切相关的行为模式。其特征往往表现为雄心勃勃,争强好胜,富有竞争性和进取心,一般对工作十分投入,工作节奏快,有时间紧迫感。这种人警戒性和敌对意识较强,具有攻击性,对挑战往往是主动出击,而一旦受挫就容易恼怒。有研究表明,A 型行为者的冠心病发生率、复发率和死亡率均明显高于非 A 型行为者。

（2）B 型行为模式是一种与消化性溃疡发生密切相关的行为模式。其特征表现为:从未为时间所迫,也未因时间不够用而感到烦恼;除非万不得已,从不在人前自夸;凡事逆来顺受,不对别人产生敌意;不易被外界事物所搅乱;做事常常不了了之,很容易放下未完成之事,稍作休息或另觅生活情趣。

（3）C 型行为模式是一种与肿瘤发生有关的行为模式。其核心行为表现是情绪过分压抑和自我克制,爱生闷气。研究表明,C 型行为者宫颈癌、胃癌、结肠癌、肝癌、恶性黑色素瘤的发生率高出其他人 3 倍左右。

（4）D 型行为模式主要表现为孤僻,不爱与人交往,有时容易冲动;免疫功能差,易早衰,易患精神病。

3. 不良疾病行为

疾病行为是指病人从感知到自身有病到疾病消除、身体康复全过程所表现出来的一系列行为。不良疾病行为可发生在上述过程的任何阶段,常见的表现形式有:疑病、恐惧、讳疾忌医、不及时就诊、不遵从医嘱、迷信,乃至自暴自弃等。

4. 违反社会法律、道德的不健康行为

吸毒、性乱等属于违反社会法律、道德的不健康行为。这些行为既直接危害行为者的个人健康,又严重影响社会健康与正常的社会秩序。如吸毒可直接产生成瘾的行为,导致吸毒者身体的极度衰竭;静脉注射毒品,还可能感染乙型肝炎和获得性免疫缺陷综合征(艾滋病);混乱的性行为可能导致意外怀孕、性传播疾病和获得性免疫缺陷综合征。

二、危险行为的特点

（1）危害性:行为对自身、他人、社会健康有直接或间接的、现存或潜在的危害,如吸烟行为。

（2）明显和稳定性:行为有一定的作用强度和持续时间,非偶然发生。

（3）习得性:行为多为个体在后天生活中学到、养成。

三、常见几种危险行为及其控制

1. 吸烟

卫生部发布的《2006 年中国"吸烟与健康"报告》中,我们看到这样的数据:2002 年我国 15 岁以上人群吸烟率为 35.8%,其中男性和女性吸烟率分别为 66.0% 和 3.1%。由此估计,吸烟者约为 3.5 亿,占世界烟民(约 11 亿)的三分之一。据 WHO 统计,每年死于跟吸烟有关疾病的人数高达 400 万,平均每秒钟就有一个人。多项医学科研成果已证实吸烟已成为严重危害健康、危害人类生存环境、降低人们生活质量、缩短人类寿命的紧迫问题。为此,联合国确定每年 5 月 31 日为世界无烟日,世界卫生组织把吸烟看成 20 世纪的瘟疫。

(1)吸烟的危害主要表现在:

①吸烟的致癌作用。自 20 世纪 50 年代以来,全球范围内已有大量流行病学研究证实,吸烟是导致肺癌的首要危险因素,因肺癌死亡的患者中,87% 是由吸烟(包括被动吸烟)引起的,男性吸烟者肺癌的死亡率是不吸烟者的 8 ~ 20 倍。美国一个癌症中心研究证实,烟雾中"多环芳香羟类化合物"进入肺后,被体内一种多环羟活化酶氧化成"苯丙芘二醇环氧化物",这种物质会使抑制肿瘤的 P53 基因突变而发生肺癌。英国牛津大学 Radcliffe 学院多尔(Doll)等人,对英国 34 439 名吸烟男性医师进行了 50 年的(1951 年 11 月至 2001 年 11 月)观察研究,结果显示:11 种癌症(肺癌、胃癌、食管癌、胰腺癌、膀胱癌、肾癌、粒细胞白血病、肝癌、口腔癌、喉癌、口咽和下咽癌)的死亡率与吸烟显著相关。烟瘾大者(大于等于 25 支 / 天)肺癌的死亡率是不吸烟医师的 25 倍(分别为 415.2 对 16.9 人 /10 万男性 / 年)。

②吸烟对心、脑血管的危害。许多研究证实,吸烟是许多心、脑血管疾病的主要危险因素之一。吸烟者高血压、冠心病、脑血管病及周围血管病的发病率均明显升高。统计资料表明,冠心病发病率吸烟者较不吸烟者高 3.5 倍,冠心病死亡率前者较后者高 6 倍。心肌梗死发病率前者较后者高 2 ~ 6 倍,病理解剖也发现,冠状动脉粥样硬化病变前者较后者广泛而严重。高血压、高胆固醇血症及吸烟三项具备者冠心病发病率增加 9 ~ 12 倍。心血管疾病死亡人数的 30% ~ 40% 由吸烟引起,死亡率的增长与吸烟量成正比。此外,吸烟可使血浆纤维蛋白原水平增加,导致凝血系统功能紊乱;吸烟还可影响花生四烯酸的代谢,使 PGI2 生成减少,血栓素 A2 相对增加,从而使血管收缩、血小板聚集性进一步增加。以上这些都可促使高血压、冠心病的发生和发展。由于心肌缺氧,使心肌应激性增强,心室颤动阈值下降,所以冠心病吸烟者更容易发生心律失常,发生猝死的危险性增高。

据流行病学调查报道,吸烟者发生中风的危险性是不吸烟者的 2 ~ 3.5 倍,如果吸烟和高血压同时存在,中风的危险性就会升高近 20 倍。此外,吸烟者易患闭塞性动脉硬化症和闭塞性血栓性脉管炎。

③吸烟易引起猝死。学者弗莱明翰经过 12 年的研究发现,吸烟者由冠心病引起的猝死要比非吸烟者高四倍以上,猝死的发生率还与每天吸烟量呈正相关。追踪研究发现,戒烟组猝死抢救成功者的复发率为 19%,而继续吸烟组为 27%,有显著差别。可见,戒烟可使猝死抢救成功

者的复发率下降。专家指出,吸烟之所以易引起猝死,是由于烟雾中的一氧化碳等有害物质易诱发冠状动脉痉挛,从而使心肌缺血缺氧,致使心肌电活动不稳定;同时尼古丁和一氧化碳等又可使心肌室颤的阈值降低而更易引起心室纤颤;另外也可促使血小板凝聚功能亢进而易形成动脉内血栓。这些因素均促使猝死的发生。因此可以认为吸烟是心脏性猝死的重要危险因子,戒烟是预防猝死的重要措施之一。

④吸烟导致视力衰退。根据美国圣路易大学医学中心的对比研究指出:吸烟是缺血性视神经前部病变导致视力突然下降的一个显著危险因素。这是由于吸烟有增加纤维蛋白原的倾向,血小板凝集力升高,高密度脂蛋白下降和血管收缩性增加,使视神经供血减少所致。这种缺血性视神经病变的常见症状包括视物质发暗、模糊,单皮肤上或下半视野缺损,甚至全盲。值得庆幸的是只要人们立即戒烟并坚持下去,发生缺血性视神经病变的危险性便会急剧下降,甚至与不吸烟者的发病率差异不大。

⑤吸烟对女性影响。吸烟对妇女的危害更甚于男性,吸烟妇女可引起月经紊乱、受孕困难、宫外孕、雌激素低下、骨质疏松及更年期提前等症状。随着围产医学的发展,发现大量不良围产事件的发生与孕妇孕期吸烟有关。烟雾中的一氧化碳等有害物质进入胎儿血液,形成碳氧血红蛋白,造成缺氧;同时尼古丁又使血管收缩,减少了胎儿的血供及营养供应,影响胎儿的正常生长发育。吸烟致自然流产、胎膜早破、胎盘早剥、前置胎盘、早产及胎儿生长异常等发生率增加,围产儿死亡率上升。

⑥吸烟致使意外损伤增加。马里兰州某军校保健学博士加德纳(John W.Gardner)指出,吸烟者受伤率比一般人要高1.5倍。最常见的有扭伤、擦伤和类似肌腱炎的损伤,导致受伤的有害因素在戒烟后仍会持续一定时间。因为这次研究8个月后就结束了,研究人员不能预测这种副作用能持续多久。加德纳认为吸烟能导致损伤,是因为吸烟能降低骨质密度,减缓伤口愈合。

⑦被动吸烟的危害。被动吸烟比主动吸烟吸入的有害物质更多,吸烟者吐出的冷烟雾,比吸烟者吸入的热烟雾烟焦油含量多1倍,苯并芘多2倍,一氧化碳多4倍。室内吸2支烟的污染比室外高20倍,同一个吸烟者共同生活患癌症的机会增加1.4倍,同2个吸烟者共同生活患癌症的机会增加2.3倍。流行病学调查表明,丈夫吸烟的女性肺癌患病率为丈夫不吸烟者的1.6～3.4倍。据国际性的抽样调查证实,吸烟致癌患者中50%是被动吸烟者。

(2)戒烟的行为疗法如下:

第一步,增强戒烟动机,写出吸烟的不良后果和不改变的后果。

第二步,保持记录,记录下每天吸烟的时间、数量、场所、心境等,以便找出吸烟行为的规律和程度。

第三步,制订计划,明确目标,如每天、每周逐渐减少吸烟的数量和达到目标的奖惩办法。

第四步,采取行动,在制订戒烟计划的基础上开始改变吸烟行为,通过隐藏或丢弃吸烟用具、寻找替代办法、转移注意力等方式远离吸烟行为。

第五步,维持新的不吸烟行为,并坚持下去。

2. 酗酒

酗酒是指过量饮酒且对酒精依赖达到一定程度,从而导致明显的精神紊乱或干扰了身体和精神健康,影响人际关系及其社会经济功能。

（1）酗酒的危害主要有如下表现:

①酒精中毒。据测定,饮下白酒约 5 分钟后,酒精就会进入血液,随血液在全身流动,人的组织器官和各个系统都要受到酒精的毒害。短时间大量饮酒,可导致酒精中毒,中毒后首先影响大脑皮质,使神经有一个短暂的兴奋期,胡言乱语。继之大脑皮质处于麻醉状态,言行失常,昏昏沉沉不省人事。若进一步发展,生命中枢麻痹,则心跳呼吸停止以致死亡。

②损害食管和胃黏膜。酒精对食管和胃的黏膜损害很大,会引起黏膜充血、肿胀和糜烂,导致食管炎、胃炎、溃疡病。由于酒精首先进入的是胃肠道,随即由肝脏代谢,因此,消化系统的损害是首当其冲的。过量饮酒与慢性胃肠道炎症的关系非常密切。

③过度饮酒导致大脑萎缩。摄入较多酒精对记忆力、注意力、判断力、机能及情绪反应都有严重伤害。饮酒太多会造成口齿不清,视线模糊,失去平衡力。马萨诸塞州波士顿神经学学院最近进行的一项研究显示,连续大量饮酒会使大脑萎缩 1.6%。研究人员使用磁共振成像技术对 1 839 位年龄在 34 ~ 88 岁的成年人的大脑进行扫描。研究结果发现,饮酒量与脑容量成反比,每周饮酒多于 14 杯的成年人与不饮酒者相比,不论是脑容量还是头骨尺寸都平均缩减 1.6%。就所有饮酒群体而言,其脑容量比不饮酒者平均减少 0.25%。此外,在饮用相同酒量的情况下,女性比男性大脑受到的损伤更大。当妇女年龄达到 70 岁,过度饮酒对大脑影响最大。

④危害胎儿。酒精对精子和卵子也有毒副作用,不管父亲还是母亲酗酒,都会造成下一代发育畸形、智力低下等不良后果。孕妇饮酒,酒精能通过胎盘进入胎儿体内直接毒害胎儿,影响其正常生长发育。而丈夫经常酗酒的家庭平均人工流产次数比其他家庭高很多。

⑤危害社会。如果全社会对酗酒现象熟视无睹,不采取有效措施加以规劝,醉鬼们就可能危害社会治安,让我们遭遇到偷盗、杀人、家庭暴力等。这并非耸人听闻,我国每年因酗酒肇事立案数高达 400 万起,全国每年有 10 万人死于车祸,而 1/3 以上交通事故的发生与酗酒及酒后驾车有关。

（2）酗酒的心理疗法包括以下几种:

第一种:认识疗法结合厌恶疗法。先在思想深处认识到过量饮酒的危害,并在纸上一一列出,最好再用漫画的形式直观生动地表现出来。当饮酒成瘾者饮酒意念十分强烈时,就把这些画取出来看看,逐渐建立起对酒的厌恶情绪。

第二种:系统脱敏法结合奖励强化法。它不要求当事人一下子就改掉不良习惯,而是每天逐渐减少饮酒量。因此它的痛苦性低、成功率高。戒酒者在这一过程中,若完成了当天应减少的"指标",自己或亲人应给予一些小奖励,以巩固和强化所取得的成果。为避免心理上若有所失的难熬感觉,戒酒者应积极从事其他一些有兴趣的事情,用新的满足感的获得来抵消旧的满足感的失去。

第三种:群体心理疗法。是指充分发挥群体对个人的心理功能来治疗心理疾病的技术和措施。

此外,药物在一定程度上也能治疗酗酒,要彻底戒除酒瘾,关键是当事人必须真正认识到过量饮酒的危害性,决心戒酒。

3. 网络成瘾

网络成瘾是指上网者由于长时间和习惯性地沉浸在网络时空当中,对互联网产生强烈的依赖,以至于达到了痴迷的程度而难以自我解脱的行为状态和心理状态。网络成瘾大致由三方面原因所致,其中最主要的是家庭,家庭中最主要的是家庭教育方式和家庭关系。有的家长喜欢用暴力、批评的教育方式,即"控制型"的教育方式,造成孩子没有长成应该长成的"自我";夫妻关系不和谐,甚至存在夫妻双方利用孩子向另一半开战的情况,这些都可能造成孩子网络成瘾。专家尤其强调了父亲在家庭中的重要性,父亲在传统家庭中代表着权威、榜样、规则,对于孩子的成长起到非常重要的作用,网瘾患者,多数缺乏父爱。造成网瘾的第二个因素是学校,部分网瘾患者的老师或多或少存在着情绪暴力、爱发脾气、爱训人的情况;学校评价体系过于单一,只用成绩好坏评价学生。有的孩子可能学习不是特别好,但是其他方面很优秀,这些孩子在学校中得不到肯定,就可能投向网络世界的怀抱。第三个因素是孩子自身,如果一个孩子有多动症、抑郁症等,就比其他孩子更容易网络成瘾。

(1)网瘾患者的基本特征。

①网瘾患者大多是 14 ~ 18 岁的青少年,且男孩居多。这一阶段的孩子正处在青春期,生理迅速发育和心理相对滞后的矛盾比较突出,他们对现状不满,喜欢寻求刺激,喜欢干冒险的事情。希望摆脱家长的束缚和管教,讨厌家长和老师空洞无味的说教。这一时期的孩子逆反心理极强,容易与家长冲突。

②很多网瘾患者学业处在高中阶段。很多网瘾孩子小学、初中阶段成绩十分优秀。小学、初中阶段,家长老师盯得比较紧,课程不多、不难,很多孩子基本靠被动的学习就能掌握,表现得很优秀。可到了高中,一部分孩子开始住校,没有了父母在学习上的监督,生活上的照顾,自理能力和自控能力差的孩子就容易出问题。高中一开始学习难度加大,进度加快,并且高中阶段高手云集,很多在初中成绩优异的孩子在这里变得成绩平平,甚至落后,经过努力感觉无济于事。在这种情况下,孩子容易灰心,认为自己不是学习的材料,产生强烈的自卑心理,进而寻找精神寄托和安慰。但这时,尤其是父母,不了解孩子的内心感受,一味地指责孩子不努力,起了推波助澜的作用。

③家庭关系紧张。有的家长缺乏基本的素质,不懂得经营家庭的技巧,经常吵架,致使家庭成员的关系非常紧张,孩子感受不到家庭的温暖,对孩子有很多负面的影响。也有部分夫妻,感情破裂,成为单亲家庭,对孩子成长也造成一定的心理阴影,形成不良的个性特征。

④家境优越。有的家庭经济条件好,什么都满足孩子,造成孩子非常任性、自私、不合群、不体谅别人、花钱大手大脚、没有节制。这种环境下长大的孩子不懂得珍惜,当然也就不懂得努力,不珍惜当下的时光,得过且过,无所事事,就会把精力转移到学习以外的事情上。

⑤家境贫穷。有的夫妻从小过穷日子,虽然条件不太好,但不愿让孩子再吃自己以前吃过的苦,有再穷也不能穷孩子的想法,平时自己勒紧裤腰带,也要千方百计地满足孩子。久而久之,孩子养成了自私、任性、不尊重别人的劳动、以自我为中心等不良习惯。张天翼先生的小说《包氏父子》就是很好的证明。

⑥父母缺乏与孩子沟通的技巧。有的家长总是拿自己当家长,拿孩子当小孩子,无视孩子

的成长,不知道尊重孩子,不会与孩子沟通。造成孩子没有倾诉的对象,不善于表达自己的情感和想法。

（2）网络成瘾的预防治疗。

①家长与孩子要建立平等、信任的朋友关系,切忌摆出"家长的架子"。强硬的教育方式也会造成孩子的压抑。家长本身要以身作则,以理服人,并且要信任孩子。孩子是新生力量,相信孩子就是相信自己。每一个家长都应该对孩子有充分的信心,才能有助于建立和谐的家庭成员关系。

②不要对孩子求全责备。过于严格要求自己的孩子,可能会打击孩子的自信心,往往适得其反。对于内向、好胜的孩子,还会引发孩子的强迫倾向。要避免孩子在现实生活中受挫后一蹶不振,因为在这种情况下,孩子容易产生逃避现实、对网络成瘾的倾向。

③生活中要对孩子进行适当的鼓励和赞扬。孩子成长过程中,适当的鼓励是对其发展的促进。孩子的兴趣就是探索世界,越是不会干的他就越想干,会了就不干了。孩子是培养的对象,不要把孩子当宠物,不要剥夺孩子的权利。赏识孩子所做的一切努力,赏识孩子所取得的点滴进步,甚至要学会赏识孩子的失败,让孩子感到家长是他的后盾,而及时的赞扬是对每一阶段成绩的肯定。这样才能培养孩子的自信心,激发孩子对未来现实生活的追求。

④培养孩子广泛的兴趣爱好。增加孩子对外界事物的兴起,从而分散孩子对网络的单一兴趣。不要一味反对孩子使用电脑,电脑在当今社会作为一种学习、生活的工具有其独特优势,不能绝对禁止。绝对禁止孩子使用电脑并不现实,可能会引起孩子的逆反心理,其结果适得其反。

（3）程度较轻的网络成瘾者自我调适的办法。

①科学安排上网时间,合理利用互联网。学会有选择、有取舍地利用网络信息资源,要明确上网的目标,有针对性地浏览信息,控制上网时间,每天电脑累计操作时间不应超过五小时。

②用转移和替代的方法摆脱网络成瘾。不断完善自己的个性,培养广泛的兴趣爱好和较强的个人适应能力,学会劳逸结合,通过爬山、游泳、下棋等方式转移对网络的依赖。

（4）程度较重的网络成瘾者可采取的方法。

①寻求心理医生的帮助:通过心理咨询,让网络成瘾者与心理医生间建立良好的医患关系。一方面可以从精神上给成瘾者支持和理解,调动他们的积极性和梳理治愈的信心;另一方面心理医生会用专业、准确、生动、亲切的语言分析网络成瘾的危害及形成的原因,并提出治疗措施,具有较强的说服力。

②直接隔断法:网络成瘾程度较重者往往是在下意识的状态下上网的,对于这些明知过度上网只会加重症状也不能自制的成瘾者,可以让他们与网络隔离一段时间,并在这段时间内给其安排紧张有序的生活或培养其他兴趣爱好,待稳定一段时间且成瘾者能够完全摆脱网络成瘾的困扰后,再有针对性地帮助他们控制适度上网时间。

本章小结　　　　个体或团体和健康与疾病有关联的行为称为健康相关行为。按照行为对行为者自身和他人健康状况的影响,健康相关行为可分为促进健康的行为和危害健康的行为两大类。促进健康的行为,是指人们为了增强体质和维持身心健康而进行的各种活动,如充足的睡眠、平衡的营养、运动等。而危害健康的行为,指的是在偏离个人、他人和社会的健康期望的方向上所表现出来的一系列相对明显、确定的行为。健康行为的建立和危险行为的控制对人类健康的影响具有非常重要的作用。

回顾与练习　　　　1.健康相关行为的概念和分类?

2.促进健康的行为和危害健康的行为分别具有哪些特点?

3.简要说明如何让一个吸烟的人建立不吸烟的健康行为?

第三章
健康教育与健康促进

【学习任务】

　　本章从健康教育学的基本概念入手,对健康教育与健康促进进行全面的介绍,引导学生进一步理解健康教育与健康促进的目标、任务和意义,力求通过案例材料的阅读,使学生对健康教育与健康促进的发展历史及新公共卫生时代的趋势有更深的认识。

【学习目标】

➢ 掌握健康教育与健康促进的概念。

➢ 掌握健康教育与健康促进的目标、任务和意义。

➢ 理解健康教育与健康促进的关系。

➢ 了解国内外健康教育与健康促进的历史沿革及新公共卫生时代的发展方向。

第一节　概念综述

　　健康教育学是利用医学、教育学、行为学、心理学、社会学、法学、人类学、传播学、经济学、管理学、政策学等有关学科领域的基本原则和知识体系,研究健康教育与健康促进的理论、方法和实践的科学。它对于研究人类行为和健康之间的相互联系及影响因素,探索行之有效的干预策略及措施,进而提高人类健康水平有着十分重要的意义。具体而言,可以从健康教育与健康促进的概念中加以理解。

一、健康教育

(一)健康教育的定义

　　健康教育是旨在帮助对象人群或个体改善健康相关行为系统的社会活动。健康教育的核心问题是通过干预活动改善个体或群体的健康行为和生活方式,然而,个人行为受社会习俗、文化背景、经济条件、卫生服务等多种因素的影响,更广泛的行为涉及人们日常生活、工作和休闲的环境,如居住条件、饮食习惯、市场供应、社会规范、环境状况等。因此,要改变行为还必须增进有利于健康所必需的条件,如提供充足的卫生资源、有效的社会支持以及基本的医疗保健服务技能等。健康教育不仅仅是为了提高群众的医疗卫生知识水平,更重要的是树立健康的信念,采取各种方法帮助群众了解自身的健康状况,通过连续不断地学习养成健康的行为。所以,健康教育是有计划、有组织、系统的行为教育过程。

(二)健康教育与卫生宣传

健康教育和卫生宣传既有区别又有联系,我国当前的健康教育是在过去卫生宣传的基础上发展起来的。迄今为止,仍有不少人把健康教育与卫生宣传等同起来。卫生宣传是单向传播卫生知识,并不考虑个体是否接受和行为是否改变。无疑,卫生知识的传播是十分必要的,但当人们作出健康选择时,更需要得到有利于健康的政策、物质、社会和环境的支持,否则要改变不健康的行为是困难的。健康教育不是简单的、单一方向的信息传播,而是既有调查研究又有计划、有组织、有评价的系统干预活动,它向人们提供改变行为所必需的资源、知识、技能和服务,以促使个体、群体和社会的行为改变。因此,卫生宣传是健康教育的重要手段和主要措施,而不等同于健康教育,二者有根本的区别。

二、健康促进

(一)健康促进的定义

健康促进是健康教育的进一步发展与延伸。广义的理解认为,健康促进是当前防治疾病和增进健康的总体战略,而狭义的理解则将健康促进视为一定领域内具体的工作方法或策略。

健康促进是 1986 年首届国际健康促进大会发表的《渥太华宪章》中首先指出的。健康促进是指促使人们提高、维护和改善自身健康的过程。这一定义不仅表达了健康促进的目的和哲理,也强调了其范围和方法。健康促进是从获得知识到采取行动、改变行为、促进健康的一个综合的社会政治过程,需要全社会多部门积极广泛地参加。

著名健康教育学家格林和克罗伊特尔等人提出:"健康促进是指一切能促使行为和生活条件向有益于健康改变的教育和环境支持的综合体。"它将健康促进表达为"健康教育 + 环境支持"的综合体。这里的环境支持不仅指与健康息息相关的自然环境,还包括对健康教育产生有效支持的政策法规、物质经济、群众参与等社会环境,是健康教育实施的有力后盾。健康与环境的整合需要政府、社会组织、个体通过跨部门的合作来完成。健康教育不仅促进个体健康行为的改善,而且激发管理者拓展健康教育的政治意愿,形成健康促进的氛围,督促群众积极地参与和社会全面的支持,对健康促进起主导作用。

美国健康促进杂志的最新表述为,"健康促进是帮助人们改变其生活方式以实现最佳健康状况的科学(和艺术)。最佳健康被界定为身体、情绪、社会适应性、精神和智力健康的水平。生活方式的改变会得到提高认知、改变行为和创造支持性环境等三方面联合作用的促进。三者当中,支持性环境是保持健康持续改善的最大影响因素。"

(二)健康促进的五大领域

《渥太华宪章》明确地提出了健康促进涉及的五个主要活动领域。

1. 制定促进健康的公共政策

WHO明确指出:"健康促进超越了保健范畴,健康问题已经提到了各个部门、各级领导的议事日程上,要他们了解其决策对健康产生的后果并承担相对应的健康责任。"健康促进的公共政策是由政策、法规、财政、税收和组织改变等多样而互补的内容共同制定,因此,需要考虑健康促进在实施中可能遇到的障碍及对应的解决方法。要把健康的公共政策转化为法律,因为法律是一种强制措施,具有普遍性、权威性、稳定性和强制性,是各种手段的保障。

2. 创造健康支持环境

环境与健康息息相关,密不可分。安全、舒适、满意、愉悦的生活和工作条件保护人们免受疾病的威胁,促使人们提高增进健康的能力。健康促进总的指导原则是:我们的社区和自然环境需要彼此保护,发展必须包含生活质量的提高,同时保护自然资源,创造良好的环境。这里的环境不仅包括国家、工作、休闲地和当地社区,还包括人们获取健康资源的途径。因此,创造支持性环境必须使自然环境、物质环境、社会经济环境和政治环境等都有助于健康,从多方面营造健康环境,例如:政治行动,发展和完善有助于营造该环境的政策法规;经济行动,尤其是鼓励经济的可持续发展。

3. 加强社区行动

健康促进工作是通过具体、有效的社区行动,包括确定需要优先解决的健康问题,作出决策、设计以及执行策略的全过程,以达到健康促进的目标。在这一过程中,核心问题是社区和个人赋权,即权力下放,赋予社区以当家做主、积极参与和主宰自己命运的权力,发扬基层组织自主、自立的精神,促进跨部门间的合作,发动社区力量,充分利用社区现有的人力、物力资源,形成灵活的体制,增进自我帮助和社会支持,使社区群众能够连续、充分地获得卫生信息、学习机会以及资金支持,提高解决健康问题的能力和责任感。

4. 发展个人技能

健康促进通过提供健康信息和健康教育,提高个人生活技能,以支持个人和社会的发展,这样做的目的是使群众能更有效地维护自身的健康和生存环境,并作出有利于健康的选择。学校、家庭和工作场所都有责任通过普及保健知识促成群众终身学习,让他们了解人生各个阶段可能发生的健康问题,学会如何处理慢性疾病和突发伤害。

联合国儿童基金会前执行主席格兰特博士指出:"无论是发达国家还是发展中国家,目前都站在标记清晰的通往人类保健之路的十字路口上,如果我们依赖医疗技术的道路,那么它将是一条崎岖陡峭的路,它将越来越多地消耗我们的资源,而取得的成就却越来越少,能够通过这条由于费用昂贵而日趋狭窄的谷道的人越来越少。相反,如果我们选择的路是在群众中普及科学知识,使他们掌握自身健康的命运,那么,这条路就会越走越宽广。"由此可见,发展个人技能所带来的益处比建造医院、培养医生、增加医疗技术费用等任何科学进展都大得多。

5. 调整卫生服务方向

在过去半个世纪,以商业化、市场化为导向的医疗卫生体系造成了百姓"看病难、看病贵"的现象,因此,调整卫生服务方向是极为重要的。卫生部门不应仅仅提供临床治疗服务,还应该坚持把预防和健康促进作为服务模式的一部分。卫生事业的发展必须由初级卫生保障部门和有关政策推动,使其朝着改善人群健康的目标前进。卫生部门应更广泛地与社会、政治、经济、物质环境部门合作,由个人、社区组织、卫生专业人员、卫生机构、商业部门和政府共同承担卫生服务的责任。此外,调整卫生服务方向也需要更重视卫生研究部门及专业教育与培训的转变,全面树立健康平等的观念,立足于把完整的人的总体需求作为服务内容。

1998 年 7 月发表的关于指导 21 世纪健康促进发展的《雅加达宣言》又提出五个须优先考虑的方面:①提高对健康的社会责任;②增加对健康发展的资金投入;③扩大健康促进的合作关系;④增强社团及个人能力;⑤保护健康促进工作的基层组织。

无论是《渥太华宣言》的五个活动领域还是《雅加达宣言》的五个优先考虑的方面都体现了健康促进的战略性质。健康促进对生物、心理和社会医学模式的进一步阐述,是健康教育发展的结果,是"人人享有卫生保健"全球战略的关键要素。

(三)健康促进的三大策略

健康促进是通过倡导、赋权、协调和多部门的行动,促进人民改善自身健康的过程。它包括群众通过他们的生活以促进所有人达到最高限度的身体健康和精神社会的良好适应。《渥太华宣言》指明了健康促进的三个主要策略。

1. 倡导

健康是社会经济和个人发展的主要资源,也是生活质量的重要部分。政治、经济、社会、文化、环境、行为和生物学因素均可促进健康或损害健康,健康促进行动的目的是通过对健康的支持,使上述因素有利于健康。倡导政策支持,卫生部门和非卫生部门对群众的健康需求和有利于健康的积极行动负有责任;激发群众对健康的关注,促进卫生资源的合理分配并保证健康作为政治和经济的一部分;卫生及相关部门应努力满足群众的需求和愿望;积极提供支持环境和方便,使群众更容易作出健康选择。

2. 赋权

健康促进的重点在于实现健康方面的平等。健康促进的行动目标在于缩小目前健康状况的差别,并保障大家有同等机会和资源,以促使所有人能充分发挥健康的潜能。这些包括给群众以正确的观念、知识和技能,促使他们能够明智地、有效地预防疾患和解决个人与集体的健康问题,从而有助于保障人人享有卫生保健及资源的平等机会。

3. 协调

健康的必要条件和前景不可能仅由卫生部门承诺,更为重要的是健康促进需要协调所有相关部门的行动,包括政府、卫生和其他社会经济部门、非政府与志愿者组织、地区行政机构、工矿企业和新闻媒介部门。各专业与社会团体以及卫生人员的主要责任在于协调社会不同部门共同参与卫生工作,发展强大的联盟和社会支持体系,以保证更广泛、更平等地实现健康目标。

（四）21世纪健康促进的发展战略

2005年8月在泰国曼谷举行了第六届世界健康促进大会,通过了《曼谷宣言》。该宣言是一份21世纪全球化健康促进发展战略的纲领性文件,它对全球化形势下的健康促进观念、原则和行动战略作了明确的阐述和分析,为今后世界健康促进的发展指明了方向。《曼谷宣言》的重要内容包括以下几点:

（1）重申健康是基本人权,获得最高标准的健康是每个人的基本权利之一。

（2）健康促进是公共卫生的一项核心职能,健康促进的发展有助于应对传染病、非传染病及其他健康危险。

（3）各级政府和官方人员、民间组织、私立部门、公共卫生机构以及国际组织是实现健康促进战略目标的至关重要的人群和组织。

（4）自制定《渥太华宪章》以来,全球健康促进的背景发生了显著变化,当今影响健康的关键因素主要有:国家内部和国家之间不断增多的不平等现象、全球环境的变化以及城市化和商业化、消费和通信模式的变化等。这些变化影响着人们的工作条件、学习环境、家庭模式以及社会结构、社会文化等,形成对健康的进一步挑战。

（5）为了应对全球化挑战,各国政府、联合国相关机构以及其他组织,包括私立部门必须做到政策的一致性,认真履行有关健康的国际协定和条约。

（6）为了促进向更健康的世界发展,必须采取强有力的政治行动、广泛的参与和持久的倡导。

（7）建立伙伴和同盟关系,与公立、私立、非政府组织和国际组织以及民间社会建立伙伴与同盟关系,使健康促进可持续发展有组织保障。

（8）对21世纪全球健康目标——人人享有基本保健,提出了四项主要承诺:使健康促进成为全球发展议程的中心;使健康促进成为各级政府的一项核心责任;使健康促进成为社区和民间组织的一个主要重点;使健康促进成为公司规范的一项基本要求。

三、健康教育与健康促进的关系

健康促进是在健康教育的基础上发展起来的,没有健康教育也就没有健康促进,健康教育在健康促进中起主导作用;而同时,健康教育必须以健康促进战略思想为指导,人们行为的改善必须得到健康促进的支持,因此,健康教育与健康促进既有区别,又关系密切。

（一）健康促进为健康教育提供指导和支持

健康教育是以健康为中心的全民教育,它需要社会人群自觉参与,通过自身认知态度和价值观念的改变而自觉采取有益于健康的行为和生活方式。因此,从原则上讲,健康教育最适于那些有改变自身行为愿望的人群。健康教育如果得不到有效的环境(包括政治、社会、经济、自然环境)支持,尽管能成功地帮助个体为改变某些行为作出努力,但实际效果不尽如人意。而健康促进要求全社会承担健康职责,从组织、政治、经济、法律上提供环境支持,健康促进的五个活动领域和三项基本策略为健康相关行为的改善提供了理论支持和措施保障,对行为改变的作用比较持久并带有一定的约束性。

（二）健康教育是健康促进的核心

健康促进是指健康教育以及能促使行为与环境改变的政策、法规、组织的结合体,是影响、教育人们健康的一切活动的全部过程。政策、法规、组织以及其他环境的支持都是健康促进的组成部分,但它需要与健康教育相结合。公共卫生和医学没有健康教育的具体活动,健康促进战略的实施及目标的实现都将徒有虚名。健康促进需要健康教育的推动和落实,营造健康促进的氛围,没有健康教育,健康促进就缺乏基础。此外,健康教育不仅在促进个体行为改变中起重要作用,而且对于激发领导者拓展健康教育的政治意愿,制定有利健康的公共政策,促进公众的积极参与以及寻求社会的全面支持、推动健康促进氛围的形成都起着极其重要的作用。

综上所述,健康促进战略的明确实施,为健康教育的进步提供了机遇并提出了挑战,但这并非意味着目前健康教育已经可以止步或重新回到卫生宣教阶段。无论怎样定义健康教育,它都必定在今后一个相当长的时期内,作为公共卫生和医学领域中一个独立的、具体的专业部门而存在。健康教育不能脱离健康促进,健康促进也不能没有健康教育。

第二节　目标、任务和意义

一、健康教育与健康促进的目标

健康教育与健康促进的目的是实现全球性健康与公平,使人人都享有最高且能获得的健康水平,不因种族、宗教、政治信仰、经济和社会状况的不同而划分等级。

具体目标:①全面提高公民健康素养;②促进人们生活、工作、学习和娱乐环境的健康;③预防在生命的不同阶段中相关的危险因素;④促使个人和社区人群降低因不健康生活方式、行为和环境所致的危险;⑤降低性别、种族、年龄和社会经济地位的不公平性,特别关注脆弱人群的健康。

二、健康教育与健康促进的任务

（一）主动争取和有效促进领导决策层转变观念

从政策上对健康需求和有利健康的活动给予支持,并制定各项促进健康的政策。制定促进健康的公共政策被列为健康促进五大领域之首,体现了在健康促进中,其他四方面的工作需以政策制定为基础和条件,这样才能更有效地开展健康促进。第二届全球健康促进大会着重研讨了政策倡导对于健康促进的意义。

（二）促进个人、家庭、社区的责任感

通过为群众提供信息，发展个人自控能力，以帮助人们改变不良行为习惯和生活方式，排除各种影响健康的危险因素，使人们在面临个人或群体健康相关的问题时，能明智、有效地作出抉择。通过提高社区自助能力，实现社区资源（人、财、物等）的开发和公平性。

（三）创造有益健康的外部环境

健康教育和健康促进必须以广泛的联盟和支持系统为基础，与相关部门协作，共同努力，逐步创造良好的生活环境和工作环境。

（四）积极推动医疗部门观念与职能的转变

在卫生部门当前的工作中，基本是以疾病治疗为主要任务，存在"重治轻防"的观念，这既不符合我国的卫生方针政策，也与人民群众的卫生需求有差距。因此，要求卫生部门能转变观念与职能，防治并举，并且在疾病治疗过程中，纳入健康教育与健康促进的思想与理念，为大众提供更符合其需求、更以人为本的卫生服务。

（五）在全民（尤其在农民）中，深入开展健康教育

教育和鼓励每一个公民进行健康实践，尤其要把广大农民的健康教育作为实践的重点。教育和引导人民群众破除迷信，摒弃陋习，养成良好的卫生习惯，提倡文明、健康、科学的生活方式，培养健康的心理素质，提高全民族的健康素质和科学文化水平。

三、健康教育与健康促进的意义

（一）卫生保健事业发展的战略措施

在过去两百年中，生物医学技术的快速发展使人类疾病谱和死因谱发生根本性变化。传染病和营养不良不再是人类死亡的主要原因，而是被各种慢性病所取代，恶性肿瘤、心脑血管疾病名列疾病谱和死因谱前茅。与急性传染性疾病相比，慢性非传染性疾病的发生和发展由多方面的因素共同影响和决定，主要与环境因素、不良的行为与生活方式、生物遗传因素和医疗卫生服务因素有关。

而健康教育和健康促进的方式有益于降低危险因素，预防各种"生活方式病"。健康促进动员个人和社区承担相关责任，改变不利于健康的条件和环境，是开展疾病控制、促进健康生活方式和建立健康环境的一个有效切入点，有助于健康状况的改善、生活质量的提高。1972年，芬兰开始在全国实施综合性健康教育和健康促进规划，20年后男性冠心病死亡率下降52%，女性下降68%；美国学者通过对7 000人为期五年半的研究，发现只要人们坚持与饮食、运动、睡眠相关的七项简单的日常行为，就可以较大幅度地提高人群的期望寿命。世界各国的成功经验说明健康教育和健康促进可以成为控制疾病、改善社会环境及物质环境的有效策略，是促进全球卫生事业发展的客观需要。

(二)实现初级卫生保健的基础

1978年,国际初级卫生保健会议发表的《阿拉木图宣言》明确指出,健康教育是所有疾病预防措施、医疗卫生问题及控制措施中最为重要的内容,是实现初级卫生保健战略目标的关键路径和基本策略。1983年,WHO根据初级卫生保健原则来重新确定健康教育的作用,提出了初级卫生保健中的健康教育新策略,强调健康教育是策略而不是工具,把健康教育作为联系各部门的桥梁,创造并获得必要的政治意愿:跨部门合作,促进全社区的参与;提供可持续发展的合适技术和资源,以实现健康的目标。

1989年,第42届世界卫生大会通过了关于健康促进、公共信息和健康教育的决议,进一步认识到健康教育和健康促进是促进政策的支持和公共卫生事业的发展,促进各部门间的合作及保证广大群众参与实现"人人享有卫生保健"目标;充分注意到健康教育和健康促进对实现卫生目标的作用;充分注意到健康教育和健康促进对实现卫生目标的重要性。为此紧急呼吁各会员国,把健康教育和健康促进作为初级卫生保健的基本内容,并列入卫生发展战略,加强各级健康教育机构所需的基础设施和资源。

(三)一项低投入、高产出、高效益的保健措施

半个多世纪以来,无论在发达国家还是在发展中国家,卫生费用都呈上升趋势。早在20世纪70年代初,美国等国家的卫生费用就已经而且持续以高于国内生产总值增长率的速度在增加。我国卫生费用所占GDP比例相对很低,但同样在以比GDP增长速度更高的速度增加且持续到现在。造成卫生费用持续增长的根本原因依然是人类疾病谱的变化以及人口老龄化的加重使慢性非传染性疾病总的患病人数大大增加。多数慢性非传染性疾病目前尚无治愈方法,一旦确诊往往意味着需终身服药,大大增加了医疗服务成本。

卫生费用的过快增长将对社会经济的发展产生不良影响,所以世界各国都希望能降低或控制卫生费用。然而,在保持目前经济水平不变的情况下,人们对健康有着很高的期望,不仅不希望医疗服务水平有所降低,反而希望能享有更高水平的医疗服务。这种情况下,人们对健康的无限需求和有限的卫生资源形成了矛盾。WHO与各国政府和专家看到了健康教育和健康促进是解决这一尖锐矛盾的良策。美国疾病控制中心研究指出:"如果男性公民不吸烟,不过量饮酒,采纳合理饮食和进行经常性锻炼,寿命可望延长10年,而美国用于提高临床医疗技术的投资,每年数以千亿计,却难以使全国人口预期寿命增加一年。"从疾病预防的效果来看,尤其是慢性非传染性疾病,通过健康教育来改善健康相关行为能够有效降低发病率和患病率,提高人们生存质量;从成本效益的角度上看,健康教育和健康促进的成本投入所产生的效益,远远大于医疗费用高昂投入所产生的效益。

(四)提高公民健康素养的重要渠道

随着医学科学的不断发展进步,人类对健康本身的认识也在不断深入、提高。WHO在1947年提出了意义深远的健康定义:健康不仅仅是没有疾病或者虚弱,而是生理、心理和社会适应的完美状态。健康的新定义对医学提出了更高的要求,医学不能仅仅被动地救死扶伤或为预防疾病而预防疾病,医学还应该激发人们促进健康的意愿,帮助人们掌握促进健康的知识和技能,这

个任务当然地落在了健康教育和健康促进的肩上。只有健康教育和健康促进才能提高人们的自我保健意识和能力,促使人们为维护和增进健康,预防、发现和治疗疾病,主动采取卫生行为并作出与健康有关的决定,增强人们实行躯体上的自我保护、心理上的自我调节、行为生活方式上的自我控制、人际关系上的自我调整,实现更高层次的健康。

第三节 发展及展望

近几十年来,在世界范围内,健康教育与健康促进的理论和实践均获得蓬勃发展,在改善不良生活行为、降低医疗费用、提高人们的健康水平及增强社会保健意识等方面已经取得了非常有效的成绩。健康教育和健康促进已成为各国政府根据本国的国情,制定长期的健康政策的最重要的部分。

一、我国健康教育与健康促进的发展

(一)我国健康教育与健康促进的发展概况

我国健康教育与健康促进的发展先后经历了新、旧两个历史阶段。

1. 中华人民共和国建立前的健康教育与健康促进

早在20世纪初,随着西方现代医学知识的传入,健康教育学理论也开始在科学基础上活跃起来。1915年,我国最早、最具影响力的西医组织——"中国医学会"成立,首任会长颜福庆在成立会上宣布学会的宗旨之一即为民众普及现代医学卫生知识,以广泛唤起民众公共卫生意识,至此,中国医生开始登上卫生教育的舞台。1916年"卫生(健康)联合会"成立,并由美国霍金斯大学公共卫生学博士胡宣民(最早的健康教育专业人员之一)任秘书,我国有了专职从事健康教育的执业医师。

20世纪20年代,我国教育界众多学者认识到健康教育对于提高民族健康的重要性,提出"健康教育从学校抓起"等口号。1920年,我国第一部健康教育影片《驱灭蚊蝇》上映;1924年,我国最早的健康教育期刊《卫生》创刊;1929年,我国最早的市级学校健康教育行政机构"学校卫生委员会"在北平市成立。

20世纪三四十年代,各类健康教育科研机构在我国先后设立。1931年,"南京市健康教育委员会"成立。同年,中央大学教育学院设立卫生教育课并提供学士学位,由卫生署和中央大学联合开设学制为四年的学校健康教育专业,负责健康教育专业人才的培养及学校卫生和民众健康教育的研究、设计及推广等科研工作。在此期间,国立中央大学及国立江苏医学院共培养了健康教育专业人才92名,并相继派遣部分优秀学者赴美国、欧洲、日本等地进修健康教育学,为开创和推动我国健康教育事业作出了不懈努力。其中,中国健康教育事业的奠基者之一陈志潜教授在美国、德国读完公共卫生学回国后,提出发展农村卫生事业必须采取自下而上的策略,并首次提出了构建县、区、村三级卫生保健网,在村设保健员,区(联村)设保健所,县设保健院,为农村卫生保健工作的开展奠定了基础。与健康教育科研机构同时产生的是各种健康教育期刊和学术团体。1933年陈志潜在《中华医学杂志》发表《定县乡村健康教育实验》,并于1934年编译出版《健康教育原理》,1935年戴天右在南京创建我国最早的健康(卫生)教育机构——中央卫生实验院(卫生)教育系,并创办了《丙寅周刊》,负责健康教育研究及推广工作。1939年,中华健康教育协会与中华医学会合办《中华健康杂志》,以大量篇幅普及卫生保健知识,并重视心理、社会和环境的健康教育。全国性健康教育期刊的创办和群众学术团体的成立,对促进当时健康教育事业的发展起了积极作用。1929—1949年,我国各类健康教育行政机构也发展迅速,1933年,北平市卫生教育委员会拟定健康教育章程及实施规划,1934年教育部成立中小学卫生教育设计委员会,制定《师范学校卫生课程标准》,规定中小学教育目标为"身心健康"。1935年,江苏省主席陈果夫、教育厅厅长周佛海和胡定安博士创办了中国卫生教育社,负责我国健康教育的研究工作。截至1949年,全国有19个省成立了独立的行政机构——健康(或卫生)教育委员会,部分省还在此基础上成立了市、县级健康(或卫生)教育委员会,明确了卫生教育委员会的职责和内容,初步形成了从中央到地方的健康教育领导体系。

可以认为,20世纪30—40年代是我国健康教育事业令人振奋的快速发展期。一些学者提出了普及我国健康教育的实施策略包括健康教育体系、法规、经费、体制、设施、普及及人才培养等多个方面,呼吁健康教育在对象上要兼顾社会民众,在工作上要兼重乡村,在策略上要兼向积极的锻炼,明确指出医疗模式应从以疾病为中心向以健康为中心转变。实际上,当时我国已经形成了初级卫生保健体系的雏形,这些理念为WHO制定《阿拉木图宣言》,对倡导健康促进提供了有益的理论与实践经验。

【知识拓展】

中国健康教育事业奠基人之一 ——陈志潜教授

陈志潜出生于四川华阳,祖籍江苏武进,公共卫生学家,是我国最早出国学习健康教育的专家,也是我国健康教育事业的奠基人之一,为我国的卫生事业,尤其是农村社区保健和公共卫生教育作出了卓越的贡献。

陈志潜治学严谨,工作认真,为人耿直,心胸豁达,勇于开拓,善于采纳各方面的优点和建议。他一贯坚持科学的态度,热爱祖国,热爱劳动人民,先后参与陶行知和晏阳初分别在南京郊区和河北省定县的农村卫生实验区建设。在定县创立了他构想多年的农村三级保健网,开展保健服务和健康教育。先后在北京协和医学院、重庆大学医学院、四川医学院(今华西医科大学)任教,一直教授公共卫生学,并竭尽全力发展公共卫生教育。他在从事多年的公共卫生教育中体会到:①公共卫生专业学制过短及过早分化,造成卫生预防人员缺乏必要的医学科学基础,影响他们日后在工作中的决策能力和学术水平,从长远看是不可取的。②培训卫生预防人员必须要像培训临床学科医务人员有实习医院一样,有城乡社区保健的实习教学基地,才能培养出既有理论知识，又能动手实干的公共卫生人员来。③卫生预防人员的工作对象是社会，是人群，因而在课程安排上应当有社会科学、人文科学、管理科学的课程。④要加强政治思想教育和对国家卫生事业全局及长远策略的教育，培养学生关心民族健康，不贪图名利享受的献身精神。⑤不鼓励脱离实际的纯试验室"科研"，反对学习苏联、东欧和欧美一些国家，把公共卫生学院办成科研机构，引导学生只关心发表科研论文，一心想成名的偏颇倾向。

2. 中华人民共和国建立以后的健康教育与健康促进

（1）20世纪50—60年代的卫生宣教与爱国卫生运动阶段。

中华人民共和国成立初期，我国面临着传染病、寄生虫病和性传播疾病流行的严重威胁，加之由于我国经济不发达，医疗卫生事业落后，我国政府高度重视卫生事业的发展，强调把保护人民健康和生命安全放在重要位置。1950年第一届全国卫生工作会议号召在全国开展卫生宣教，并提出了卫生工作四方大计，动员人民群众向疾病和不卫生习惯作斗争。1951年中央卫生部设立卫生宣传处、卫生部电化教育所、卫生宣教器材制造所，领导全国健康教育和宣传工作，北京、上海、沈阳、南京等地的卫生教育所也相继建立。1952年，具有伟大意义的"爱国卫生运动"在全国开展，党和政府组织全国人民参与除害灭病工作，广大群众积极响应"动员起来、讲究卫生、减少疾病、提高健康水平"，以及"除四害、讲卫生、增强体质、移风易俗、改造国家"的号召。1956年卫生部发出《关于加强卫生宣传工作的指示》，提出在省级和大中城市建立卫生教育所，并明确要求卫生防疫站、妇幼保健站把卫生宣传作为主要业务之一，其他医疗卫生单位和医务工作者也都要进行卫生宣传工作。在全国卫生宣教和卫生运动的影响下，依靠党的政策和广大医务人员的力量，采取人人参与、社会支持和适宜的技术，天花、鼠疫、霍乱等严重威胁人民健康的烈性传染病和新生儿破伤风、血吸虫病等疾病，在全国范围内很快得到控制，各种传染病、寄生虫病、地方病的发病率、患病率及婴儿死亡率、孕妇死亡率大幅度下降，人口预期寿命大幅度提高，这些变化在世界医学史上也是少有的，加快了中国医学模式的转变，促使卫生事业发生了深刻变化。

（2）20世纪80年代的健康教育学科的建立与网络初步形成阶段。

"文化大革命"期间，健康教育工作受到干扰。1977年卫生部重新设立卫生宣传办公室，开始健康教育工作。1984年"中国健康教育协会"在北京成立，1985年专业学术期刊《中国健康教育》创刊，至1986年，各省（自治区、直辖市）和70多个大中城市建立了健康教育专业机构，同年，中国健康教育研究所正式成立，标志着一个比较完整的健康教育组织体系初步形成。20世纪80年代后期，上海医科大学、北京医科大学、华西医科大学等一批重点大学和医学专科院校开展了健康教育专业队伍建设，开始培养公共卫生领域的专科、学士和硕士人才，支持健康教育工作者到先进国家和地区学习进修，促进了我国健康教育学科建设、学术水平提高及国际学术交流。同时，有关健康教育的法律、法规也开始颁布，如1986年颁布的《卫生部、中央爱国卫生运动委员会关于健康教育专业人员聘任专业职务有关问题的意见》，1989年颁布的《卫生部关于加强健康教育工作的几点意见》等。这期间随着"行为危险因素的观点"的提出，我国的健康教育研究机构开展了一系列课题研究，开始重视包括设计、实施、干预、管理和效果评价在内的健康教育的全过程,同时也开始考虑社会与自然环境因素的制约。

（3）20世纪90年代以来的健康教育与健康促进阶段。

进入20世纪90年代,我国健康教育与健康促进工作得到进一步加强。1990年4月,在全国健康教育工作会议上"卫生宣传教育"被改为"健康教育",并成为全国城市卫生检查评比活动的重要内容。1995年,为提高在城市中小学学生和居民健康教育的普及率,卫生部提出了中国城市实现"2000年人人享有卫生保健"的目标,健康教育和健康促进被列为《中国农村初级卫生保健发展纲要（2001—2010）》八项任务之一。2002年预防医学和公共卫生机构改革,从中央到地方的健康教育专业机构与同级其他预防医学——公共卫生机构组成疾病预防控制中心,使健康教育与疾病预防和健康促进其他方面的工作机构整合为一体,进一步促进了健康教育事业的迅速发展。同时,随着城市社区卫生服务中心的建立,健康教育开始被纳入社区卫生服务的业务职能,成为"六位一体"的重要内容。2005年《全国健康教育与健康促进工作规划纲要（2005—2010）》,从专业队伍、重点人群、公共策略、社会环境等方面提出了健康教育和健康促进的总目标,倡导开展多种形式、各级政府领导、多部门合作、全社会参与的健康教育与健康促进活动,普及健康知识,增强人们的健康意识和自我保护能力,提高农村居民的健康素质与生活质量。

新的理论、工作模式及生物—医学—心理模式的转变,推动健康教育和健康促进的途径、方式、方法越来越丰富多彩。一方面,电视、电影、广播、报刊、计算机网络等新的传播媒介开始在我国健康教育工作中被广泛利用;培训班、专题讲座、卫生科普游园等多种多样的健康教育和健康促进活动开始蓬勃发展。另一方面,近年来,健康教育工作的横向联系及与新闻媒介、教育、计划生育、工会、交通、公安、街道社区等社会部门的合作不断加强,建立了基本完善的正式和非正式的健康教育网络,推动健康教育和健康促进活动顺利开展,使我国绝大多数地区、场所和人群都能得到健康教育覆盖;与WHO、联合国儿童基金会、联合国艾滋病规划署等国际卫生组织的合作日益广泛,世界银行和一些国家的政府所资助的大规模健康教育和健康促进项目的成功实施,标志着我国在此领域与国际的交流进入了新阶段。在防治艾滋病（AIDS）、非典（SARS）等严重威胁人类健康的疾病的斗争中,健康教育和健康促进所取得的显著成效已经再次向世人证明其重要意义和地位,加强健康教育和健康促进工作已成为全社会的共识。

（二）国外健康教育与健康促进发展概况

近代以来,美国、加拿大等发达国家较早重视开展健康教育和健康促进工作,目前欧洲地区健康促进和健康教育工作发展水平较高,发展中国家也在迅速发展。

1. 美国

美国是健康教育实施较早的国家之一。从19世纪末期到20世纪50年代,由于环境条件的改善,如公共卫生设施、推广免疫接种、卫生食品的供应、营养状况的改善和良好居住条件等,美国死于急性传染病的人数和死亡率呈持续、稳定地下降,居民健康水平和生活质量得到迅速提高。1945年,西格里斯特首先提出健康促进概念,1972年,美国加州大学公共卫生学院院长布瑞斯洛等提出期望寿命与健康质量和七项个人行为有关。1974年美国国会又通过《国家健康教育规划和资源发展法案》,明确规定健康教育为国家优先卫生项目之一。1979年美国卫生总署发表的《健康人民2000》宣告开始"美国历史上的第二次公共卫生革命"。1991年,卫生福利部在《健康人民2000:健康促进与疾病预防国家目标》中提出延长美国人民健康年龄的时限、消除美国各种族间的健康差距、让所有美国人民得到健康预防服务机会三个总目标。21世纪初,美国卫生福利部再一次颁布《健康人民2010》,设立运动、饮食、药物等十个先进的健康指标。目前,美国政府每年拿出15亿美元作为健康教育预算,在近300所高等院校开设有健康教育专业,20多所大学可以授予硕士、博士学位,其健康教育组织机构包括有总统健康教育委员会、卫生福利部保健信息与健康促进办公室、疾病控制中心所属健康促进与健康教育中心。由此可知,美国的健康教育与健康促进事业取得了举世公认的成绩,并保持了良好发展前景。

2. 加拿大

加拿大政府在拉朗德领导下,于1974年出版了里程碑式的政策性宣言《加拿大人民健康的新前景》,首次把死亡与疾病归因为不健康行为、生活方式、环境、生物与卫生服务五大类,阐明改善环境与生活方式是降低患病率与死亡率、改善健康状况的有效途径,并提倡制订健康生活方式行为计划,即把卫生政策重点由疾病治疗转移到预防,并通过开展健康教育与健康促进改变人们的生活方式和行为,使许多疾病的发病率和死亡率明显降低。在学校健康教育与促进行动方面,加拿大提倡的是学校社区整合方法,在开展健康教育时提倡学校教学、预防性的教育服务、社会支持和健康的学校环境相结合的方式。

3. 英国

英国是个社会福利较好的发达国家,公民享受免费的卫生服务,其经费主要来源于国家的税收。早在1927年,英国就认识到了健康教育的重要性,成立了健康教育协会。1975—1985年,英国通过疾病预防使男性缺血性心脏病死亡率减少了12%。与其他国家不同,英国的健康教育强调政府参与,他们认为公民的健康是政府的责任,政府制定政策与采取行动同等重要,健康的促进也因为政府的介入而产生更大效力。政府通过制定健康教育与健康促进的规划、政策和策略,倡导或组织各种健康行为或生活方式,以实现全民健康。为响应世界卫生组织"人人享有健康"策略,英国政府于1992年制定了《国家的健康》规划,界定了冠心病与脑卒中、肿瘤、精神疾病、HIV/A1DS及性健康、意外伤害等五个主要实施领域的目标。1996年英国政府发表的"国家的健康规划进展报告"显示,规划的实施是卓有成效的。

4. 日本

随着经济、生活环境和医学的发展,日本健康教育与健康促进运动经历了三个阶段。第一阶段(1978—1988年),提出"健康一生"的理念,强调营养、运动、休息健康三要素,以疾病预防为主要目的;第二阶段(1988—1998年),又称"活力80健康计划",强调运动习惯的普及,到1999年,日本成为全球平均寿命最高的国家;第三阶段(2000—2010年),为了建立一个全体国民身心健康的社会,提高生活质量,日本厚生省即卫生部提出"健康日本21计划",主要是通过日常生活习惯的一级预防,减少慢性病的危险因素,从而提高所有人的健康水平。其中,老年人群是第三次国民健康的重点。作为人口老龄化程度最高的国家,日本已在十几年前就认识到老龄问题的重要性并采取相应的应对措施,如日本政府2000年的卫生白皮书主题是:寻求全新的老年人形象——迎接21世纪的老龄社会。

5. 其他国家

近年来,亚洲和西太平洋地区国家的健康教育进展较快。新加坡从 1998 年起开始在全国全面实施体育锻炼、平衡饮食、戒烟和有效地减缓压力等生活方式的健康教育项目,工人通过工厂健康促进项目得到健康相关知识培训,而在校儿童则通过教育部举办的健康与脂肪项目达到增强身体素质,降低肥胖发生率的目的。芬兰从 20 世纪 70 年代初期开始对高血压和冠心病进行流行病调查以及改变不利健康的生活方式进行大规模干预研究,经过几十年的努力,芬兰国内的心脑血管疾病较前下降了 1/2,社区预防冠心病项目成为社区健康促进项目中的经典之作。20 世纪 90 年代,11 个欧洲国家的 20 家不同类型、不同规模的医院参加了"创建国家健康促进医院"项目(HPH),在促进患者健康、促进医务人员的健康、促进社区居民的健康和发展"健康"的医院四大领域完成了 150 个医院健康促进子项目。

纵观世界健康教育和健康促进的发展大致可以分为三个阶段:20 世纪 70 年代以前的"生物医学"阶段:以疾病为中心,强调生理学危险因素如高血压、免疫接种、早期筛检等,忽视了社会的公正与平等、非卫生部门的干预作用和社区的作用;20 世纪七八十年代的"行为"阶段,开始引入行为或健康生活方式的观点,在医学的基础上又增加了教育、行为和政策等理论,大大地拓宽了健康教育的领域,超越了生物医学的范畴;20 世纪 90 年代以来的"生态—群体—健康"阶段,从重机体向重环境、心理、环境因素与机体相互作用的方向发展,健康促进的理念得到进一步的扩展。

二、新公共卫生时代健康教育与健康促进的展望

20 世纪 60 年代,"新公共卫生"这个概念被提出,后来不断发展、完善,一般认为 20 世纪 80 年代中期之后是"新公共卫生时代"。1986 年,在加拿大渥太华的第一届国际健康促进大会,提出了"世界新的公共卫生运动——健康促进",标志着从传统的生物医学时代向新的公共卫生时代转变。与传统的公共卫生相比,新公共卫生更关注慢性病和精神卫生,强调健康不仅仅是不生病,而是涵盖了身体、生理、心理、精神和情绪的健康,还包括社会的和谐、文明和道德的健康;健康问题不仅仅由卫生部门承担,而应该由政府主导,社会各部门共同承担。21 世纪卫生保健的战略纲领《人类健康的新地平线》,进一步明确了健康教育与健康促进将作为 21 世纪保护人类健康的主要方法。因此,随着健康理念的不断发展及人们对健康的更新需求,对健康教育与健康促进也提出了更高的挑战,21 世纪的健康教育与健康促进工作可从以下几个方向推进:

1. 从政治、经济、环境方面解决健康问题

健康促进作为一项公共卫生行动,贯穿于整个卫生保健过程中,从重机体向重环境、心理、环境因素与机体相互作用的综合因素转变;从重疾病诊治向重预防、生命全程保护、健康管理综合性预防,以及最后的康复转变。健康促进作为一项社会事业,保障全民的健康幸福权利,只有从重城市到重城乡、社区的转变,才能发展全民的保健事业。促进健康的生活方式是一项提高人类生活质量的社会投资,卫生部门和非卫生部门应平等合作,共同参与健康促进这一领域工作,健康既是一项产出,也是一项社会目标,健康是维护社会安定,保障基本人权,提高社会生产

力,建设精神文明,反映社会公德的社会进步因素。

2.坚持以人为本,以健康为中心

WHO指出:"健康促进的重点是社会健康行动促进健康的发展,获得可以达到的最高健康水平。"通过健康促进获得健康可以从个体、社区和政府三个层次去理解。在个体层次,提高个体的健康理念发展保健技能促进并掌握与健康相关的知识、态度和技能,使个体具备掌控危险因素而健康生活的能力;在社区层次,需要动员全社会共同参与,发展强大的联盟和社会支持体系,来提供公平有效的社区健康服务,共同创建健康生活的条件;在政府层次,需要政府公共政策的支持,积极营造健康的支持性环境,促进卫生资源的合理分配,并保证健康作为经济和政治的重要部分以促进健康的发展。

3.建立广泛的战略合作关系

健康教育与健康促进是一项长期的系统工程。WHO指出"促进健康和社会发展是政府的核心义务和职责,并由社会其他所有部门共同承担"。如果没有一个由政府和社会各部门组成极具凝聚力的领导机构是难以完成促进健康的使命的,因此,健康促进并不是健康教育机构单一部门的责任和义务,有效的行动需要达到广泛的共识,进而产生必要的政治愿望并得到强有力的支持才能实现。因此,应打破部门的界限,加强卫生部门与其他相关政府职能部门、学校、街道社区、企业商业、社会团体、医疗机构与社会保险的战略合作,共同确定影响健康的危险因素,并对健康促进工作投入人力、物力与才力,做到社会全方位参与,多部门协同作战的健康教育活动。

4.信息网络与健康教育相结合成为时代的需要

随着信息技术和网络技术的迅猛发展,人们对医学科普内容需求的变化以及获取信息的途径和学习的方法的更新,互联网已被公认为是继报刊、广播、电视、电影之后的最主要的现代信息传播载体和大众传播媒介。现代网络媒体具有信息量大、更新速度快、查询检索方便、双向互动式传播等优势,不仅具有报刊、电视、广播等传统大众传媒及时、广泛传递信息的一般功能,更具有数字化、多媒体、实效性和交互式传递信息的独特优势。随着网络技术的日趋成熟和普及,我国各级健康教育专业机构的网站也在逐步建立与完善,这将为卫生信息传播的权威性、规范化及可信度提供很好的平台。而作为健康教育工作者,如何把现代信息技术引入健康教育领域,加速健康教育工作的现代化,以信息化带动健康教育与健康促进工作,并促进卫生信息网络化发展的方向是值得我们深入思考和研究的问题。

总之,新公共卫生时代的特征是倡导整体性、系统性、多元性、综合性和协同性的理念。在人的健康问题上,既有个人层面上的饮食、锻炼、养生、调适等具体的科学技巧,还有社会层面上的医疗、卫生、环境、和谐、文明等具体的科学决策问题。健康的理念早已超越了医学范畴而扩展到人文、社会和自然科学的许多领域,包括由个人健康到全民健康再到国家文明、和谐发展等综合的健康要素。健康问题正在成为社会和谐发展的核心问题,健康促进的策略也将成为健康发展的大趋势。

本章小结 ———　　健康教育是旨在帮助对象人群或个体改善健康相关行为的系统社会活动,健康促进是一切能促使行为和生活条件向有益于健康改变的教育和环境支持的综合体。健康促进框架包含了健康教育,而健康教育是健康促进中重要的工作部分,两者在促使个人和社区人群降低因不健康生活方式、行为和环境所致的危险,提高公民健康素养,实现全球性健康与公平的整体战略中密不可分。无论国内还是国外,健康教育和健康促进的发展大致可以分为 20 世纪 70 年代以前的"生物医学"阶段,20 世纪七八十年代的"行为"阶段,20 世纪 90 年代以来的"生态—群体—健康"阶段三个阶段。新公共卫生时代以来,健康教育与健康促进更倡导整体性、系统性、多元性、综合性和协同性发展。

回顾与练习 ———　1. 如何理解健康教育与健康促进的概念及关系?
　2. 健康促进的五大领域和三大策略分别是什么?
　3. 举例说明健康教育与健康促进的意义。
　4. 国内外健康教育与健康促进的发展有什么启示?
　5. 论述我国健康教育与健康促进的发展趋势。

第四章
健康信息传播

【学习任务】

本章从传播的概念入手,分析讨论健康信息传播的基本理论和方法,特别是新媒体环境下健康信息传播的特征和应用,力求让学生认识到健康信息传播的重要性,并熟练掌握和应用这些方法。

【学习目标】

➢ 掌握健康传播的概念和特点。

➢ 掌握新媒体健康传播的特点和存在的问题。

➢ 熟悉人际传播、群体传播、组织传播和大众传播的特点和应用。

➢ 了解传播的概念、要素和过程模式。

➢ 了解新媒体对健康传播的影响。

第一节　健康传播概述

一、传播的基本概念

(一)传播的定义和特点

传播,译自英语 Communication,源自拉丁语 Communis (community),该词的中文意思可以有十几种解释,如:交往、交流、交通、通信、传播等。20 世纪 40 年代后期,随着大众传播活动和新闻信息技术的发展,作为跨学科研究的产物 "传播学" 应运而生。传播学是研究人类一切传播行为和传播过程发生、发展的规律以及传播与人和社会的关系的学科。它运用社会学、心理学、政治学、新闻学、人类学等多门学科的理论观点和研究方法来研究传播的本质和概念;传播过程中各基本要素的相互联系与制约;信息的产生与获得、加工与传递、效能与反馈、信息与对象的交互作用;各种符号系统的形成及其在传播中的功能;各种传播媒介的功能与地位;传播制度、结构与社会各领域各系统的关系等。目前,我国比较通用的传播的定义是:社会信息的传递或社会信息系统的运行。信息是传播的内容,传播的根本目的是传递信息,是人与人之间、人与社会之间,通过有意义的符号进行信息传递、信息接收或信息反馈活动的总称。

传播的基本特点包括:

(1)传播是一种信息共享活动。

(2)传播是一种双向的社会互动行为。

(3)传播是一个符号化和符号解读的过程。

(4)传播是在一定社会关系中进行的,又是一定社会关系的反映。

(5)传播是一种行为,一种过程,也是一种系统。

(二)传播要素

人类社会的信息传播具有明显的系统性和过程性。一个基本的传播过程,主要由几个要素构成:

(1)传播者。又称传者、信源等,是传播行为的引发者,即在传播过程中信息的主动发出者。在社会传播中,传播者可以以个人的形式出现,如人际传播活动;也可以以群体组织的形式出现,如群体传播。传播者处于信息传播链条的第一个环节,是传播活动的发起人,也是传播内容的发出者。因此,传播者不仅决定着传播活动的存在与发展,而且决定着传播的信息内容。

(2)受传者。是传播内容的接受者和反应者,是传播的构成要素之一。受传者可以是个人或社会团体、机构、组织等。受传者在信息传播过程中具有非常重要的地位,他们是信息传播的目的地,信息传播的效果直接受到他们自身知识结构、文化水平、传播技能的影响。受传者在接受信息过程中,不完全处于被动状态,而是在利用现有条件、充分发挥积极性的基础上,能动地对信息进行选择,使之成为对自己有用的信息。受传者的特点在于具有反馈作用,即将接收到的信息及其作用结果再反传递给传播者,以达到与传播者信息交流的目的,使传、受双方处于双向传播过程之中。

(3)信息。是对客观世界中各种事物的运动状态和变化的反映,是客观事物之间相互联系和相互作用的表征,表现的是客观事物运动状态和变化的实质内容。泛指人类社会传播的一切内容。

(4)传播媒介。也称为传播渠道、信道、传播工具等,是传播内容的载体。传播媒介有两层含义:一是指传递信息的手段,如电话、计算机及网络、报纸、广播、电视等与传播技术有关的媒体;二是指从事信息的采集、选择、加工、制作和传输的组织或机构,如报社、电台和电视台等。一方面,作为技术手段的传播媒介的发达程度如何决定着社会传播的速度、范围和效率;另一方面,作为组织机构的传播媒介的制度、所有制关系、意识形态和文化背景如何,决定着社会传播的内容和倾向性。

(5)传播效果。是指传播对人的行为产生的有效结果。具体指受传者接收信息后,在知识、情感、态度、行为等方面发生的变化,通常意味着传播活动在多大程度上实现了传播者的意图或目的。

(三)传播的过程模式

传播过程模式,即传播学的说明方法。传播学者们通过采用简化而具体的图解模式对复杂的传播现象进行描述,以解释和揭示传播的本质,从而形成了不同的传播过程模式。其中拉斯韦尔五因素传播模式和施拉姆双向传播模式是最基本的传播过程模式。

1. 拉斯韦尔五因素传播模式

在传播学史上,第一位提出传播过程模式的是美国学者 H·拉斯韦尔。1948 年,他在题为《传播在社会中的结构与功能》的论文中,首次提出了构成传播过程的五种基本要素,并按照一定结构顺序将他们排列,形成了后来人们称之为 "5W 模式" 或 "拉斯韦尔程式" 的过程模式。这五个 W 分别是英语中五个疑问代词的第一个字母,即:

(1)Who(谁)

(2)Say what(说了什么)

(3)In which channel(通过什么渠道)

(4)To whom(向谁说)

(5)With what effect(有什么效果)

拉斯韦尔模式第一次将人们每天从事却又阐释不清的传播活动明确表述为五个环节和要素构成的过程,为人们理解传播过程的结构和特性提供了具体的出发点。实际上,后来大众传播学研究的五大领域即 "控制研究" "内容研究" "媒介研究" "受众研究" 和 "效果研究",就是沿着拉斯韦尔模式的这条思路形成的(图 4-1)。

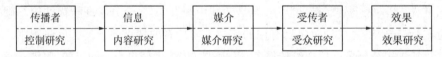

图 4-1 拉斯韦尔五因素传播模式

2. 施拉姆双向传播模式

1954 年,施拉姆在《传播是怎样运行的》一文中,在 C.E. 奥斯古德的观点启发的基础上,将人际传播过程描述为一种信息进行双向循环往复的交流过程。这一双向传播模式强调传播双方都是传播的主体,在传播过程中,传受双方的角色不是固定不变的,一个人在发出信息时是传播者,而在接受信息时是扮演受传者的角色(图 4-2)。

在施拉姆双向传播模式中引进了两个非常重要的传播要素:

(1)传播符号。符号是人类传播活动的要素,符号代表事物,它能脱离参加传播活动的双方而独立存在。符号是负载或传递信息的基元,表现为有意义的代码及代码系统,如声音、图形、姿态、表情等。(符号是意义的载体和表现形态。符号是意义的携带者,任何符号都有其特定的意义,可以将之称为符号的意义。)

(2)反馈。指传播过程中受传者对收到的信息所作的反应,获得反馈讯息是传播者的意图和目的,发出反馈是受传者能动性的体现。

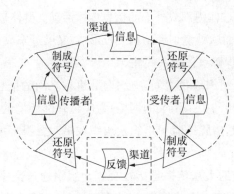

图4-2　施拉姆双向传播模式

3. 香农—韦弗模式

1949年,美国的两位信息学者C·香农和W·韦弗在《传播的数学理论》一文中提出了一个过程模式,被称为传播过程的数学模式或香农—韦弗模式。该模式描述的是电子通信过程,它的第一个环节是信源,由信源发出信息,再由发射器将信息转为可以传送的信号,经过传输,由接收器把接收到的信号还原为信息,将之传递给信宿。在这个过程中,信息可能受到噪音的干扰,产生某些衰减或失真。它导入了噪音的概念,表明了传播不是在封闭的真空中进行,过程内外的各种障碍因素会形成对信息的干扰,这对于社会传播过程来说也是一个不可忽略的重要因素。

4. 互动过程模式

德弗勒互动过程模式是在香农—韦弗模式的基础上发展而来的,它克服了前者单向直线的缺点,明确补充了反馈的要素、环节和渠道,使传播过程更符合人类传播互动的特点。与此同时,这个模式还拓展了噪音的概念,噪音不仅对信息产生影响,而且还对传达和反馈过程中的任何一个环节或要素都产生影响。

(四)传播的分类

人类的传播活动形式多样,纷繁复杂。按其表现形式进行分类,可分为印刷媒体、电子媒体等;按其功能进行分类,可分为视觉媒体、听觉媒体和视听两用媒体;按广告媒体所接触的视、听、读者的不同进行分类,可分为大众化媒体和专业性媒体;按其传播内容进行分类,可分为综合性媒体和单一性媒体……按照传播的规模和传—受双方的关系,可将人类的传播活动分为下列五种类型:

（1）自我传播。也称内向传播,指的是个人接受外部信息后,在头脑内进行信息加工处理的过程,与人体内部的生理机制密切相关。自我传播以思考为核心,是人体内的信息处理过程,其他任何传播所传递的信息在经由个体感觉器官进入大脑后的一切流动,包括选择、解码、判断、决定、编码等思考的过程都属于自我传播的范畴。

（2）人际传播。指的是个人与个人之间的信息交流。人际传播是一种社会的活动,任何人的生存都离不开和他人之间的交往,在人们之间的交往活动中,人们相互之间传递和交换着知识、意见、情感、愿望、观念等信息,从而产生了人与人之间的互相认知、互相吸引、互相作用的社会关系网络。

（3）群体传播。是指群体内部或外部的信息传播活动。群体传播在形成群体意识和群体结构方面起着重要的作用,而这种意识和结构一旦形成,又反过来成为群体活动的框架,对个人的态度和行为产生制约,以保障群体的共同性。

（4）组织传播。就是组织成员之间、组织内部机构之间的信息交流和沟通。具体地说,组织传播是由各种相互依赖的关系结成的网络,为应付外部环境的不确定性而创造的交流信息的过程。它的根本任务是清除或减少组织及组织成员对自身环境的不确定性,沟通组织内部的联系。

（5）大众传播。传统的大众传播是指社会媒介组织通过文字(报纸、杂志、书籍)、电波(广播、电视)、电影、电子网络等大众传播媒介,向社会大众公开地传递自己用各种手段复制的信息的社会实践活动的全过程。目前,大众传播是当今社会最为发达、发展最为迅速的事业和产业。

 二、健康传播

（一）健康传播的概念

关于健康传播的释义有很多种。美国传播学家杰克逊于 1992 年首先提出了健康传播这一概念。他指出,健康传播就是以大众传媒为信道来传递与健康相关的资讯以预防疾病、促进健康。在这个过程中,大众传播媒介在将医疗成果转化成大众健康知识加以传播、正确构建社会途径以帮助受众建立预防观念等方面都发挥着重要作用。美国学者罗杰斯于 1996 年指出:凡是人类传播的类型涉及健康的内容,就是健康传播。这一定义简洁明了、易于理解,被大多数人接受和引用。紧接着,罗杰斯对这一定义加以补充说明,他认为:健康传播是以传播为主轴,即由四个不同的传递层次将健康相关的内容发散出去的行为。这四个层次分别是:自我个体传播、人际传播、组织传播和大众传播。对于健康传播的定义,中国台湾学者徐美苓也有过相关论述:"可将健康传播定义为人们寻找、处理、共享医疗资讯的过程。其关心的范围不仅在个人寻求医疗资讯的过程,或医患之间的沟通,更在整个医疗体系内信息的流动与处理"。

目前,我国健康教育学者认为:健康传播是以人人健康为出发点,运用各种传媒渠道及方法,为维护和促进人类健康的目的而制作、传递、分散、交流、分享健康信息的过程。

（二）健康传播的特点

健康传播是健康教育和健康促进的重要手段和策略,是一般传播行为在医学领域的具体和深化,并有其独自的特点和规律。主要表现在:

（1）健康传播传递的是健康信息。健康信息是一种宝贵的卫生资源,泛指一切有关人的健康知识、概念、技术、技能和行为模式的信息。

（2）健康传播具有明确的目的性。以健康为中心,健康传播力图达到改变个人和群体的知识、态度、行为,使之向有利于健康方向转化的目的。

（3）健康传播的过程具有复合性。健康传播多表现为多级传播、多种途径传播及多次反馈。

（4）健康传播对传播者有特殊素质要求。健康传播者属于专门的技术人才,有其特定的素质要求。

（5）健康传播活动具有公益性和公共性。这种社会公益性和公共性表现在：第一，健康传播是健康教育和健康促进的基本策略和方法，而健康教育和健康促进作为公共卫生服务的重要内容，有着明确的社会公益性；第二，健康传播活动是现代社会不可缺少的健康信息的提供者，在满足社会和公众的健康信息需求方面起着公共服务的作用。

（三）健康传播的意义

健康传播既是健康促进与健康教育的基本策略和手段，又是促进公众健康的手段之一。充分应用健康传播的原理，可为健康促进和健康教育提供科学依据；有效运用健康传播的方法和技巧，有助于挖掘健康促进和健康教育资源，提高效率，获得事半功倍的效果。

1. 健康传播贯穿于健康促进和健康教育的各项任务

（1）收集信息。进行健康教育需求调研。

（2）政策倡导。影响决策者制定健康教育和健康促进政策法规。

（3）社会动员。激发各社会团体和群众关注、支持和参与健康促进和健康教育。

（4）传播干预。针对不同目标人群开展多种形式的健康传播活动，可以有效地促进行为改变、疾病的早期发现与治疗，从而降低公众健康疾病的危害性和严重性，提高健康素质水平。

（5）收集反馈信息。以监测、评价、改进和完善健康教育计划。

2. 健康传播对目标人群可产生多层次的影响

（1）对社会水平的影响。通过大众传播手段，促使社会作为一个整体环境对个人和群体的行为发生影响，包括法律、政策、价值取向、社会习俗、文化、经济等方面。

（2）对社区水平的影响。通过信息传播，倡导和促进社区创建健康生活方式的政策和社区组织，有效提高社区整体健康水平。

（3）对组织水平的影响。通过有确定结构的团体组织，如学校、医院等向其成员提供健康信息、行为支持及倡导促进行为改变的政策。

（4）对群体水平的影响。通过群体内部的特定传播形式传递健康信息，影响群体行为。

（5）对个体水平的影响。通过影响个体行为有关的知识、信念、态度、技能和自我效能等直接对个体健康发生影响，对社会水平、社区水平、组织水平、群体水平的影响最终都要归结为影响和支持个体水平的改变。

第二节　人际传播

人际传播指个人与个人之间的信息交流。人际传播的形式可以是两个人面对面地直接传播，也可以是以媒体为中介的间接传播。前者主要以语言表达信息，或用表情、姿势来强化、补充、修正语言的不足,它可以使传者与受者直接沟通,及时反馈信息,并共聚一堂,促膝交流,产生亲切感,从而增强传播的效果;后者使用的媒体主要有电话、交互电视、计算机网络、书信等,它可以使传者与受者克服空间上的距离限制,从而提高了传播的效率。

一、人际传播的社会特点和形式

(一)人际传播的特点

人际传播是进行说服教育、劝导别人的良好手段,与其他传播形式相比,人际传播具有以下特点:

(1)人际传播是全身心的传播,即人要有多种感官来传递和接受信息。

(2)人际传播是全息传播,即信息交流比较全面、完整、接近事实。

(3)人际传播以个体化信息为主,情感交流在人际传播中占据的比例很大。

(4)人际传播交流双方互为传者和受者,可及时了解对方对信息的理解和接受程度,交流比较充分,反馈相对及时。

(5)人际传播较其他传播形式信息量较小,传播范围较小、速度较慢。

(二)健康教育中常用的人际传播的形式

(1)健康咨询。为人们解答生活中的各种健康问题,帮助个人避免或消除心理、生理、行为及社会各种非健康因素的影响。

(2)个别劝导。在健康教育活动中针对受教育者的具体情况,传授健康知识,发展其健康技能,说服其改变不健康的行为习惯。

(3)交谈或个别访谈。通过面对面的直接交流,传递健康信息,帮助教育对象学习健康知识,改变相关态度。

(4)指导。通过传授知识和技术,帮助教育对象学习和掌握自我保健的技能。

二、人际传播的基本技巧

在人际传播活动中,听、说、看、问、答、表情、动作等都是构成人际交流的基本方式,都有一定的技巧。技巧运用的好坏直接影响到传播的效果。作为健康教育工作者,首先要掌握以下几点基本技巧:

(1)良好的沟通技巧:

①讲话速度适中。②语言简单明了,通俗易懂。③对方讲话时要仔细倾听。④用表情和动作支持、鼓励对方把问题提出。⑤注意观察对方的表情。⑥用举例的方法和材料来说明问题。⑦注意问话技巧,选择好提问方式。⑧回答问题先要搞清问题的核心。

(2)不良的沟通方式:

①交谈中突然改变话题。②不适当的保证和不负责任的承诺。③过分表达自己的意见,主导交谈过程。④连珠炮式提问,使人难以承受。⑤对交谈对象的问题所答非所问。⑥对对方

表现出轻蔑、不耐烦的态度或使用生硬、命令或教训式语言。⑦过早下结论。

具体而言,我们要掌握以下几点基本技巧。

1. 谈话的技巧

(1)尊重对方,传播者要热情、亲切、诚恳。

(2)力求讲普通话。

(3)适当重复重要和不易被理解的概念。

(4)语言通俗易懂,避免使用不易理解的专门术语。

(5)谈话内容明确,一次谈话围绕一个中心主题。

(6)及时取得反馈,询问对方是否听懂,是否有问题。

(7)使用辅助材料,图画或模型。

2. 非语言传播技巧

(1)无声的动态体语沟通思想:通过手势、眼神与注视方向、面部表情来传情达意。

(2)无声的静态体语:通过体态姿势、仪表等非语言形式传递信息,能够显示人的身份、气质、文化修养及一个人的心理状态,有着丰富的信息功能。

(3)有声的类语言:声音的音量、语调、节奏等虽并不是语言,也会产生语义效果,又称为类语言。

(4)时空语:在人际交往中利用由时间、环境、设施和交往气氛所产生的语义来传递信息。

①时间语:约会时准时赴约,表示对对方的尊重。

②在安静整洁的环境中,交往轻松自如、和谐而有安全感。而开放的场所则比较适合进行较大规模的宣传活动。

3. 倾听技巧

倾听时应注意以下一些问题:

(1)专心听对方讲话。

(2)不轻易打断对方的讲话。

(3)对对方的谈话要作出适当的反应,不可默不作声。

(4)充分听取对方的谈话,不要急于表达自己的意见。

(5)有时对方可能绕着圈子讲话,这时需要捕捉真实信息。

(6)没有讲清楚或没有听清楚,应客气地请对方重复。

4. 提问技巧

提问方式很重要,善于提问则可清晰、完整地获取所需要的信息。

(1)提问时,不要一个问题接着一个问题问,要给对方以间隙。

(2)注意提问时的口气,不要把提问变成质问。

(3)根据不同情况采取不同类型的提问方式:

①封闭式提问。要求对方简短而准确的答复。例如问:"你抽烟吗?"答:"抽"或"不抽"。

②开放式提问。给对方以思考、判断和发挥的余地,问者可从对方的回答中获得较多的信息。例如问:"你中饭吃的什么菜呀?"答:"芹菜、鸡蛋、鱼等。"

③探索式提问。为进一步了解对方存在某种认识、信念、行为现象的缘由而提问,以寻求更深层次的信息。例如问:"你为什么喜欢骑自行车上班呀?"

④倾向性提问。也叫诱导型提问,提问往往加入了提问者的倾向意识,提问者实际上已表明了自己的立场,诱导对方按自己的思路回答问题,有暗示作用。例如问:"你今天感觉好点了吧?"

⑤复合式提问。例如问:"你有抽烟喝酒的习惯吗?""你喜欢吃糖果饼干吗?"

5. 反馈技巧

反馈指收者接收信息后所产生的反应。在健康传播过程中,传播者及时取得反馈,及时了解受传者的知识、态度及行为状况;传者则使受者可获得必要的激励和指导。人际传播常用的反馈方式主要有两种,一种是"语言"反馈,即用语言表达反馈信息;另一种是"体语"反馈,即交谈双方用动作、表情等"身体语言"来反馈信息。

在健康传播活动中,应注意运用以下一些反馈技巧:

(1)积极性反馈。对传者的言行表示理解、赞同或支持。

(2)消极性反馈。对传者的言行表示不赞同或反对。

(3)模糊性反馈。对传者的言行没有表示出明确的态度,如说:"是吗?""真的吗?"等。

(4)鞭策性反馈。受传者首先对对方的言行作出客观的评价,向对方提出要求,请对方作出答复。

(5)情感性反馈。受传者作出恰当的反应,表示对对方的理解,这对于建立良好的人际关系是至关重要的。

群体传播、组织传播和大众传播

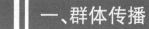

一、群体传播

(一)群体传播的特点

群体传播主要是指群体内部或外部的信息传播活动。群体传播在形成群体意识和群体结构方面起着重要的作用,而这种意识和结构一旦形成,又反过来成为群体活动的框架,对个人的态度和行为产生制约,以保障群体的共同性。因此,群体传播是群体生存和发展的一条基本的生命线。群体传播具有如下特点:

(1)信息传播在小群体成员之间进行,是一种双向性的直接传播。

(2)群体传播在群体意识的形成中起重要作用。群体意识越强,群体的凝聚力就越强,越有利于群体目标的实现。

（3）在群体交流中形成的一致性意见会产生一种群体倾向,这种群体压力能够改变群体中个别人的不同意见,从而产生从众行为。

（4）群体中的"意见领袖"对人们的认知和行为改变具有引导作用,往往是开展健康传播的切入点。

（二）群体传播在健康促进和健康教育中的应用

在实践中,群体传播可适用于不同目的的健康促进和健康教育活动。主要表现在:

1. 收集信息

通过组织目标人群中的代表,召集专题小组讨论,深入收集所需的信息。这是社会市场学的一种定性研究方法,20世纪90年代以来引进健康教育领域,目前广泛运用于社区健康需求评估和健康传播材料制作的成形研究。

2. 传递健康信息

以小组形式开展健康教育活动,传播卫生保健知识和技能。在活动过程中,强调合作与互助,通过交流经验,互帮互学,调动每个人的积极性。

3. 促进态度和行为改变

利用群体的力量来帮助人们改变健康相关行为,是行为干预的一种有效策略。实践证明,对于依靠个人努力难以实现的行为和态度改变,如改变个人饮食习惯、戒烟、坚持锻炼等,在群体中,在家人、同伴和朋友的帮助、督促和支持下,就较容易实现。作为积极的强化因素,语言鼓励、行为示范、群体规范和压力,以及群体凝聚力,为促进个人改变不良行为习惯,采纳和保持新行为提供了良好的社会心理环境。

（三）小组讨论技巧

运用群体传播的原理,以活动小组的形式,开展群体传播活动,是一种行之有效的健康教育工作方法。在健康传播活动中,最经常采用的方法是小组讨论的方式,小组成员在主持人的带领下,围绕某个专题进行交谈和讨论,在此气氛中获得知、信、行的改变。选择适宜的主持人,做好必要的准备工作,掌握必要的小组讨论技巧是组织小组讨论的关键。

1. 小组讨论的准备步骤

（1）明确讨论主题,拟定讨论提纲。讨论提纲包括讨论的目的、准备讨论的一系列问题和预期达到的目标。讨论提纲有助于主持人熟悉讨论内容,并在讨论中起到备忘录作用,使讨论不脱离既定的目标和内容。

（2）组成小组。讨论小组应根据讨论的主题选择一些有着相似背景和共同需求与兴趣的人,如关于母乳喂养的专题讨论可分别组织新婚夫妇、孕妇及其家人、婴幼儿的母亲等人参加。参加小组讨论的人数一般以6～10人为宜。

（3）时间和地点的选择。要尽量安排在所有参与者都认为较为合适的时间,讨论时间的长短要根据讨论内容和参与者的情况而定,一般掌握在一个半小时左右。地点应选择在人们感到比较舒适、方便、不受外界干扰的地方。室内布置得整洁、宽松,安置易于移动的桌椅,播放人们喜爱的音乐,可以吸引人们的兴趣,调动人们的积极性。

(4)座位排列。座位的布置方法是保证小组讨论成功的一个要素。座位应围成圆圈式或马蹄形,以利于参与者面对面的交谈。

2. 主持小组讨论的技巧

(1)热情接待。主持人应提前到达会场,对每一个来参加小组活动的人表示欢迎。在小组讨论正式开始前,可以拉拉家常或谈一些轻松的话题,使人们放松,尽快地熟悉起来。

(2)说好"开场白"。通过开场白向人们说明讨论的目的和主题,并做好自我介绍,开场白应通俗易懂,简单明了,有幽默感,并表明每一个与会者对于讨论都是十分重要的,使他们感到自己的作用和参加讨论的意义。

(3)建立关系。开场白之后,请小组每个成员作一下自我介绍,使人们相互初步了解,建立起和谐的关系。

(4)鼓励发言。根据讨论提纲,依次提出一些开放式问题,鼓励大家积极发言。对发言踊跃者给以适当的肯定性反馈,可用个别提问、点名法来征求发言不积极者的意见。

(5)打破僵局。小组讨论开始时,常常会出现与会者沉默不语的困境。预先设计一些组织讨论方法可有效地克服这一困境。例如,使用宣传画或播放一段短小的录像片作为引发材料,然后提出一个可以引起争论的开放式问题,可以为人们提供生动形象的讨论情景和主题;也可使用轮流发言法,给每人均等的发言机会;还可以使用分散议论法,先化整为零,组成 2 ~ 4 人的小组,分头议论,再集合起来向大组汇报。

(6)控制局面。当大家情绪高涨,讨论热烈时,难免出现偏离主题的现象,主持人要及时提醒与会者。对于成员之间的争论,不要急于制止,待每人的见解都已表达时,对有争议的问题作出小结,转向其他问题。如果有人非常健谈,形成了'一言堂'局面,这时主持人要有礼貌地插话,如"这个想法的确很好,不过我也希望听听他人的意见。"或者通过向他人提问,改变对话方向。

(7)结束讨论。讨论结束时,主持人应对讨论的问题作出小结,并对大家的参与表示感谢。

二、组织传播

(一)组织传播的特点

组织传播指的是组织所从事的信息活动。它包括两个方面,一是组织内传播,二是组织外传播。这两方面都是组织生存和发展必不可少的保障。组织内传播和组织外传播相互促进是不难理解的,一个组织的外部传播做融洽了,当然会促进其组织内成员间的关系和交流。组织传播的功能主要包括:内外协调、指挥管理、决策应变和形成合力。组织传播的特点包括以下几点。

(1)组织传播是沿着组织的结构而进行的,包括上行传播,如工作汇报;下行传播,如下发红头文件;横向传播,如开展公关活动。

（2）具有明确的目的性,其内容都与组织有关。

（3）组织传播的反馈是强制性的。因为组织传播行为有明确的目的,要求必须产生效果,因而受者必须对传者作出反应。

（二）组织传播在健康促进和健康教育中的应用

在健康促进和各项健康教育活动中,组织机构的任何与外部有关的活动及结果都带有信息输出的性质。

组织内传播的首要目标就是实现组织内成员的融合、价值的趋同。组织融合是指组织成员形成一种集体身份归属感,创造一种统一的价值观,从而认识到如何最有效的协同工作,也有的学者称这种功能为组织内同化,就是组织成员学习某种文化上的规则、模式和期望,经过一段时间成为该文化的一员的过程。例如,很多企业在新员工上岗前或者定期举行一些培训,通过军训、团队协作的训练来实现。而组织外传播的首要目标是对环境的适应,即组织为达到其工作目标与外界沟通,有助于一个组织对客户的反应和竞争对手的举动作出快速回应。为了达到其组织目标,必须与社会环境协调一致。这种适应又分为协调组织间关系,创立和维护组织形象,为顾客提供服务等。

具体而言,组织内传播的作用有:内部协调、组织安全、组织变化和发展、员工士气与满足、内部补偿与获益。而组织外传播的作用有:向社会广告产品促销、塑造一个美好的组织形象、影响社会对该组织的舆论以及告知社会组织的变化等。

三、大众传播

（一）大众传播的特点

在健康传播领域,有两套社会运行系统肩负着大众健康传播的社会职能:一是各级卫生部门和各级各类医疗卫生机构和组织,将开展大众健康传播为己任;二是电视、广播、报刊等新闻媒体发挥社会公益作用,向社会公众传递健康信息。例如,卫生部发言人把某重大传染病的疫情流行形势和防治对策通过媒体公开、及时、准确地宣传出去,就是大众健康传播在卫生领域最常见的应用实例。大众传播具有以下鲜明的特点。

（1）传播者是职业性的传播机构和人员,控制着传播的过程和内容。

（2）大众传播的信息是公开的、公共的,面向全社会人群,且传播速度快,扩散距离远,覆盖区域广泛。

（3）受众为数众多,分散广泛。

（4）信息传播以单向性为主,反馈延缓且缺乏自发性。

（5）大众传播媒介是以先进技术为基础的分发系统和设备,决定着信息的物理形式、时空范围、速度和数量。

（6）传播材料的统一成批生产和重复利用,可保证信息内容的标准化和规范化。

(二)大众传播媒介的特点(表 4-1)

表 4-1　主要大众传播媒介的特点

标　准	媒　介						
	报　纸	电　视	广　播	杂　志	户外广告	交通广告	邮寄夹报
以比较为目的所使用的单位	单页	30秒	60秒	彩色页	100面	100面	彩色页
用于每个人的成本	高	公益服务低,广告高	低	中	低	低	高
受众选择性	良好	尚可	良好	最好	不好	不好	最好
接触最多的社会经济人群	中、上层	中、低层	所有阶层	中、高层	中、高层	低、中层	所有阶层
接触最多年龄范围	中老年	老、少、家妇	青少年、老年	青、中年	中、青年	所有年龄	所有年龄
潜在到达率	85%	95%	60%	70%	95%	95%	75%
视听众累积速度	最好	最好	好	不好	尚可	尚可	最好
地理适应	最好	最好	最好	尚可	最好	好	最好
信息的复杂性	高	中	低	高	低	低	中
对个人的效果	中	低-中	中	中-高	低-中	低	高

(三)大众传播的选择原则

选择适宜的传播媒介是保证传播效果的重要因素,故在选择传播媒介时应遵循如下原则:

1. 针对性原则

针对目标人群状况,选择传播媒介。针对性是指媒介对目标人群和信息表达的适用情况。如对低文化层次人群,不宜使用文字材料;对需唤起公众意识,引起普遍关注的信息如关于预防艾滋病的宣传教育,宜选择大众媒介;而开展青春期健康教育,采用人际传播手段效果会更好。

2. 速度快原则

力求将健康信息以最快的速度、最通畅的渠道传递给目标人群。一般讲,电视、广播是传递新闻信息最快的媒介,但在我国较偏僻封闭的农村,常见的信息传递形式是有线广播通知和召开村民大会。

3. 可及性原则

根据媒介在当地的覆盖情况、受众对媒介的拥有情况和使用习惯来选择媒介。

4. 经济性原则

从经济实用的角度考虑媒介的选择,量力而行。

5. 综合性原则

在健康传播活动中,采用多种媒介的组合策略,使之达到优势互补,确保传播目标的实现,可达到减少投入,扩大产出的目的。

随着社会的进步,以互联网和手机为用户终端的新媒体传播技术迅速发展起来,使人们处于信息技术的包围之中。从传统技术上来说,新媒体主要是以计算机信息处理技术为基础,以电信网络作为运作平台的媒体形态,包括使用有线与无线通道的传送方式,例如互联网、手机媒体等。从信息的呈现上来看,新媒体主要表现为文字、声音、图片、影像等符合形式,具有高科技含量,能跨时空进行信息传播。与传统媒体相比,新媒体是数字化的、多媒体的、双向互动的。

一、新媒体传播的特点

(一)新媒体传播方式的特点

1. 传播方式从单向到双向的转变

传统媒体的传播方式是单向、线性、不可选择的。它集中表现为在特定的时间内由信息发布者向受众传播信息,受众被动的接收,没有信息的反馈,这种静态的传播方式使得信息不具流动性。而新媒体的传播方式是双向的,传统的发布者和受众现在都成了信息的发布者,而且可以进行互动。

2. 传播行为更为个性化

博客、播客、微信等新的传播方式使得每一个人都成为信息的发布者,个性地表达自己的观点,传播自己关注的信息。传播内容与传播形式等完全是我的地盘我做主。个性化的传播方式一方面让众人体会着发布信息影响他人的快感,同时也带来了个人隐私泛滥,内容良莠不齐的弊端,为管理带来困难,也给受众的信息选择能力提出了更高的要求。

3. 接受方式从固定到移动的转变

无线移动技术的发展使得新媒体具备移动性的特点,用手机上网、看电视、听广播,在公交车、出租车上看电视等越来越成为普遍的事情。随着 3G/4G 技术的到来,移动性的特点将成为未来新媒体的主要特性。

4. 传播速度实时化

技术的发展使得新媒体可以实现实时的传播,不再需要复杂的剪辑和烦琐的后期制作与排版,技术的简单便捷使得信息可以在全球实现实时传播。这一优势是任何传统媒体无法比拟的。目前一些大的门户网站基本上都可以实现声音和视频音频的实时传播,时空的距离被缩小到最小。

5. 从单一到交融

与传统媒体相比,新媒体在传播内容方面更为丰富,文字、图像、声音等多媒体化成为一种趋势。与此同时,交融性还表现在终端方面,一部手机不仅仅可以用来通话、发短信,同时还可以用来听广播、看电视、上网,多种媒体的功能集合为一身,而这些功能的实现是以互联网、通信网、广播电视网等多种网络的融合为基础的。

另外,新媒体传播方式也打破了地域化、国界化,消解国家与国家之间、社群之间、产业之间的边界,消解信息发送者与接收者之间的边界。

(二)新媒体环境下信息传播的特点

新媒体在信息的内容、表现形式、传播形式等方面具有鲜明的特征,主要表现在以下几个方面。

1. 信息覆盖的广泛性

中国互联网络信息中心发布的《第34次中国互联网络发展状况统计报告》显示,截至2014年6月,我国网民规模达6.32亿,较2013年底增加1 442万人。互联网普及率为46.9%,较2013年底提升了1.1个百分点。与此同时,我国手机网民规模达5.27亿,较2013年底增加2 699万人。从以上数据中,我们不难看出数以亿计的人们正成为新媒体信息的接收者,新媒体对人们影响范围的广泛性可见一斑。

2. 信息传播的即时性

在新媒体条件下,信息的传播突破了传统媒体在时间、空间和速度上的局限,用强大的软件和网页呈现信息内容,在瞬间将信息发送给受众,体现出了超强的即时性。一条信息在几分钟甚至几秒钟之内就会被转载几十甚至数百次;一条微博在短时间内可能就会被点击上千次,这种即时性使得任何一件事都有可能变成透明的。正因如此,网络信息对人类社会的影响也越来越大。

3. 信息内容的复杂性

通过新媒体传播信息,除了可以发送文本、图像信息外,还可以发送音频、视频信息,这其中不仅有时政信息、商业信息,也会有工作、生活及娱乐信息。总之,各式各样的信息都可以通过新媒体进行多种方式的传送,其形式和内容变得越来越多样化。正因如此,新媒体激发了人们的好奇心和使用欲。

4. 信息交流的交互性

互联网技术一改昔日大众文化传播中信息传播与接受的单向性和被动性,开始走向全面的双向交流与适时互动。新媒体传播中,接受者不仅可以作为信息传播客体存在,自主地寻找和接收信息,也可以成为信息传播主体的一员,主动发布和传播信息。这一功能使每个主体都可以是信息的掌控者,能够自主接收他人的反馈及发表自己的看法。

二、新媒体对健康传播的影响

随着媒介技术的进步,进行健康传播的新媒体形式可谓多种多样,可大致分为国家和省市级卫生部门的官方网站、国家和省市级教育健康机构开办的健康教育类网站、商业型健康网站等专业类健康媒体,以及博客、手机、社交网站、微博等非专业综合类新媒体。前者是健康传播的重要阵地,也是当今公众最主要的健康信息来源,如人民网的健康频道、三九健康网等;后者是目前网络用户应用最为活跃的媒介形式,在健康传播方面也具有自身独特的优势,如手机新媒体依据人群导向传播模式开展健康教育与健康传播,可以制订符合受众需求与特征的具体传播方式和传播计划。现阶段进行健康传播的新媒体多种多样,其作用主要表现为以下几个方面。

(一)发布传播健康信息

新媒体,特别是专业类健康媒体可以有效地为公众提供大众卫生和医学科普知识信息,向大众传播各种卫生防病控制的政策法规,以提高群众的公共卫生意识、自我保健意识和疾病防控能力,促进人们改变不健康的生活方式。政府部门在突发公共卫生事件中,也可以通过新媒体的有效沟通,及时快速地告知公众政府决策,指导公众采取有效措施规避风险,还可以对社会流传的各种谣言进行及时遏制。

(二)提供健康咨询服务

新媒体的兴起为健康咨询服务的兴起奠定了良好的技术基础。美国 2004 年底的一项调查显示,有 6 200 万的人上网,其中 90% 的网民希望能够通过网络与他们的医师进行互动(如预约、续药和了解测试结果等),而且超过 30% 的人愿意为此付费。我国不仅有大量的专业健康类网站提供此类服务,政府机构在健康传播和健康教育方面对新媒体应用也在进行积极探索,如卫生部门、教育部门开办的微博、微信平台,正努力将"单向宣传、自上而下"的健康教育发展为"双向交互、平等对话"的健康教育。

(三)用户间建立归属感,提供情感支持

新媒体的互动性为参与用户在交流健康信息,提供情感支持,进行个人诉求的表达和权益的争取等方面提供平台,具有较强的贴近性、感染性和教育性,在这种良好的交流氛围中参与者可寻找自我群体的归属感,获得彼此间和群体外的认同和支持,达到健康传播的最终效果。此外,新媒体平台还可以有效组织线下活动,对有特殊需求的用户进行健康干预。

(四)意见领袖价值凸显,促进信息的优化传播

在新媒体平台中,意见领袖的存在价值得以最高程度的体现,他们通过微博、论坛、微信等手段发布的信息会以最快的速度被最大范围的人群接受,这在健康信息的传播中优势极为明显。在具体的健康传播中,机构组织或意见领袖可以主动设置议题,促进健康信息的优化传播。例如,微博的出现为健康信息开辟了新的传播平台,有效缩减了健康信息的传播过程并扩大了信息的传播范围。2012 年 8 月 31 日,房地产大亨潘石屹发布的一条微博:"陈竺部长说:'中国每年因抽烟死亡人口超过 100 万人。'朋友们戒烟吧!"被多次转发和评论,远胜控烟机构的专业微博,取得了非常好的传播效果。

(五)促进健康信息的国际沟通与协调

以互联网为代表的新媒体平台可以充分打破时空限制,能够超越现实社会的管理边界将信息在最短时间内传遍全球,因而在健康信息的国际传播中发挥重要作用。新媒体的发展可以使信息从区域传播转向全球流动,起到很好的国际沟通和协调作用,以新媒体为信息发布平台,更直接、更互动地与公众沟通,成为公司企业甚至国际化组织有效应对健康危机的重要手段。

三、新媒体在健康传播中存在的问题

新媒体的出现在内容和形式上都极大地促进了健康传播的发展,然而当人人都成为信息的发布者时,自媒体的去权威化和海量信息的出现给新媒体的健康传播环境也会带来许多困扰问题。

(一)健康营销脱离公共服务

目前,许多营利机构打着"健康传播"的旗号,利用新媒体平台进行健康营销,推动医疗卫生机构网站的访问量和实际的问诊量,推动卫生保健商品的销售量,脱离了健康传播的公共服务属性。健康传播是关系国民身心素质提升的重大课题,理应具有社会公共服务的内在属性。新媒体环境下的健康传播要持续有效地健康发展,就应当始终秉持以公共服务为主的理念,而不是沦为商家的牟利工具。

(二)信息"同质化、飞沫化"造成传播效果不及预期

信息"同质化"是指新媒体中大量信息雷同,反复出现;而信息"飞沫化"是指正确有效的健康信息在发出之后,容易湮没在上述大量毫无意义的同质化信息中,从而导致信息传播效果弱化。在互联网时代,网络用户只需点击鼠标就可以将大量信息复制到自己的用户页面中,原创性信息相对匮乏。此外,网络中存在着海量无价值的信息,信息的过度丰富可能会导致用户注意力的分散和选择的困难,容易使新媒体的健康传播达不到预期效果。信息的同质化和飞沫化也成为新媒体时代信息传播不可避免的弊端。

(三)新媒体缺失"把关人",致使虚假信息泛滥

新媒体的"去中心化"使新媒体用户都可以自由地发表意见,传达信息,且公众对信息真伪的判断水平良莠不齐,在群体转发和从众心理的影响下,虚假信息乘虚而入,加之信息同质化现象严重和新媒体"把关人"的缺失,信息的正确性无法得到保证,造成虚假信息泛滥。与此同时,在新媒体信息传播过程中,每个人、每个传播节点都可能成为虚假信息的"中转站"和"无形推手",将其发散扩展出去,影响到更广泛的受众。更有甚者,有些虚假的健康信息被公众接受并应用于实践和行动中,不仅不会促进健康,反而产生与健康背道而驰的效果,甚至会威胁个体生命。

(四)"数字鸿沟"的存在减弱传播效果

健康风险就是指那些威胁人类健康的各种因素发生的可能性,而对这种可能性的认知来自个体的知识和信息掌握程度,掌握专门知识和容易获得健康信息的群体可以有效地规避风险。虽然新媒体传播具有强大的信息聚合优势,用户可以通过搜索获得自己需要的健康信息和网络服务,但是公众由于受教育程度和媒介技术掌握水平的差异,并不都能很好地理解和参与健康信息的在线搜索,也就难以有效地通过新媒体获取相关健康信息。"数字鸿沟"的存在,使新媒体的健康传播效果大打折扣,也让不同的公众在健康风险的承担上有所差异,那些无法有效获取信息的弱者更容易受到健康风险的威胁。

此外,近年来,新媒体的出现为自我营销创造了极为便利的条件,不少健康"伪专家"在精

心包装下大量涌现,导致网友很难在众多宣传条目中找到质疑和揭露性的内容,健康传播效果无从谈起。

四、新媒体健康传播的优化

健康传播将医学研究的成果转化为大众健康知识,且通过对目标受众态度和行为的改变,降低疾病的患病率和死亡率,有效提高大众生活质量和健康水准。新媒体为健康传播提供了新的传播机制,优化了传播效果,虽然存在诸多问题,但利仍大于弊。新媒体健康传播的关键点在于如何不断优化健康信息的传播和接受过程,确保健康促进、干预的顺利进行,说服公众采取健康行为。由于健康传播涉及公众态度和行为的转变,达成这种转变则要求健康信息的目标受众对信息来源以及采取相关行为之后的结果有着充分的信任。可见,在新媒体环境下,要顺利劝服公众采取健康行为,不仅要从认知、情感和行为三方面综合入手构建公众信任,形成价值共同体,还需要政府、媒体、专家和个人的集体努力。

(一)由政府部门合理管控,建立权威信息源

在新媒体"同质化"和"飞沫化"等现象的传播情境下,让正确的健康信息得到有效识别的最佳办法当属建立权威的信息来源,即通过官方身份的认证和权威信息的发布来建立公众的情感信任,以争取绝大多数受众。在这个环节,政府部门应发挥主导作用,对新媒体的健康传播进行合理管控,充分做好"把关人"的角色。例如,卫生行政管理部门应加大对健康类网站的审核力度,建立准入标准和行业监督机制,打击并关闭不良网站;规定网络管理员定期对虚假信息进行清理,并明确对用户进行提示;建立良好的信息搜集操作指南和健康信息质量指标等,通过提高健康信息的质量来建立公众的认知信任。

(二)专业学者承担社会责任,发布主流健康信息

由于新媒体信息内容海量及"同质化""飞沫化"现象的存在,普通民众很难对信息的真伪作出判断,这就需要专业学者承担起原创和主流信息发布的重任,构建公众信任。专家学者可以充分利用新媒体,建立自己的健康传播品牌,以及提高品牌辨识度,甄别同质化信息的真伪和优劣,摒弃虚假信息,更好地发挥意见领袖的作用,而健康信息的需求者也可以直接找到最主流的信息健康教育和健康知识的普及,大大提高传播效果。与此同时,专业学者还可通过网络平台等经常与公众或其他意见领袖进行健康相关观点的互动,在更加人性化的交流氛围中传递知识,赢取公众的认知、情感和行为信任,有效取得新媒体环境下健康传播的良性发展。

(三)与传统媒体展开协同合作,提升优势

近年来,新媒体的出现在一定程度上大大提高了健康传播的效果,但并不能完全取代传统媒体在健康传播中的地位。长久以来,传统媒体都在担任健康教育和健康促进的任务,虽然有着时间、地域和版面等因素的限制,但我国卫生界、新闻界利用报刊等大众传播媒介介绍卫生及健康知识,权威性和公众的信任程度都比较高。因此,新媒体环境下的健康传播应当与传统媒体展开协同合作,通过传统媒体的权威报道,提升公众对新媒体平台的信赖程度,还可以互相监督媒体内容中的虚假信息,防止"伪健康""伪专家"现象的出现,充分利用彼此的信息采集优势

和传播优势,向公众提供最有效的健康信息,以多元传播方式的共同作用促进公众健康素养的提升。此外,能否有效地从新媒体获取健康信息,最终还要取决于公众自身的数字技术掌握水平。因此,充分发挥新媒体环境下的健康传播效能,还要求公众自身不断加强媒介技术应用的培训,提高媒介素养。

本章小结 —— 健康信息传播是作为健康教育与健康促进的基本策略和方法,在卫生保健服务的各个领域发挥着重要作用。学习和运用健康传播的基本理论、方法和技巧是公共卫生工作者应该掌握的一项基本功。本章重点讨论健康信息传播的基本理论和方法,学生应了解健康传播的概念、特点和发展历程,重点掌握传统传播方式和新媒体传播方式的特点和应用。

回顾与练习 —— 1. 与一般传播行为相比,健康传播具有哪些特征?

2. 与一般大众传播相比,新媒体传播具有哪些新特点?

3. 简述人际传播、组织传播和群体传播的特点。

4. 论述新媒体对健康传播的影响。

5. 简述新媒体健康传播存在哪些问题。

第五章
健康教育诊断、计划、干预和评价

【学习任务】

  本章对健康教育诊断、健康教育计划、健康教育干预实施和健康教育评价四个步骤进行了全面的阐述,目的是让学生特别是从事健康教育工作的学生熟练掌握开展健康教育工作的程序和方法,以期在今后的公共卫生服务工作中发挥更大的作用。

【学习目标】

> 掌握健康教育诊断的基本思路和基本步骤。

> 掌握健康教育计划制订的基本步骤。

> 掌握计划干预实施的基本步骤。

> 掌握健康教育评价的类型和影响评价效果的因素。

> 了解健康教育诊断资料收集和分析的主要特点。

> 了解健康教育计划制订的原则。

> 理解健康教育评价的目的和意义。

第一节　健康教育诊断

一、健康教育诊断的概念和诊断思路

(一)健康教育诊断的概念

  健康教育诊断是指在面对人群的健康问题时,通过系统地调查、测量来收集各种有关事实资料,并对这些资料进行分析、归纳、推理、判断,确定或推测与此健康问题有关的行为和行为影响因素,以及获取健康教育资源的过程,从而为确定健康教育干预目标、策略和方法提供基本依据。健康教育诊断往往也为健康教育干预效果评价提供基线资料,还常被称作健康教育需求评估、计划前研究或行为危险因素评估等。

(二)健康教育诊断的基本思路

1. 格林模式

目前最有代表性、使用最为广泛的健康教育诊断基本思路是以格林为代表的美国学者在20世纪70年代提出的"PRECEDE-PROCEED"模式,又称格林模式(图5-1)。该模式主要分为两部分:上半部分意为"在教育/环境诊断和评价中的倾向因素、促成因素和强化因素",即PRECEDE;下半部分意为"在教育和环境发展中的政策、调控和组织构架",即PROCEED。在健康教育诊断中普遍采用的思路主要是格林模式的上半部分。

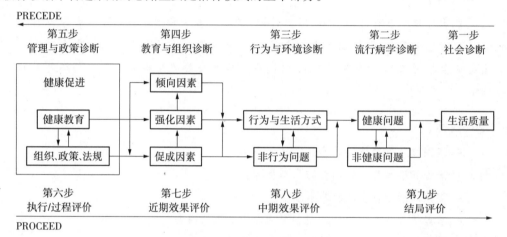

图 5-1　PRECEDE-PROCEED 模式

健康教育诊断的核心是确定影响目标健康问题的主要健康相关行为以及确定影响目标行为发生的主要因素。PRECEDE-PROCEED 模式以对象人群的生活质量和健康问题为起点开始调查研究,以期通过系统地收集信息和多层次、多难度、多因素分析而逐步明确:影响人们生活质量的因素、影响目标健康问题的因素及影响目标行为的因素,从而制定针对这三类因素开展的不同健康教育干预策略。这样,健康教育诊断的结论即被确立。

在图 5-1 中,在健康教育诊断(PRECEDE)阶段,格林模式指出工作的方向是由右向左,而在健康教育干预(PROCEED)阶段,工作方向是从左向右。作为一种清晰的思路,格林模式首先强调了在健康教育干预之前,应该对所面对的问题进行系统的调查研究,并在此基础上制订干预计划;其次,格林模式从目标终点着手开始问题的分析,而解决问题时则是由原因到目标;其三,格林模式应用多层次、多维度的生态观点和思辨与实证相结合的方法,看待影响健康问题和健康相关行为的因素,并将影响健康相关行为的因素分为倾向因素、促成因素和强化因素三类;其四,格林模式不应被看作一种理论,而是一种立足于实际的调查研究思路和一个可以实践操作的概念框架。这个框架为在健康教育工作中运用多种行为科学理论和方法提供了一个平台。

2. PATCH 模式

20 世纪 80 年代美国 CDC 在格林模式的基础上提出了一种以社区为基础的健康教育项目的诊断和干预思路,即有计划实施社区卫生(PATCH)。PATCH 将健康教育诊断和干预分为五个步骤:①动员社区;②调查收集社区情况;③确定主要健康问题及行为影响因素;④制订干预计划并实施计划;⑤评价效果。PATCH 的第一个步骤是为在社区展开健康教育诊断和随后的项目干预作舆论和组织准备,第二和第三个步骤即是具体的健康教育诊断活动,适合应用格林模式。

综上所述,PATCH 的健康教育诊断步骤和格林模式各有侧重和特点。格林模式的科学思路特征较突出;PATCH 在格林模式基础上从实际操作角度强调了健康教育诊断前期的社区宣传和组织工作。所以,在实际工作中从事健康教育的公共卫生医师应该综合应用这些诊断思想以及相关理论和方法。

二、健康教育诊断的基本步骤

从格林模式和 PATCH 模式中我们了解了健康教育诊断的基本思路,实际的操作步骤往往从以下几个方面着手:

(一)社会诊断

社会诊断的目的和任务主要有三项:评估目标社区或对象人群的生活质量并明确影响其生活质量的健康问题;了解目标社区或对象人群的社会环境;动员社区或对象人群参与健康教育项目。

(1)生活质量:测量生活质量指标包括主观和客观两方面。主观指标用以反映对象人群对生活质量满意程度的主观感受;客观指标用以反映目标社区和对象人群生活环境的物理、经济、文化和疾病等状况。

(2)社会环境:包括经济、文化、服务、政治和资源等多方面。

(3)社会动员和社区组织:在开展社会诊断时应进行充分的宣传和说服,邀请社区各层次的成员参与诊断,健康教育工作人员与社区成员共同制订诊断计划并付诸实施,建立有关的项目组织等。

(二)流行病学诊断

流行病学诊断的主要任务是确定对目标人群的生活质量或健康状况影响最大的疾病或问题,了解其分布特征和原因推断。一般来讲,经过流行病学的研究之后,要解决以下几个问题。

(1)社区中存在哪些主要疾病或健康问题以及其在时间和空间上的分布情况及分布特点。

(2)社区及社区居民最为关切的是哪种疾病或健康问题,或者哪些疾病或健康问题中哪个 / 哪些对社区或对象人群的生活质量构成最大 / 最突出的威胁。

(3)存在这些疾病或健康问题的居民有哪些人口学特征。

(4)产生发展该疾病或健康问题的因素有哪些,影响最大的是什么,是否可以发生改变。

（5）控制该疾病或健康问题,应利用什么资源,采取什么样的措施,能发挥怎样的作用。

（6）健康教育对控制该疾病或健康问题,或改变这些影响该疾病或健康问题的因素可能发挥什么样的作用。

（三）行为与环境诊断

行为与环境的诊断是在流行病诊断的基础上进行的。行为危险因素是导致目标健康问题发生和恶化的行为与生活方式。环境因素是社会与物质因素,可以采取健康促进措施使之改善以支持健康行为或影响健康结果。

行为诊断的任务:

（1）区分引起健康问题的行为与非行为因素。

（2）区别重要行为与相对不重要行为、标准,与健康问题联系密切程度及该行为发生频度。

（3）区别高可变性行为与低可变性行为,即评估行为的预期干预效果。

（四）教育与生态诊断

教育与生态诊断的目的和任务是在明确了影响目标疾病/健康问题的主要行为问题的基础上,对导致该行为/行为群发生发展的因素进行调查和分析,从而为制定健康教育干预策略提供基本依据。如何进行教育与生态诊断是健康教育诊断的关键。这一步骤主要采用直接在目标人群中开展定量和定性调查,同时辅以查阅资料、专家咨询、现场观察等方法获取资料,再进行深入细致的分析来完成。

在格林模式中,能够影响行为发生发展的因素主要分为倾向因素、强化因素和促成因素三类,任何一项健康相关行为都会受到这三类因素的影响。(图 5-2)

（1）倾向因素。倾向因素是目标行为发生发展的主要内在基础,包括个人的知识、态度、信念、自我效能认识以及行为动机和意向。可把倾向因素看作"个人"的"偏爱",在健康教育过程中可能出现在一个人或一组人身上。这种"偏爱"不是趋向于有利健康的行为就是趋向于不利健康的行为。

（2）促成因素。指使行为动机和意愿得以实现的因素,即实现或形成某行为所必需的技能、资源和社会条件。

（3）强化因素。强化因素是那些在行为发生之后提供持续的回报或为行为的维持和重复提供的激励。包括父母、同伴、保健人员和领导的赞扬、劝告等社会支持、影响,也包括自己对行为后果的感受,如社会效益(如得到尊重)、生理效益(如通过体育锻炼后感到舒展有力、经治疗后痛苦缓解)、经济效益(如得到经济奖励或节省开支)、心理收益(如感到充实愉快)等。

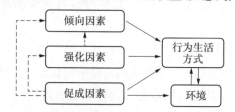

图 5-2　PRECEDE-PROCEED 中的行为理论

(五)管理与政策诊断

管理与政策诊断主要通过查阅资料、专家咨询、定性调查等方式进行。

管理诊断的核心内容是组织评估和资源评估。组织评估包括组织内分析和组织间分析两个方面。组织内分析,如有无健康教育机构,该机构有无实践经验和组织能力,现有资源状况如何等。组织间分析,如健康教育规划与本地区卫生规划的关系,政府卫生行政部门对健康教育的重视程度和资源投入状况,本地区其他组织机构参与健康教育的意愿和现况,社区群众接受健康教育的意愿和现况,社区是否存在志愿者队伍等。

政策诊断的主要内容是审视社区现有政策状况,例如:有无与项目计划目标相一致的支持性政策,该政策是否完善等。

三、健康教育诊断资料的收集和分析

健康教育诊断是一项公共卫生与预防医学针对人的健康相关行为的调查研究工作,在资料收集和分析工作中具有的主要特点如下:

(一)健康教育诊断资料收集需要应用多方面的知识和技术

格林模式为健康教育诊断提供了一个逻辑思路,但在思路与实践之间还需有方法学桥梁,这个桥梁由社会学、心理学和文化人类学的调查方法及流行病学和统计学的调查设计方法与数据资料的处理方法共同来建造。

健康教育诊断调查需要完成前述格林模式各步骤所提出的任务,有些任务需要开展现场调查工作,这就需要从事健康教育工作的公共卫生医师,必须熟练掌握已经学习的流行病学和统计学有关调查研究的理论与方法。如:选择调查研究的种类和设计方案、明确对象、确定样本量和抽样方法、选择资料搜集技术和方法、调查员培训、现场组织与调查质量控制、资料的核对和整理等。在实际工作中,健康教育诊断常常是在已明确目标疾病或健康问题的情况下从流行病学诊断开始,甚至从行为与环境诊断开始,但社会、社区有关资料的收集和分析依然是必需的。

(二)健康教育诊断资料收集涉及多方面变量

健康教育诊断调查的一般要求和其他调查研究相同,但因行为问题及其影响因素很复杂,涉及范围广,而且调查任务不仅是对情况进行描述,还要对变量间的关系进行推断,所以应用的指标有一定特殊性。根据前述各诊断步骤的目的任务和健康相关行为理论的内容,健康教育诊断调查常涉及的变量有:

(1)针对个体情况的变量如下:

①人口学变量:如年龄、性别、受教育程度、职业等;

②社会学变量:如宗教信仰、同伴关系等;

③行为变量:如吸烟、饮食习惯、性活动等;

④心理学变量:如需求/需要、知识、信念、态度、行为意向、性格等;

⑤生理学变量:如体重、身高、血脂、血糖、血压等。

（2）针对人群情况的变量主要有疾病或健康问题、社会关系等。

（3）针对社区情况的变量主要有经济、教育、宗教、大众传媒、卫生服务、商业服务、社区组织等。

（三）健康教育诊断思路的逻辑关系

格林模式 PRECEDE 部分包含几层逻辑关系：若干种行为与目标疾病或健康问题间可能存在某种因果关系；若干倾向因素、促成因素和强化因素与目标行为间可能存在着某种因果关系。依据这样的逻辑假设来设计健康教育诊断调查和数据分析，有可能得出很有意义的结果。这些结果又为健康教育干预效果的评价提供了基础。

（四）健康教育诊断调查中的伦理道德问题

为了切实保护调查对象的利益，在许多健康教育诊断调查中都会涉及两个重要问题，即知情同意和隐私。所以，在现场调查中必须注意：

1. 知情同意

在健康教育诊断调查时，常需要首先征得调查对象同意并在知情同意书上签字，尤其是调查内容涉及调查对象的疾病、某种健康问题，甚至某种健康相关行为问题时。健康教育诊断的调查人员有义务向调查对象说明调查工作的内容及意义、用途，并征得其同意和理解。

2. 隐私

（1）敏感信息。对调查对象而言，有些信息如性关系、个人及家庭收入等属于敏感范围，调查者从道义上应保护调查对象，同时设法得到其信任。一般情况下，调查员必须承担相应保密义务和具备职业道德，是得到调查对象配合的前提。

（2）所观察的事物。现场观察的事物，如居室有些是"不宜"或调查对象不愿"公开"的。

在现场调查中需要保护调查对象的隐私。常用方法有匿名和保密。

①匿名。匿名是把调查对象的姓名与其提供的信息分离。如果任何人无法把具体信息与具体提供者匹配，就称为匿名。访谈无法作到匿名，可在问卷中使用一些只有调查员本人知道的代号。

②保密。指调查员和调查机构将信息妥善处理和利用，限制可接触者范围，保证范围之外者不能了解这些信息。

第二节　健康教育计划

健康教育计划，是基于健康教育诊断调查，通过分析研究形式理论假设，提出目标以及为实现该目标所采取的策略和一系列具体的方法、步骤，为计划实施奠定基础，为科学评价提供量化指标。计划设计是健康教育活动成功与否的关键环节。

一、健康教育计划制订的任务、原则

(一)健康教育计划制订的任务

健康教育计划的任务就是在众多的健康问题和有限的资源的矛盾中,根据需要和主客观条件,选择优先项目,制订明确的目标和具体的量化指标,从而做出最优选择,提高资源的利用率,给管理工作一个详细具体可行的方案,指导和协调各有关部门和有关人员共同行动,克服工作中的盲目性和无序性,强调科学性、有效性,及时纠正偏差。

(二)健康教育计划制订的原则

1.目标指向原则

健康教育计划的设计必须自始至终坚持以正确的目标为指向,做到目标明确、重点突出,计划干预活动紧紧围绕目标开展。健康教育计划应当有明确的总体目标,即宏观的、计划理想的最终结果和切实可行的具体目标或具体的、量化的、可测量到的目标。

2.参与性原则

目标人群积极参与健康教育的各项活动是健康教育成功的基础。制订计划应该做到让目标人群早期参与健康需求分析,确定优先项目和制订项目目标,鼓励目标人群积极参与计划的制订以及计划的各项干预活动。任何一项社区健康教育项目都必须十分强调社区参与的原则和过程,要建立参与机制,明确职责分工,全力争取基层社区的参与。

3.整体发展原则

制订健康教育计划要立足于大卫生观念,以健康为中心。健康教育计划要体现出整体性和全局性,目标要体现出长远性和先进性,健康教育计划的制订者要具有全局观念、预测和把握未来的能力。

4.可行性原则

在制订计划时要一切从实际出发,尽可能地预见到在实施计划过程中可能发生的情况,因地制宜地进行计划设计。要清晰地掌握目标人群的健康问题、知识水平、经济状况、风俗民情、生活习惯等一系列主客观资料,提出符合实际、易为目标人群所接受、切实可行的干预计划。

5.灵活性原则

计划设计要尽可能地预计计划实施过程中可能发生的其他变化,并制订基于过程评价和反馈问题的应变对策、计划修订指征和原则,以确保计划的顺利实施。

二、制订健康教育计划的基本步骤

健康教育计划制订的核心是确立干预目标与对策,是在健康教育诊断的基础上,对具体内容、干预方式和步骤进行研究设计的过程。健康教育计划的制订过程和形式依内容不同而有所差异,基本步骤大同小异,主要有以下六个步骤:

（1）选择优化项目。

（2）制订计划目标和具体指标。

（3）确定教育干预策略框架、项目活动内容、方法和日程。

（4）确定教育组织网络和人员队伍。

（5）制订监测与评价方案。

（6）制订项目预算。

PRECEDE-PROCEED 模式为计划设计、执行和评价提供了一个连续的步骤。在九个基本步骤中，有五个步骤为社区需求评估的内容，它强调了从最终结果来追溯到最初的起因，同时考虑了健康影响因素的多重性，帮助计划制订者把这些因素作为重点干预目标。

（一）确立优先项目

健康教育项目必须选择一个优先项目，以求用最少的投入获取最佳的效益。优先项目的核心是在影响目标人群众多的健康问题中，确定群众最关心、反应最迫切的健康问题里哪些项目最重要、干预最有效、所投入资源最少而效益最大。确立优先项目的基本原则有：

（1）重要性原则。指选择涉及面广、发生频率高、对目标人群健康威胁严重，对社会经济发展、社区稳定影响较大，发病频率或致残致死率高、后果严重、群众最关心的健康问题。

（2）有效性原则。指选择通过健康教育干预，能有效地促使其发生可预期的改变，干预措施简便具有可行性，易为目标人群所接受，有明确的客观评价指标的健康问题。

（3）可行性原则。指健康教育的干预策略、措施和方法以及各种干预活动能否开展和实施。主要取决于目标社区背景及政策对疾病和健康问题干预的支持力度和有利条件，包括分析社区领导的支持，社区相关部门的配合，人力、物力、财力、技术资源等支持条件的配备等。

（4）成本 - 效益原则。按成本 - 效益估计排序，选择代价较小、成本效益较好，能用最低的成本达到最大的经济效益和社会效益的健康问题的健康教育项目。

（二）确定优先干预的行为

对与该健康问题密切相关的行为问题进行分析，从众多的相关行为中选择出具有特异性的、预期可改变的关键行为作为干预的目标行为。选择优先干预行为的基本原则有：

（1）区分引起健康问题的行为与非行为因素。任何一个健康问题的起因都有可能存在行为因素和非行为因素，只有行为因素才有可能是健康教育计划选择的目标行为。

（2）区分重要行为与不重要行为。主要是依据行为与健康问题联系的密切程度、两者之间是否有明确的因果关系以及该行为的发生频率。重要行为是指与健康问题的发生有直接关系、联系密切且经常发生的行为。如果行为与健康的关系不甚密切或它们之间仅存在间接关系或行为很少出现，可认为是不重要行为。

（3）区分高可变性行为与低可变性行为。高可变与低可变性行为是指通过健康教育干预，某行为发生预期改变的难易程度。

选择优先干预行为的方法通常可依据重要性和可变性的程度进行排序选择，即依据行为对人群健康威胁的严重程度、危险行为因素的可干预性排序、打分，对人群健康威胁的严重程度越高、危险行为的可干预性越高则分值越高,得分越高者原则上可考虑为优先干预行为。

(三)确定优先干预的倾向因素、促成因素、强化因素

确定优先干预的影响特定行为的倾向因素、促成因素和强化因素,采用按程度进行排序选择的方法。一是这些因素与行为之间以及因素相互之间在时间上有交错联系;二是这些因素与行为之间及因素相互之间和它们在空间上有交错联系。这些因素间的相互关系有时是比较复杂的。建议首先以唯物辩证法抓主要矛盾和矛盾的主要方面的思想及运动发展的思想为指导;三是借鉴卫生管理学课程和卫生经济学课程中关于决策方法的内容,在认真调查研究的基础上具体问题具体分析。

例如,在以从事商业性性活动的妇女为对象的防治艾滋病健康教育项目中,对象妇女对艾滋病和安全套的认识与使用意愿是倾向因素,其"顾客"和老板的态度是强化因素,安全套的可及性是促成因素。对象妇女的认识可以改善,不使用安全套的行为也可能改变,但可能因获得安全套困难"顾客"拒绝使用或老板规定雇员不得违背顾客意愿而导致使用安全套的行为无法实现。因此,欲提高商业性性行为妇女在性活动中的安全套使用率,改善对象(对象妇女、顾客、老板)对艾滋病严重性和威胁紧迫性的认识和态度较改善安全套可及性应更先实现,即倾向因素、强化因素在干预中应先于促成因素(安全套可及性)得到处理。

(四)确定计划目标

任何一项健康教育计划都必须有明确的目标和具体指标,它是计划实施与效果评价的依据。确定计划目标是将健康教育诊断结果转换成计划具体目标的过程。

1. 总体目标

指预期达到的计划理想的最终结果,是计划总体上的努力方向,具有远期性、宏观性。总体目标常用文字表述,不要求达到可测量的效果,有时可能永远不能实现,但它给计划指明了努力方向。

2. 具体目标

计划的具体目标又称计划目标,是目的的具体体现,是为实现总体目标设计的、具体的、量化的具体结果指标。一般可分为教育目标、行为目标、健康目标、政策环境目标等。

3. 指标体系

指标体系是项目管理和评价的基本工具,与各方面、各阶段、各层次的具体目标有关的指标及其权重(如果需要,需专门确定)、预期指标值、指标使用方法等形成指标体系。

(五)健康教育干预策略和干预框架的确定

健康教育干预策略和方法的确定是整个干预过程的灵魂,合理、可行的策略设计从根本上保障了预期结果的实现,否则,即使各项干预活动的实施质量再高,也难以达到项目目标,只能造成资源的浪费。

1. 确定健康教育干预策略和方法

健康教育干预策略是在干预目标确定之后,根据项目目的/目标、对象人群特征、环境条件和可得资源等情况选择最佳的达到目标的干预方式、方法和干预途径及其时间、空间和人群组

合中安排的过程。健康教育主要干预策略如下：

（1）信息交流。向目标人群提供信息不仅能帮助其了解卫生保健知识，也是帮助其树立健康观念和采纳促进健康行为的基础。体现信息交流策略的方法和活动很多，大体上可以分为三类：大众传播、人际交流和其他媒介传播。

（2）技能发展。健康教育干预不仅要告诉人们什么是有利于健康的，还必须解决"怎么做"的问题。技能发展就是在人们掌握必要健康知识和信息的基础上，帮助其形成和发展采纳促进健康行为的能力，包括决策能力和操作技能两方面。下列方法可以用于目标人群的技能发展，如，小组讨论可以分享、交流信息和感受，了解其他人在特定情况下的决策，帮助自己树立信息，学会正确操作技能；案例分析可总结经验和教训，能使目标人群对照自己熟悉的事例分析自己，从中获取对健康问题的感性认识。

（3）社会行动。社会行动策略不但注重活动效果，而且更加关注活动的影响力和新闻效果。社会活动主要是为了形成声势，引发关注，营造社会氛围。

2. 确定健康教育干预框架

健康教育干预框架是将健康教育干预策略和方法与目标人群、目标行为、行为影响因素及干预场所相结合，综合考虑形成的健康教育干预大体方案。

（1）确定目标人群。目标人群是指健康教育计划干预的对象或特定群体。通常基于健康教育诊断的结果和优先解决的健康问题，就可以明确特定疾病或健康问题在社区人群中的分布及分布特点。那些受疾病和健康问题影响最大、问题最严重、处在最危险状态的群体，一般确定为健康教育干预的目标人群或一级目标人群中的高危人群。

根据目标人群与行为的关系可分为：

一级目标人群：计划希望其将实施健康教育项目所建议的健康行为的人群。

二级目标人群：对一级目标人群有重要影响的人或能激发、教育和加强一级目标人群行为和信念的人，如卫生保健人员，有关行政领导、亲属、朋友等。

三级目标人群：行政决策者、经济资助者和其他对计划的成功有重要影响的人。

（2）确定干预内容。确定干预内容即确定倾向因素、强化因素和促成因素三类行为影响因素中的重点干预指标，要根据不同的目标人群分类来进一步区分三类行为影响因素中的重要因素，最后根据计划目标选择干预内容。

（3）确定健康教育干预场所。健康教育干预场所指开展健康教育干预活动的主要场所，也是将健康教育干预活动付诸实践的有效途径。健康教育项目的干预活动是否能得到有效实施，一定程度上取决于场所是否适宜。在健康教育活动中，一般将健康教育干预场所分为：学校、医院、社区、工作场所和商业场所等。

（4）建立干预框架。在健康教育计划制订过程中一般将干预策略按社会策略、教育策略、资源策略、环境策略等方法分类来建立健康教育干预框架结构。

①社会策略。即政策、法规、制度、规定及其执行方法等。

②教育策略。由于健康教育计划目标不同、目标人群常具有各种不同的社会特征和生理、心理特点，加之健康教育内容广泛、场所各异，健康教育策略常具有多样性。

③资源策略。即动员、筹集、分配、利用社区中各种有形和无形资源的途径、方法。

④环境策略。即改善有关社会文化环境和物理环境的各种策略手段。包括社区身体锻炼设施,减少售烟亭,增加社区卫生服务站等。

以控烟健康教育为例,针对不同目标人群以三种不同干预策略和五类不同健康教育场所为基础,制订健康教育框架结构。(表5-1)

表5-1　控烟健康教育框架结构

策　略	场　所				
	教育机构	卫生机构	工作场所	公众场所	家　庭
教育策略	专题讲座	技术培训	工间讲座	戒烟培训	宣传资料
	拒烟技术	控烟咨询		标语图画	戒烟日历
社会策略	禁烟规定	禁止吸烟	禁止吸烟	禁止吸烟	模范家庭条件
	奖励办法	禁止售烟	禁止售烟	禁烟广告	
	宣传画等	无售烟点	禁烟标志		
环境策略	教师家长	禁烟标志	无售烟点	禁向未成年人售烟	
	不吸烟	人际交往不以烟为媒介			

3. 确定干预活动日程

一个健康教育项目大体可分为四个阶段:健康教育诊断与计划设计阶段、干预准备阶段、干预方案实施阶段、项目总结评价阶段。依干预策略设计各阶段,内容包括干预活动的内容、实施地点、方法、所需材料和日程表等,形成干预活动日程表。

4. 干预活动组织网络与人员队伍建设

健康教育工作因其本身的特性,必须根据工作需要形成多层次的、有多部门参与的网络组织。网络中应包括各级健康教育专业机构、有关政府部门、大众传播部门、教育部门、社区基层单位、医疗卫生部门等。人员队伍是执行计划的根本保证,应以专业人员为主体,吸收网络组织中其他部门人员参加,并对各类人员必须明确其职责与权利。

5. 确定监测与评价计划

建立系统、完善的质量控制与监测体系,及时发现干预计划、材料、策略及实施中的问题并进行调整,是保证项目向目标顺利发展、衡量计划实施效果的重要措施。

6. 确定干预项目预算

干预活动预算是干预经费资源的汇总与分配方案,确定干预活动预算的原则:科学合理、细致认真、厉行节约、留有余地。

(六)健康教育计划评价(形成评价)

形成评价是对项目的前馈控制,评价目的是使计划更完善、更合理、更可行、更容易为目标人群所接受。虽不能保证项目成功,但它能在很大程度上降低项目失败的风险,避免资源的浪费。形成评价的主要评价方式是专家评估或模拟试验。

形成评价内容包括：

（1）科学性。项目计划的目的是否明确、目标是否合理；目标和指标体系是否一致；实施方案和干预框架是否明确；监督和考核措施及其实施方案是否正确；

（2）针对性。目标人群分类是否合理；目标体系和目标人群特点是否一致；

（3）可及性。干预方式与方法的目标人群可获得程度和可接受程度。

【推荐阅读】

一份关于健康教育干预的建议书

(一)目标明确

1. 目标明确是干预活动成功的前提。选择行为干预的目标应该注意以下几点。

（1）与社区突出的健康问题相结合。

（2）与群众的迫切需求相结合。

（3）与当地的经济、文化、自然条件相适应。

（4）与现有的工作条件和工作基础相结合。

（5）与当前医疗卫生的中心工作相结合。

2. 考虑行为干预的目标时应回答下列问题。

（1）对谁(who)?

（2）使什么行为发生什么变化(what)?

（3）需要变化多大程度(how much)?

（4）在多长限期内实现这种变化(when)?

（5）如何测量该变化(how to measure it)?

3. 长远目标与近期目标相结合。

4. 专项行为干预目标与一般性健康教育目标相结合。

5. 在一段较短的具体时期,不应有多个行为干预目标。

(二)开展以社区为基础的、在健康促进思想指导下的健康教育

（1）争取社区领导的支持,推动相关政策与法规的制定、修订、完善。

（2）医学工作者和医学机构与教育、工商、公安、街道、媒体等部门合作,建立工作网络及工作制度。

（3）专业人员与非专业队伍相结合,动员、培训和依靠基层卫生工作骨干。

（4）尽可能动员对象群众参与。

(三)调查研究是成功的行为干预的基础

（1）任何一项工作都应有必要的调查研究,一切计划和措施都应在调查研究的基础上设计。

（2）通过调查研究,明确与目标疾病相联系的关键行为和影响关键行为发生发展的因素以及目标地区的工作条件(可得资源)等。

（3）调查研究工作中应该充分地、创造性地应用前述行为理论,深入细致地分析归纳行为问题的特点、行为者的特点、社会环境(文化环境和物理环境)的特点等。

（四）实事求是地确定工作策略

（1）策略为目标服务。

（2）策略应在调查研究的基础上确定，应适合目标人群、当地情况和工作条件。

（3）策略的确定应充分运用理论来指导。

（4）策略应有利于充分调动可以调动的各种因素。

（5）策略应考虑工作的可持续性。

（五）创造性地设计工作措施和方法

（1）措施和方法应与策略一致，为实现目标服务。

（2）措施和方法应充分尊重对象，适合对象的特点，争取对象"喜闻乐见"并积极参与，在某些情况下要严格保守对象的秘密。

（3）措施和方法应"因地制宜"，不能简单照搬其他工作的经验。

（4）对不同任务、不同对象、不同条件应有不同的措施和方法。

（5）措施的针对性要强，方法要确实能解决问题，任务要落实。

（6）措施和方法应注意节省资源，争取效益最大化。

（7）各种措施和方法必须要加以整合，在时间、空间和人群上相互配合。

（8）设计、实施工作措施应充分动员基层工作人员参加。

（六）有效的督导和评价

（1）评价贯穿工作的全过程。

（2）明确不同工作阶段的评价和任务。

（3）评价应有对象人群的参与。

（4）根据评价结果及时调整工作。

（5）注意总结工作经验。

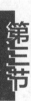

第三节 健康教育干预实施

健康教育干预是实现健康教育目标的途径，是按照健康教育计划所规定的方法和步骤组织的具体活动。在健康教育整个过程中，实施计划的干预活动是健康教育的主体工作，也是健康教育工作的重点和关键。

一、健康教育干预的概念和基本步骤

（一）健康教育干预的概念

健康教育工作是针对特定健康问题和目标人群，有目的、有计划、有组织、系统综合地使用各种传播、教育和其他措施,影响和改善人们的健康相关行为的活动和过程。健康教育活动是对人们已有健康相关行为和生活方式施加的一种干预,其目的是改变人们原有行为和生活方式中不利于健康的部分,建立和加强有利于健康的部分,使之向有益于健康的方向转变。

健康教育项目实施的 SCOPE 模式(图 5-3)将实施工作归纳和总结为以下五个主要环节:制订实施时间表;控制实施质量;建立实施的组织机构;配备和培训实施工作人员;配备和购置所需设备物件。该模式是对复杂的健康教育干预活动的概括,也向健康教育工作者提示了做好健康教育干预工作的关键和要点。

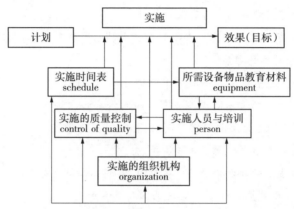

图 5-3　健康教育干预项目实施的 SCOPE 模式图

(二)健康教育干预的基本步骤

健康教育干预项目应以必要的调查研究为基础,通过调查研究可以明确与健康教育目标相关联的关键行为和影响关键行为发生发展的因素,明确目标人群的特点和目标地区的社会环境及可利用资源等。健康教育诊断和计划的形成不能与实施过程截然分开,主要步骤包括:①健康教育计划回顾与干预时间表的制定;②目标人群的细分;③健康教育干预的社会动员和组织管理;④健康教育干预的项目骨干培训;⑤健康传播材料的发放与使用;⑥健康教育干预的质量控制。

二、干预计划回顾与干预时间表的制订

(一)干预计划回顾

在实施健康教育干预活动前要对健康教育项目的背景情况、项目目的和具体目标进行回顾和梳理,进一步明确目标人群、健康教育干预场所、健康教育干预策略和活动,以确保实现项目目标。

(二)干预时间表的制订

干预实施时间表是各项干预活动和措施在时间和空间上的整合,各项干预活动的实施工作应以时间表为指引,逐步实现阶段目标和总体目标。评估人员要依据时间表检查每项工作的运行情况。按照按时完成工作项目占计划中应该完成的工作项目总数的比例可计算出任务执行率和经费执行率。

健康教育干预时间表的制定是以时间为引线,整合、排列出各项干预活动的内容、工作日数量、工作目标与监测指标、工作地点、经费预算、分项目负责人、特殊需求等内容的一个综合计划执行表。同时应考虑干预活动的实际操作程序、动作过程、可能遇到的困难等因素,根据实际人力、物力条件,结合以往工作经验作出科学安排。

三、健康教育干预的社会动员和组织管理工作

(一)社区参与与社会动员

1. 社区参与

社区参与是指社区领导、机构和居民共同参与健康教育决策、健康教育行动、健康教育评估和管理的全过程。健康教育干预要想在改变社区目标人群健康水平上取得成就,并且当健康教育最初的干预过程结束后,健康教育所提倡的健康行为和生活方式不是随之消失,而是成为社区目标人群生活的一部分长久存在,使社区居民能生活在健康的社区环境中,就必须有真正的社区参与做基础。

2. 社会动员的概念

社会动员是采取一定的策略和方法,来动员社会各阶层的广泛参与。把健康教育目标转化成满足广大社区居民健康需求的社会目标,并转变为社区成员广泛参与的社会行动,进而实现这一社会健康目标的过程。社会动员有利于形成促进健康相关行为改善的社会环境。

3. 社会动员的对象

(1)社区领导层。领导层具有政治影响力,对大众传播媒介、有限的社会资源等具有优先配置权。

(2)社区社会力量。健康问题涉及社会生活的各个方面,单靠卫生部门不可能解决与健康有关的各种问题。健康教育干预计划的实施是一项社会工程,需要多个部门的合作。

(3)相关专业人员。专业人员是卫生服务的提供者,尤其是基层卫生工作者,他们是社区健康服务的提供者,也是许多健康教育项目工作的具体执行者,他们的工作态度和行为直接影响居民的保健意识和健康行为。

(4)其他相关专业人员。如新闻媒体、教师等人员。他们的积极参与,对保证健康教育的顺利进行有重要意义。

(5)社区家庭与个人。社区家庭和个人是健康教育的基本对象,在改善居民健康的干预活动过程中,要注意发挥家庭成员的作用,使他们意识到自身对个人和社区居民健康的责任。

4. 社会动员的手段

(1)利用社会市场学的原理和技术。社会市场学是运用商业市场学的基本原理和技术,根据群众需要,设计社会发展项目,通过恰当的传播途径,实现既定的社会发展目标。涉及的基本技术包括:①受众分析,即分析某一部分具有共同特征的人群的需要和需求特点;②检验,即检查和验证信息的效度;③激励机制,包括如何调动工作人员的积极性和如何激发消费者的需求两方面。

（2）应用传播理论和技术。把项目问题、干预方法、行动计划安排、进展等告知群众,需要运用传播学原理与技术。不同的项目阶段需要设计不同的传播信息和选择适宜媒介。面对不同的参与者,传播发挥不同的作用。对领导决策层,传播的作用在于创造一个认识和支持项目相关决策的环境,引导资源分配向项目倾斜;对基层工作者,传播起着承上启下,沟通政府与现场的作用;对接收者,传播在于促使他们多种方式自觉参与。

（3）应用人员培训方法。人员培训主要是强化各类专业人员对健康教育项目中的有关知识和技能的掌握和应用,确保项目的顺利进行。

（4）应用健康教育项目管理技术。项目管理技术包括健康教育项目的计划、实施和评价。

(二)健康教育干预组织管理机构的建立

健康教育干预计划的实施需要多部门的合作,做好各组织间的协调与合作是计划顺利实施的重要组织措施之一。实施健康教育计划时,建立实施工作的领导机构、具体承担实施任务的执行机构以及确立有关的协作单位都是首要任务。

1.领导机构

一个办事效力高、具有影响力和决策能力的领导机构是顺利实施健康教育计划的基础。领导机构(如社区健康教育领导小组)应包括与该计划实施直接相关的部门领导和主持实施工作的业务负责人。领导机构成员应了解和熟悉计划目的、内容,计划的执行要有决心、有信心,并提供政策支持。

2.执行机构

执行机构的职责是具体负责落实和执行健康教育计划,分解项目计划中的每项活动,开展干预活动,将健康教育计划的意图付诸实施,实现社区健康干预计划目标。执行机构人员的数量和专业组成应根据健康教育干预计划内容确定,既要适应工作需要,又要避免人员庞杂。

3.协作单位

健康教育干预活动需要社区多个部门的协调与合作,建立社会多部门联合的组织网络是进行健康教育干预的基础,通过协作单位组织网络建设可以把社会有关组织、机构、团体联合起来,参与到健康教育计划中,协调行动并提供支持。

(三)健康教育干预工作网络的建立

健康教育干预工作网络是以基层健康教育服务网或基层医疗卫生服务网为主体的网络化服务组织。三级卫生服务网是健康教育干预工作网络的基础,许多健康干预项目都可在不同级别的卫生服务网中展开。健康教育干预的网络化建设主要包括要求社会各界广泛参与和组织建设层次分明两个方面。

四、健康教育干预的项目骨干培训

(一)干预人员培训的概念和原则

1.健康教育干预培训的概念

健康教育干预项目中的骨干人员培训,是对承担健康教育责任的工作人员进行专门化知识教育和技能训练的过程,是干预项目顺利实施并取得成功的必要保障。

2. 健康教育干预培训的原则

健康教育干预项目的目的和任务,培训的对象特点决定了项目骨干人员培训的基本原则:目的明确、按需施教、学用结合、强调参与、灵活应变。

(二)健康教育干预培训的特点和内容

1. 骨干人员培训的目的

健康教育干预的骨干人员主要来源于项目执行机构和相关业务部门,多是有工作经验的成年人,骨干人员主要分两类,即项目管理人员和干预技术人员。培训的目的是为了开展某项健康教育干预工作,以解决现实工作中可能存在的问题。人员的选定应根据干预计划的具体内容确定,主要考虑人员的数量和专业能力。

2. 健康教育干预培训内容

健康教育的培训内容一般应包括项目管理知识、专业知识和专业技能三个方面。针对不同的骨干人员培训的内容也有所不同。

(1)健康教育项目管理人员的培训一般应包括以下五个方面的内容。

①项目计划。即如何开展健康需求评估,并能根据评估结果、资源情况和项目要求制订健康教育项目计划、实施方案等。

②质量控制。包括质量控制的目的、内容和方法,能依据项目目标和各项干预活动的技术指标开展项目监测与质量控制。

③人员管理。使学员能在项目管理中合理分配人力资源,并运用领导艺术激励理论等鼓励项目参与者努力工作。

④财务与设备管理。使学员理解基本的财务与设备的管理知识和方法,包括经费的预算和审计、项目可用资源的合理分配等,并合理运用。

⑤项目评价与总结。包括项目评价指标与评价方法,使学员能组织实施项目评价,资料汇总,能完成项目的阶段性报告和总结报告。

(2)健康教育项目干预人员的培训一般包括以下五个方面的内容。

①专业知识。应根据干预项目的目的和干预内容确定专业知识的培训内容。

②传播材料制作。包括健康信息需求评估方法、传播材料设计、制作流程和预实验等。

③人际交流技巧。包括倾听、表达、提问、反馈等。

④人员培训方法。包括培训班组织、基本教学技巧、参与式培训方法等。

⑤健康干预方法。包括健康教育干预活动的各类干预方法内容和技巧。

(三)健康教育干预培训计划制订和组织实施

1. 制订培训计划

培训开始前,培训工作负责人需全面了解项目人员构成及其在项目中需完成的任务,评估各类培训人员的需求,在此基础上制订培训计划。通常培训计划的内容应包括:培训目标、培训时间地点、课程安排、师资、培训效果评价、预算等。教师的授课计划由各门课的授课老师准备,包括教学目的、授课内容、教学时间和教学方法等。

2. 培训组织

为培训顺利进行提供必要的物质条件保障,如安静的环境、适宜的培训场地、恰当的作息安排和餐饮等。及时与培训师沟通,掌握培训进度,密切联系学员,发现培训中的问题并及时解决,保障培训顺利完成,达到预期的效果。

3. 培训的方法选择

健康教育项目的培训目的是完成特定任务,针对有工作的成年人进行教学工作。因此采用的培训方法与通常的学校教育有明显不同,以参与式教学方法为主。参与式教学方式基于学员的经验进行,要求教师能调动学员的积极性,鼓励学员积极参与,大家分享经验,使学习过程不枯燥,便于理解和记忆,往往能达到较好的培训效果,常用参与式教学方法包括:头脑风暴、角色扮演、小组讨论、案例分析等。

4. 培训工作的评价

评价是培训工作中重要的环节,旨在评价和检验培训效果。培训评价主要包括以下方面:培训效果评价、培训教学评价、培训组织评价。

(1)培训效果评价。培训效果既包括在培训结束时学员对培训知识和技能的掌握,也包括学员在实际中将所学到的知识和技能应用于实际工作中的情况和所产生的结果。评价方法包括:培训前后问卷考核、教师评议、学员评议、操作技术考核、工作追踪等。

(2)培训教学评价。教学评价内容包括教师授课能力、教材适用性、培训内容适宜性、课程安排适宜性、学员上课出勤率等。

(3)培训组织评价。培训组织评价的内容包括培训时间、作息时间、教学条件、生活条件等。

五、健康传播材料的发放与使用

健康教育干预实施的组织基础是健康教育传播材料。在健康教育干预中如何选用合适的传播材料、选择有效的传播渠道是一项关键性工作。

(一)健康传播材料的发放

为保证传播材料的可得性和可接受性,防止信息的失真,达到好的效果。一般应做好以下三点。

(1)对发放使用人员进行培训。对发放使用人员进行培训,使其了解这些传播材料的内容、发放及使用方法、注意事项、意义及运用以及适用的目标人群等。

(2)有计划地发放传播材料。传播材料的发放应有准备、有计划地进行,并认真监督材料的发放与使用情况,以保证其使用效果,同时为传播材料的进一步完善提供反馈信息。

(3)做好传播材料的保管和再利用。做好传播材料的保管和再利用工作,以最大限度地发挥传播材料的运用。

(二)健康传播材料的使用

在健康教育活动中适当地使用健康教育材料,可以起到吸引目标人群的注意,加强健康教育目标人群对传播知识的理解和记忆的作用,有助于传播者准确地在不同场合向不同的目标人群提供标准化信息,也有助于解释抽象的或敏感性问题,以及目标人群学习和掌握某些操作技能。根据对象不同健康教育材料可分为:

1. 面向个体材料的使用

一般来说,发放给个人或家庭中使用的有健康教育处方、图片、折页、小册子等健康教育材料,应当对材料的使用方法给以具体指导。例如:向目标人群强调学习和使用材料的重要性,引起对方的重视;提示材料中重点内容,引导目标人群加强学习和记忆;讲解具体的使用或操作方法,使目标人群能够遵照有关步骤自行操作;追踪了解传播材料的保管和使用情况,必要时再次给以辅导。

2. 面向群体材料的使用

在组织健康教育培训、专题讲座或小组讨论时,常需用挂图、幻灯、投影片、模型等辅助性教材。在使用这些面向群体的健康教育材料时应注意:距离适中,向目标人群显示文字、图画要让他们看得见,看得清;讲解时应面向大家,避免挡住部分与会者的视线,边讲解边指示;应有计划地提出问题,并留出时间让大家提问,对不清楚的地方作进一步的解释;活动结束前要总结要点,加强印象。

3. 面向大众材料的使用

在公共场所或单位张贴的宣传画、卫生报刊、布置的宣传栏等属于此类。使用时应注意:应选择目标人群经常通过又易于驻足观看的地方;挂贴的高度应以成人看阅时不必过于仰头,方便观看为准;一种传播材料不宜留置过久,应定期更换,以便读者保持新鲜感;注意维护和保管,发现有损坏的地方应及时修补或更换。

六、健康教育干预的质量控制

(一)干预过程质量控制的概念

干预过程的质量控制是健康教育干预实施的监督与技术保障,是了解干预计划实施的运行过程和结果,及时发现和妥善解决实施工作中存在的问题,保证健康教育干预过程顺利进行和取得计划预期效果的重要环节。其核心任务是使干预活动按照计划要求的进度和质量运行,使项目始终向着目标实现的方向前进。参加健康教育干预质量控制的人员主要包括:项目负责人、项目管理人员、干预实施人员、干预活动组织者等,参与不同层次、不同内容的具体干预活动的质量控制工作。

(二)质量控制的内容

质量控制的内容包括:了解各项活动是否在按预定时间进行工作进程检测;实际开展活动在内容、数量上是否与计划要求的一致;反映实施人员工作状况、目标人群参与状况,相关部门配合状况的活动开展状况检测;反映项目活动有效性的知识、态度、行为及影响因素的效果监测;实际开支与预算符合程度的经费开支监测等。

(三)质量控制的方法

质量控制的方法包括:要求各分项目负责人做好实施记录,建立记录与报告制度;有计划、有考察记录的现场考察和参与方法;用于监测财务经费的管理和使用的项目审计方法以及定量、半定量、定性的抽样调查方法等。

1. 记录与报告

干预活动记录由干预活动的具体组织者进行。记录内容应包括干预活动时间、地点、参与者、内容、现场实施情况等,如记录参加培训班的人数、培训时间、培训内容、培训现场情况、工作人员情况。各项干预活动的基础资料应定期上报实施干预的负责人、项目管理者,使项目管理者及时掌握项目动向,监控实施质量,并根据上述材料进行决策。报告制度的具体情况会根据项目规模、周期等确定,通常范围大,涉及合作伙伴多的项目报告制度更严格些。

2. 定期召集例会

例会制度也是质量控制中常用的方法,多为记录、报告结合。召集例会中,各部门汇报项目进展及质量,管理者提出阶段目标和要求,可以使各项项目实施人员、管理人员面对面交流沟通,提高工作效率。

3. 现场督导

项目管理者、实施人员等进入干预现场,直接参与干预活动,进行当面指导或从中获取直接的资料评估干预质量,可以有效保障干预活动质量,提高工作效率。现场督导可以有计划进行,也可以不定期进行,以便更真实地暴露问题、分析问题和解决问题。

4. 审计

审计主要用于项目干预中从财务方面进行的质量控制,通过审计,发现各项活动的经费是否有效使用,是否存在不合理财政支出,从财务方面反映干预实施质量发现问题,为进一步的决策提供依据。

5. 专项调查

在健康教育干预质量控制中,通过专项调查可以收集各类反映干预质量的资料,如干预活动数量、受益人数、工作人员能力、阶段性效果等。在专项调查中可以采用的资料收集方法包括定量调查、半定量调查和定性调查。

第四节 健康教育评价

一、 评价概述

计划评价是一个系统地收集、分析、表达资料的过程,旨在确定健康教育规划的价值,为健康教育计划的进一步实施和以后的项目决策提供依据。计划评价不仅能使我们了解健康教育项目的效果如何,还能全面检测、控制,最大限度地保障计划的先进性和实施的质量,从而也成为计划取得预期效果的关键措施,评价贯穿于整个健康教育项目管理过程的始终。

(一)评价的目的

(1)确定健康教育计划的先进性与合理性。

(2)确定计划的执行情况,包括干预活动的数量与质量,以确定干预活动是否适合目标人群,各项活动是否按计划进行以及资源利用情况。

(3)确定健康教育计划是否达到预期目标,其可持续性如何。

(4)项目的产出是否有混杂因素的影响,影响程度如何。

(5)向公众和投资者说明项目结果,扩大项目影响,改善公共关系,以取得目标人群、社区、投资者的更广泛支持与合作。

(6)总结健康教育项目的成功经验与不足之处,提出进一步的项目发展方向。

(二)评价的意义

1.评价是健康教育计划取得成功的必要保障

在制订健康教育计划的过程中,需要评估目标人群的健康状况、健康教育需求及资源情况,以确定适宜的干预内容和方法;在计划执行阶段,及时评价项目执行情况,可以保证计划执行的质量和进度。

2.评价可以科学地说明健康教育计划的价值

在项目实施的过程中,除干预因素外,人群的健康相关行为乃至健康状况还可能受到多种因素的影响。只有通过评价,才能科学地说明健康教育项目对健康相关行为及健康状况的影响,明确项目的价值。

3.评价是一种改善计划

通过评价,及时完善计划,为决策者提供决策依据的管理工具。

4.评价结果的作用

评价结果可以科学地向公众、社区阐述项目效果,扩大项目影响,争取更广泛的支持。

5.评价可以提高健康教育专业人员的理论与实践水平

通过评价,可以更好地将理论与实践结合起来,并能在实践中丰富和发展理论,完善健康教育项目。

二、评价的种类和内容

(一)形成评价

形成评价是对健康教育计划本身的评价。形成评价是在计划投入实施前再次对其回顾审视,目的在于使计划更科学、更完善,使其具有最大的成功机会。

目前所采用的基本方法主要有预实验、专家评估、计算机模拟等几类。形成评价的指标一般包括:计划的科学性、政策的支持性、技术上的适宜性、目标人群对策略和活动的接受程度等几方面。

(二)过程评价

过程评价是从健康教育计划开始实施时,到计划执行完成的全过程。完善的过程评价资料可以为解释健康教育的结果提供丰富信息。在计划执行阶段,过程评价还可以有效地监督和保障计划的顺利实施,从而促进计划目标成功实现。

过程评价内容主要包括个体、组织以及政策和环境三个层面。常用的过程评价指标包括:项目活动执行率、干预活动覆盖率、干预活动暴露率、有效指数、目标人群满意度以及资源的使用率等。过程评价方法可以分为查阅档案资料、目标人群调查和现场观察三类。

(三)效应评价

效应评价用于评估健康教育项目导致的目标人群健康相关行为及其影响因素的变化。与健康结局相比,健康相关行为的影响因素及行为本身较早发生改变,故效应评价又称为近中期效果评价。

效应评价的主要内容包括:倾向因素、促成因素、强化因素及健康相关行为。常用评价指标主要包括:卫生知识均分、卫生知识合格率、卫生知识知晓率、卫生知识总知晓率、信念持有率、行为流行率、行为改变率等。

(四)结局评价

结局评价着眼于评价健康教育项目实施后导致的目标人群健康状况乃至生活质量的变化。对于不同的健康问题,从行为改变到出现健康状况改善所需的时间长短不一,但均在行为改变之后出现,故结局评价也常被称为远期效果评价。评价内容主要包括健康状况和生活质量两大方面。

1. 健康状况

(1)生理和心理健康指标。如身高、体重、体质指数、血压、血色素等生理指标,人格、抑郁等心理健康指标。

(2)疾病与死亡指标。如疾病发病率、患病率、死亡率、婴儿死亡率、五岁以下儿童死亡率、孕产妇死亡率、平均期望寿命等。

2. 生活质量

评价生活质量的指标主要有:生活质量指数、美国社会健康协会指数、日常活动量表、生活满意度指数等。

(五)总结评价

总结评价是指形成评价、过程评价、效应评价和结局评价的综合,以及对各方面资料作出总结性的概括,能全面反映健康教育项目的成功与不足之处,为今后的计划制订和项目决策提供依据。(表5-2)

表 5-2　健康教育计划评价的种类与内容

	项目设计阶段	项目实施阶段	评价阶段			
			中间目的	行为改变	健康状况	生活质量
评价内容	计划设计的合理性	计划实施情况	健康相关行为的影响因素(倾向因素、促成因素强化因素)	健康相关行为	健康状况	生活质量
评价指标	科学性 适宜性 可接受性	干预活动次数 参加人数 干预活动暴露率 有效指数	知识知晓率 信念流行率 资源分配 社会支持	行为流行率 行为转变率	生理指标 疾病指标 死亡指标	PQLI 生活满意度
评价种类	形成评价	过程评价	效应评价		结局评价	
			总结评价			

三、影响评价结果的因素

在实施健康教育项目进行干预的时候,要特别注意防止混杂因素对项目产生的影响。其中影响评价结果的因素常见的有五个方面。

(一)时间因素

时间因素是指在健康教育计划执行或评价期间发生的重大的、可能对目标人群健康相关行为及其影响因素产生影响的因素,如与健康相关的公共政策的出台、重大生活条件的改变、自然灾害等。当健康教育项目周期长时,这些历史事件也会作为时间因素影响到对项目真实效果的确认。

(二)测量或观察因素

在评价过程中,需要对项目实施情况、目标人群健康相关行为、健康状况等进行观察和测量。测量与观察的真实性、准确性取决于测量者、测量工具、测量对象三个方面。

(1)测量者因素。首先,测量者的言谈态度行为可能对目标者产生影响;其次,测量者可能在后期测量技术熟练后,产生测量偏倚;另外,测量者为达到预期效果,主观上对评价结果放松。

(2)测量工具因素。健康教育项目评价中的测量工具包括问卷、仪器、试剂等,其有效性和准确性也会直接影响对项目结果的准确评价。

(3)测量对象。目标人群越成熟,越了解项目内容,测量结果可能好于项目干预的真实结果。在健康教育项目评价中,霍桑效应也可能影响对项目效果的客观反映。霍桑效应是指人们得知自己正在被研究或观察而表现出的行为异乎寻常的现象。

(三)回归因素

回归因素是指由于偶然因素,个别被测试对象的某特征水平过高或过低,在以后又恢复到实际水平的现象。回归因素的影响不像其他因素一样比较容易被识别,可采用重复测量的方法来减少回归因素对项目效果的影响。

(四)选择因素

选择是为了消除混杂,但如果干预组未能很好地匹配对照组,则不能有效发挥对照组的作用,产生的偏差称选择偏倚。

(五)失访

在项目进行时,实验对象可能因为各种原因不能参与或者退出,造成失访。当目标人群失访人数达到总人数的 10% 时,将会影响评价结果。

四、成本—效益分析与成本—效果分析

成本—效益(效果)分析是通过对卫生项目所消耗资源与健康收益的分析比较,以确定项目价值的一种比较分析方法,它既可以用于项目计划阶段对项目可行性的评估和方案比较选择,也可以用于项目评价阶段对其实际效益(效果)的评估。成本—效益分析的基本思想就是通过比较项目的总成本和总效益(以货币值表示)来确定投入一定(单位)成本的产出。成本—效果分析,即成本以货币值体现,效益改用效果指标表示,如行为改变率、发病率等,确定单位成本取得的效果。

在进行成本—效益(效果)分析之前,一个需要明确的问题是从哪个角度考虑成本与效益。通常有三个方面:项目参与者、资金提供者及全社会。绝大多数卫生服务项目的成本与效益发生在不同方面,而且多从社会的角度考虑成本与效益。

(一)成本

成本是开展一项计划所投入的资源,包括人力、物力、财力,并以货币值表示。成本可以分为直接成本与间接成本。健康教育项目的直接成本通常包括:①工作人员工资、津贴,专家咨询费、培训费、劳务费等;②设备、材料费用,如计算机、健康教育材料等;③交通、通信费用,包括交通、电话、邮件等;④日常消耗费用,如纸张、文具、场地租用等。间接成本指与项目有关,但并未直接用于项目的那部分成本,也可以理解为由于项目的实施而引发的其他资源消耗,如目标人群因参与项目而付出的花费。

(二)效益与效果

效益指开展健康教育项目所得收益或节省的开支。从社会利益角度出发,可以将效益分为:直接效益、间接效益、额外效益、无形效益。效果指实施健康教育项目后的实际结果,常以项目效果指标直接衡量项目收益,如知识提高率、行为转变率、发病率、死亡率等。

(三)成本—效益(效果)分析步骤

成本—效益(效果)分析由五个基本步骤组成(图5-4)。

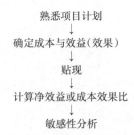

熟悉项目计划
↓
确定成本与效益(效果)
↓
贴现
↓
计算净效益或成本效果比
↓
敏感性分析

图5-4　成本—效益(效果)的基本步骤

值得注意的是当项目周期超过一年时,由于成本和效益将发生在不同年份,因此需要通过贴现,以现值表现各年的成本和效益。敏感性分析的目的就是分析当贴现率发生变化时成本—效益(效果)的稳定性,寻求敏感性较低的项目。

本章小结　　本章主要讨论健康教育专业工作的一般程序和方法。健康教育诊断的目的是要在健康教育干预之前,明确与目标疾病或目标健康问题密切相关的行为,以及影响这些行为发生发展的关键因素等情况,从而为制订有效可行的健康教育干预计划服务。健康教育计划是实现健康教育目标的行动纲领,其任务就是在众多的健康问题和有限的人力、物力、财力资源的矛盾中,根据目标人群和目标社区的需要和主客观条件,选择优先项目,制订一个详细具体可行的方案。健康教育干预是实现健康教育目标的途径,是健康教育的主体工作,也是健康教育工作的重点和关键。而健康教育评价是在确定健康教育规划的价值,为健康教育计划的进一步实施和以后的项目决策提供依据。

回顾与练习

1. 什么是格林模式？其步骤及逻辑关系是什么？
2. 健康教育诊断的基本步骤是什么？
3. 健康教育项目计划书有哪些内容？
4. 开展健康教育干预质量控制的方法有哪些？
5. 健康教育评价有哪些类型？
6. 简述评价的目的和意义。

第六章
运动与健康

[学习任务]

通过本章内容的学习,了解体育锻炼对身体健康的意义及体育锻炼的方法与原则,初步掌握健康体适能的生理学基础及锻炼方法,能够熟知运动疾病、运动损伤的诊断与处理,制订合理的锻炼计划,达到促进身心健康、提高身体素质水平及活动能力的目的。

[学习目标]

➢ 掌握心血管适能的生理学基础、评价方法及锻炼方法。

➢ 掌握肌肉适能的概念和分类,熟悉肌肉适能与人体健康的关系,了解肌肉适能的评价方法,并能够对自己的肌肉适能进行评价。

➢ 了解体育锻炼对身体健康的意义,能够恪守体育锻炼原则,讲求科学锻炼方法。

➢ 了解健康体适能与运动的关系。

➢ 熟知运动疾病、运动损伤的诊断与处理,运用体育锻炼提高身体素质水平及活动能力。

第一节　体育锻炼与健康

随着人类社会的进步和发展,体育锻炼已深入社会各阶层,成为现代人生活中不可缺少的一部分,尤其是人们已从以药物防治疾病为主转变为以体育锻炼健身防病为主,并开始领悟体育锻炼的真谛与价值。体育锻炼是运用各种体育手段,并结合自然的因素(阳光、空气、水)来锻炼身体,以增进健康、增强体质为目的的体育活动过程。体育锻炼是实现体育目的的基本途径之一,对促进人体生长发育和形态结构的发展,塑造健美体态、提高机体工作能力、消除疲劳、调节情感,以及预防与治疗某些疾病等都有重要意义。其意义主要表现在以下五个方面。

一、促进躯体健康

进行体育锻炼时,人体所有器官对血液、氧气和营养物质的需求量大大增加。为了满足机体需要,心血管循环系统形态结构就必须得到改善,动脉血管壁中膜增厚,平滑肌细胞和弹力纤维素增多,骨骼肌毛细血管分布数增加,形成迂回,分支吻合丰富,冠状动脉口径扩大,心肌毛细血管增多,心肌纤维变粗,心壁增厚,整个心脏体积扩大。(表6-1)

表6-1 一般人与坚持体育锻炼的人心血管形态结构比较

对　象	心脏横径 /cm	心脏质量 /g	充血量 /mL	输出量 /L	血喷射量 / 倍数	心脏大小
一般人	11 ~ 12	300	765 ~ 785	4.5 ~ 5.5	1	1
锻炼人	13 ~ 15	400 ~ 450	1 015 ~ 1 027	40 ~ 47	4 ~ 5	扩大 1/4 ~ 1/3

坚持适量的体育锻炼可改善心血管形态结构,自然也就增强了生理功能,促进了躯体健康。具体表现为:①提高了血液、氧气和营养物质的储备能力,大大减少了外周血管循环的阻力和心脏工作负荷;②安静时心跳频率较缓慢、有力,一般活动时心跳频率增加少,剧烈运动时增加多,运动后心跳频率恢复快;③加速了体内脂肪、糖和蛋白质的分解和代谢,同时又产生了大量的高密度蛋白,既可防止脂肪粥样硬化形成,又可对抗动脉硬化,防止心血管疾病的发生。据有关医学资料显示,缺乏体育锻炼的人的心血管系统疾病的发生率大大高于经常参加体育锻炼的人。

二、改善消化系统形态结构与生理功能

进行适量体育锻炼时,人体代谢活动大大加强,促进代谢率大幅度增加,提高了能量消耗。据科学研究和实践表明:以 10 分钟走 1 000 米的速度散步,每分钟能量消耗相当于坐着工作的 3 倍;以每分钟 130 米的速度慢跑,每分钟能量消耗相当于平时的 5 ~ 6 倍;参加一场 40 分钟的篮球比赛,每分钟能量的消耗相当于平时的 20 倍;游泳运动的能量消耗比平时大得多。适量运动促进了消化腺(消化酶)的分泌,大大提高了对食物化学消化的能力。同时因为胃肠蠕动加强,对食物产生"摩擦",促进了物理消化,避免食物在胃肠滞留时间过长导致胃肠疾病的发生。此外,体育锻炼促进体内释放出更多的使人快乐、开心的脑啡肽、内啡肽和肾上腺素,大大刺激食欲和增强消化与吸收能力。科学研究和实践证明:坚持适量体育锻炼能减少多余能量储存,增加能量消耗,避免其转为脂肪积聚导致肥胖,这是健肌减肥的最佳、最有效的方法。

三、改善呼吸系统形态结构与生理功能

适量体育锻炼属于有氧代谢,适量体育锻炼时,肌体对氧的需求量比平时多几倍,乃至十多倍。为了满足肌体的需氧量,呼吸系统形态结构与生理功能在频繁的"气体交换"中不断改善,大大减少了呼吸系统疾病的发生。(表6-2)

表 6-2　坚持适量体育锻炼的人与一般人呼吸系统形态结构与生理功能比较

对　　象	收缩力	耐久力	肺容量	胸　腔	需氧量 /L	呼吸 /（次·分）	肺总量 /L	肺活量 /mL
一般人	一般	一般	一般	一般	2.5 ~ 3	12 ~ 18	5 ~ 9	2 500
锻炼人	增强	增强	增多	扩大	4.5 ~ 5.5	8 ~ 12	12 ~ 18	4 500 ~ 5 500

四、改善运动系统形态结构与生理功能

（一）对骨骼的影响

坚持适量体育锻炼促进了人体血液循环和新陈代谢,确保了有充足的营养物质供应给骨骼,从而促进骨细胞生长发育、骨密质增厚。骨小梁的排列根据运动的压力和拉力不同变得更加整齐有规律;骨的表面突起承受能力更加明显和粗壮,有利于肌肉和韧带牢固地附在骨骼上。科学研究和实践都表明:坚持适量锻炼身体的人比一般人的骨骼粗壮、坚硬和稳固,骨的承受能力增强,抗折、抗弯、抗压和抗扭曲性能都要强得多;骨的生长发育要好,要比一般人高 8 ~ 9 厘米。

（二）对肌肉的影响

科学研究和实践表明:体育锻炼时,肌肉内的毛细血管开放数目达 2 000 ~ 3 000 条,要比平时增加 25 ~ 30 倍,而且血管口径也扩大,所以肌细胞所得到的营养物质要比平时多 25 ~ 30 倍。有了充裕的营养物质,能促进肌细胞生长发育,肌纤维变粗(力量锻炼使白肌细胞变粗,耐力锻炼使红肌细胞表面积增大,速度锻炼使红、白两种肌纤维都变粗),肌肉表面积增大。体育锻炼促进肌肉组织的化学成分中的肌糖原、肌球蛋白和肌红蛋白等含量增加,从而增加肌肉收缩力、耐久力和弹性。坚持适量体育锻炼的人,肌肉丰满、结实、有力、匀称、协调和有弹性,重量要比一般人的肌肉重 10% ~ 15%。

（三）对关节和韧带的影响

体育锻炼增强了关节周围肌肉和韧带的弹性和收缩性,增加了关节的"摩擦",使关节囊增厚。所以,关节显得灵活、敏捷、幅度大、韧带收缩性能好。

五、改善神经系统形态结构与生理功能

体育锻炼促进了人体血液循环、新陈代谢、消化与吸收和气体交换,大脑氧利用率从 25% 增加到 32%。在营养物质和氧气供应充足的情况下,促进了脑细胞生长发育,大脑的沟壑数目增加,大脑皮层增厚,从而使大脑表面积扩大,重量增加,人体大脑形态、结构都得到改善。

体育锻炼项目繁多,内容丰富,动作变化复杂,肌肉活动转换快,在这种变化错综复杂的体育锻炼中,一方面需要更多脑细胞参与"工作",另一方面大脑神经要作出准确、及时和协调的反应和综合处理,从而提高了大脑皮层的兴奋与抑制转换的灵活性和均衡性。

科学研究和实践证明,对最简单和较复杂的信号反应时,一般人分别是 217.5 毫秒和 372.5

毫秒,坚持体育锻炼的人分别是 161.45 毫秒和 248.7 毫秒,分别缩短 56.05 毫秒和 123.8 毫秒(反应时是指人从看到信号后,通过神经传导到作出相应的动作的时间)。又如,不经常打乒乓球和经常打乒乓球的人比较,在短短三个月里,反应时间就从 0.09 秒缩短到 0.07 秒。经常进行体育锻炼的人并不是"头脑简单,四肢发达",相反变得反应快、理解快、分析快、判断快、记忆好,古今中外的名人志士基本上都是体育爱好者。

第二节 体育锻炼的原则和方法

一、体育锻炼原则

体育锻炼原则是体育锻炼的依据和准则,是人类在长期体育锻炼实践中积累起来的成功经验的总结和概括。体育锻炼原则对指导身体锻炼具有普遍意义,如果忽视了体育锻炼原则,不但达不到预期目的和效果,还可能"好事变坏事",发生意外事故。

体育锻炼原则包括:自觉锻炼、持之以恒、循序渐进、适量负荷、全面锻炼,从实际出发和巩固与提高。

(一)自觉锻炼原则

自觉锻炼原则是指体育锻炼者要明确体育锻炼的目的和意义,把发自内在的需要变为自觉的行动。正如毛泽东在《体育之研究》中所阐述:"欲图体育之有效,非动其主观,促其对于体育之自觉不可。"也就是说,如果想让体育锻炼对人体健康有效,一定要发挥内在主观能动性,出自健康需要自觉去锻炼。只有正确处理好动机与效果的统一,才能提高锻炼的兴趣性、积极性和自觉性,最终达到预期的目的和效果。

(二)适量负荷原则

适量运动负荷是指在体育锻炼时,要科学合理地安排身体所能承受的运动负荷,而且要运动与休息交替进行,既使身体有一定程度的疲劳感觉,又不至于产生过度疲劳。科学研究和实验表明,灵活轻快和不拘形式的适量运动负荷体育锻炼,才有益于人体身心健康。目前世界上公认的心率为 130 次每分钟是适量运动负荷的体育锻炼。

适量运动负荷应符合下列要求:

(1)每次持续运动时,心跳频率一般控制在极限心率 220 次每分钟的 60% ~ 80% 为宜。例如:一个 21 岁的青少年,他的适量运动负荷应该是 220 次每分钟乘以 60% ~ 80%,相当于 119 ~ 159 次每分钟的心率。

(2)每次从运动中至少消耗能量 300 卡(1.225 千焦耳),每周从运动中至少消耗能量

1 800 ～ 2 200 卡(7.511 ～ 9.256 千焦耳)

（3）运动时间应根据个人实际情况来确定。一般而言,每次体育锻炼时间以每周 3 ～ 5 次,每次 20 ～ 30 分钟为宜。

（4）运动量与运动强度应根据个人的需要取得平衡,做到互为互补。

（5）体育锻炼后,心率较快恢复到平时状态,心情舒畅,精神饱满,食欲、睡眠良好,保持良好生理和心理状态。

(三)从实际出发原则

体育锻炼可以增强体质,促进身心健康,但绝不是万能的。为了达到预期目的和效果,要求每一个人在体育锻炼时都要从个人的年龄、性别、职业、健康状况以及对体育锻炼知识、技术、技能、方法和爱好等方面的实际情况出发,制订切实可行的锻炼计划,确定适合个人的运动负荷和内容,做到既有一般要求又有区别对待,量力而行,不可盲从。

(四)循序渐进原则

循序渐进是指在体育锻炼时所学习的技术、技能和方法,都要从简单到复杂,从易到难,从低级到高级,从少到多,运动负荷从小到大逐渐增加,锻炼时间从短到长逐渐延长,距离从短到远逐渐加长……因为人体的生理功能和心理状态对运动负荷的适应能力,人对锻炼的技术、技能和方法的认识,都有一个从量变到质变的过程,如果盲目刻意追求或好高骛远、急功近利地进行体育锻炼,会适得其反,甚至损害身体。

(五)全面锻炼原则

人体是在神经系统统一调节下的有机整体,人体各器官系统和经脉机能之间,既互相联系又互相制约。人体任何一方面的发展都能促进其他方面的发展,任何一方面的制约也会使其他方面受到制约,人体这种协同关系同样在体育锻炼中显示出来。体育锻炼项目繁多,对促进人体健康各具不同的作用,如果进行单一的项目锻炼,就有可能造成畸形发展,使身体发展不平衡,如果交替进行较为全面的项目锻炼,身体就会得到全面均匀的发展,特别是处于生长发育时期的青少年学生,更应全面锻炼,从而全面促进身心健康发展。

(六)持之以恒原则

持之以恒,是指体育锻炼者要坚持,绝不可断断续续地"玩体育"。无论是人的形态结构与生理功能、身体素质与健康水平,以及心理素质,还是体育锻炼的技术、技能和方法等,都是在积累效应中提高的。如果断断续续地"玩体育",则收不到锻炼身体的效果。不久前,德国权威性体育医学专家经过悉心研究后得出结论:坚持体育锻炼的人与间断锻炼的人相比,癌症、心肌梗死发病率低 50%。

(七)巩固与提高原则

巩固与提高,是指在体育锻炼中,对健身运动的技术、技能和方法要在实践中不断改进,经过学习→实践→巩固→提高的循环过程,逐步形成一套适合自己的体育锻炼方法。

二、体育锻炼方法

体育锻炼方法是指针对人体形态结构、生理功能和疾病情况,制订行之有效的锻炼计划,使人体在一定时间内获得累积效应的锻炼方法。随着人类社会进步与发展,特别是科技日新月异的发展,体育锻炼方法可谓百花齐放,百家争鸣。从大范畴来说,体育锻炼方法可分为徒手体育锻炼方法和器械体育锻炼方法两大类;从人体生理机能活动能力变化规律和疾病状况来说,体育锻炼方法可以分为健身锻炼方法和康复锻炼方法两大类。

(1)徒手体育锻炼方法。包括徒手保健操、各种健美体操、体育舞蹈和散步、慢跑、太极拳、长拳、游泳等。

(2)器械体育锻炼方法。包括健身房(室)内通过各种健身器械、各种球类、各种武术器械、器械体操等进行锻炼。

(3)健身锻炼方法。包括速度、耐力、力量和协调与柔韧性锻炼方法,以增强内脏、器官与生理功能和强肌健美的锻炼方法。

(4)康复锻炼方法。包括恢复生理功能和防治慢性疾病的锻炼方法。

不管哪一种体育锻炼方法,都要依据爱好、年龄、性别、工作性质、季节与气候、健康和疾病等具体情况,讲究科学性和针对性,做到对症下药、有的放矢,提高体育锻炼的实效,促进身心健康。

(1)从年龄结构方面,选择项目锻炼。例如,20岁以下的青少年要选择一些运动负荷较小的速度和跳跃项目,进行全面锻炼,促进全面发展;20~30岁的青年人要选择一定重量的器械,进行快速、重复锻炼,增强肌肉力量和耐力;30~40岁的中年人,要选择一些运动负荷大的项目,进行较长时间的锻炼,巩固形态结构与生理功能,加强新陈代谢、健肌减肥,防止退行性病变;40~60岁的中老年人,要多选择一些协调性、灵敏性、负荷较小、时间较短的趣味性项目锻炼,延缓衰退,保持身心健康;60岁以上的老年人,要选择一些轻松项目锻炼,改善心脑血管功能,维持基本活动能力,延年益寿。

(2)从工作性质方面,就要针对不同职业选择不同的体育锻炼方法。例如,久坐的、运动较少的公务员、财务人员、司机等,在工作1.5~2个小时后要做一些徒手体操,活动全身,促进血液循环,保持工作活力;长期从事脑力劳动的知识分子,就要选择一些轻快、活泼的项目,如体育舞蹈、太极拳、慢跑、散步等,使脑力与体力交替活动。

(3)从季节与气候方面,就要适时选择项目锻炼。例如,春天是跑步、慢跑和郊游的最佳季节;夏天,游泳是适宜的锻炼项目;秋天,各种球类项目是最佳选择;冬天,慢长跑、滑冰、太极拳的锻炼效果最好。

(4)从健康或疾病状况方面,可以根据医嘱和自我感觉选择合适项目锻炼。

女性必须根据自身生理、心理特点,采用适量负荷的协调、柔韧性项目进行锻炼,增强盆腔、腰腹的生理功能,选择各种球类、健美操、体育舞蹈、跳绳等项目锻炼,健肌减肥,保持优美体型。

健康体适能的生理学和训练

健康体适能是体适能的重要组成部分,主要由运动心肺适能、身体组成、肌肉力量、肌肉耐力和柔韧性等与人类健康密切相关的要素组成。具有良好的体适能是人类健康的最重要标志,是人类享受生活、提高工作效率和增强对紧急突发事件应变能力的重要物质基础。健康体适能水平受遗传、营养、环境和运动等多种先天和后天因素的影响,而运动是发展体适能和增进健康最为积极和有效的手段之一。

一、健康体适能的概念

(一)体适能

体适能是人类适应生活、工作、学习和休闲等体力活动应具备的各种身体能力,通常根据其与身体健康和运动能力的关系分为健康体适能和竞技体适能两个部分,前者主要由身体成分、心肺适能、肌肉力量、肌肉耐力和柔韧性等与人体健康密切相关的要素组成,而后者则主要由灵敏性、协调性、平衡性、速度、爆发力和反应时等与运动竞技能力有关的要素组成。

(二)体适能的分类

体适能与人体健康状态、劳动和工作能力以及竞技运动水平等有着密切的关系,但体适能各个构成要素对健康、劳动和工作能力以及竞技运动水平的影响并不完全相同。因此,有人进一步依据体适能与健康的关系将其区分为竞技体适能和健康体适能。

二、健康体适能的生理学

(一)心血管适能

1. 心血管适能的生理学

心血管适能反应由心脏、血液、血管和肺组成的血液运输系统向机体运送氧气和能量物质,维持机体从事运动的能力。由于拥有良好心血管适能的人通常也具有较好的运动耐力和有氧运动能力,因此,心血管适能有时又被称为心血管耐力或者有氧适能。心血管适能的评价方法较多,有直接反映心脏泵血功能的最大心输出量、反映机体氧气摄取和利用能力的最大吸氧量,也有间接推测心血管适能的台阶试验、20米往返跑试验、六分钟跑走试验等各种运动负荷试验。由于间接测试的方法简便且易被接受,因此成为当前心血管适能评价的常用手段。

2. 心血管适能与健康

心血管适能与人体健康有着极为密切的关系,经常参加体育锻炼对身体健康有着多方面良好的影响。在心脏方面,经常性运动能够引起以心腔扩大和心壁增厚为主的运动性心脏增大。这种增大同时伴有心脏最大泵血能力的提高,是心脏泵血功能适应机体活动需要而增强的结果。此外,在完成运动强度相同的非最大强度运动时,经常运动的人心输出量增加的过程较久坐者低,表现出良好的能量节省化特征,反映出经常运动可以使人体能量的利用更为经济有效。而不经常运动则可以通过减弱心脏的泵血功能而影响机体的健康。毛瑞斯和瑞弗 1954 年发表了著名的"伦敦公交车司机研究"的报告,他们比较了公车司机和售票员的冠状动脉疾病(CAD)发病率,发现售票员的活动比司机多,CAD 的发病率比司机低 30%。此后,更多的研究还表明,人体死亡危险率和第一次 CAD 的发生率与参加体育锻炼的多少成反比。经常运动可以优化动物的心肌蛋白质组成,同时可以校正因高血压等原因引发的心肌蛋白质组成异常。1993 年,美国心脏病协会指出"不活动是心血管系统疾病发展的一个危险因素",并将缺少体育活动与三大危险因素——吸烟、高血脂、高胆固醇,并与高血压相提并论。在血管方面,已有明确的证据表明,经常运动有助于保持血管的弹性、维持动脉血压的稳定、增大冠状动脉直径、促进侧支的形成、改善心肌的血液循环等;此外,积极参加适当的体育锻炼还可以有效减少中风的危险性。但是,过于剧烈的运动和憋气等对心血管的健康是不利的。

(二)体质含量

1.身体组成的生理学基础

身体组成是指人体体内所含脂类、水分、蛋白质及无机盐等主要化学组成成分的百分比,它在一定的程度上反映身体的化学组成以及生长发育、营养状况和体育锻炼等多种因素的综合性影响,是影响人体健康水平的重要因素。人的身体组成的评价有多种方法,但从健康科学角度出发,一般可以区分为脂类和脂类以外的去脂部分,后者主要包括骨骼、肌肉和水分构成,它们的数量分别以脂类和去脂体重的重量或者体脂百分比来表示。去脂肪体重是体内去除脂类物质以外的组织重量。因为精确测量人体体内脂类物质含量非常困难,故常以瘦体重代表去脂体重,其间的差别在于前者包含了基本脂的重量,体内脂类的数量通常可以通过一些特殊的仪器和方法加以测量,也可以通过计算体重指数(Body mass index, BMI),即体重 / 身高 ^{2}(kg/m^2)比值加以反映。正常人体内脂肪含量因年龄、性别和营养状况的不同而变化,一般认为健康青年男性为体重的 10% ~ 20%,女性为 20% ~ 30%,而男性超过 25%,女性超过 30%,通常被认为是肥胖。

2.身体成分与健康

脂肪是机体储量最多的能源物质。每克脂肪在体内完全分解氧化可释放的能量是等糖提供能量的两倍之多,因此体内储存脂肪作为能源比糖更为经济。脂肪除了氧化功能之外,还可以提供机体所需的各种必需脂肪酸。如果缺乏这些必需脂肪酸就会影响机体代谢,通常表现为上皮功能不正常,对疾病的抵抗力下降以及生长停滞。此外,必需脂肪酸还是磷脂的重要组成部分,它们具有抗脂肪肝作用,还能降血脂,防止动脉粥样硬化等。植物油中含必需脂肪酸比动物油多,因此植物油的营养价值也比动物油高。脂肪还可以协助脂溶性维生素 A、D、E、K 和胡萝卜素等的吸收。在食物中,这些物质溶于食物的油脂中,在肠道内随油脂的消化产物一起被肠黏膜吸收。食物中脂肪含量太少可以影响这些脂溶性维生素的吸收,造成相应维生素的缺乏症。脂肪组织比较柔软,存在于皮下和重要的内脏器官周围,可以起到防震作用,在一定程度上使人体在跑动、跳跃、翻腾和滚动时免受损伤。此外,脂肪不易传热,故能防止体温散失,维持体温恒定。但是,体内脂肪含量过多,可造成机体超重或者肥胖,从而导致高血压、高血脂、冠心病、糖尿病和某些癌症的发病率增高,生活质量下降,预期寿命缩短。以 BMI 与人体健康的关系曲线为例,BMI<20 kg/m² 或 >25 kg/m²,总体死亡率水平都比较高,而 BMI 为 22 ~ 25 kg/m²,总体死亡率相对较低。

(三)肌肉适能

1. 肌肉适能的生理学基础

骨骼肌是由具有收缩功能的肌细胞构成的人体最大的组织,约 620 余块,占体重的 40% 左右。骨骼肌基本功能是通过收缩来克服和对抗阻力以维持人体运动,人体的许多活动(如劳动、运动和日常生活中的各种身体活动)都是通过骨骼肌的收缩和舒张实现的。肌肉力量和肌肉耐力是实现人体运动的动力来源,也是肌肉适能的基本组成成分,前者是指骨骼肌收缩时依靠肌紧张来克服和对抗阻力的能力,通常以对抗和克服最大阻力的重量、力矩或做功量多少表示;而后者是指骨骼肌维持长时间运动的能力,一般以定量运动负荷的次数、负荷持续时间或者输出功率变化来表示。

肌肉运动时参与活动的肌纤维的数量及其活动模式受人体中枢神经系统的控制。中枢神经系统动员肌纤维参加收缩的能力称为中枢驱动。人体肌肉在进行最大用力收缩时,并不是所有的肌纤维都同时参加收缩,动员参与活动的肌纤维数量越多,则收缩时产生的力越大。研究发现,缺乏训练的人只能动员肌肉中 60% 的肌纤维同时参加收缩,而训练水平良好的运动员肌纤维的动员可高达 90% 以上。此外,人体运动时完成一个最简单的动作也需要许多块肌肉共同来实现,而不同的肌肉群是由不同的运动中枢神经所支配而进行工作的,不同神经中枢之间的协调关系得到改善,就可以提高主动肌与对抗肌、协同肌、固定肌之间的协调能力,使各个参与活动的肌肉群能各守其职,协调一致,发挥更大的收缩力量。

2. 肌肉适能与健康

肌肉适能与体适能的其他组成要素一样,它与人体健康和生活质量的关系同样密不可分。拥有强有力的肌肉和良好的耐力能够提高人体运动系统的工作能力,以适应各种工作、生活以及休闲和娱乐的需要。此外,经常进行发展肌肉适能的身体训练还有助于优化身体各组成成分的比例,使身体构成更趋合理;能够增强肌肉,特别是维持身体姿势的肌肉力量和耐力水平,使身体形态更加完美;能够维持老年人的肌肉力量、平衡能力和骨密度,从而提高生活自理能力。另外,还有不少研究发现,肌肉适能还有助于提高个人的自信心和自我尊重,从而提高心理健康水平。

(四)柔韧适能

1. 柔韧适能的生理学基础

柔韧适能是对机体单个关节或者多关节活动范围的测度,可从其外部运动形式分为动力性柔韧性和静力性柔韧性。前者是指肌肉、肌腱、韧带根据动力性技术动作需要,拉伸到解剖学允许的最大限度能力;而后者是指肌肉、肌腱、韧带根据静力性技术动作需要,拉伸到动作所需要的位置角度,控制其停留一定时间所表现出来的能力。依据完成柔韧性练习的表现,柔韧性又分为主动柔韧性和被动柔韧性。主动柔韧性是人主动运动中表现出来的柔韧素质水平;被动柔韧性则是在一定外力协助下完成或在外力作用下表现出来的柔韧水平。主动柔韧性不仅反映对抗肌的可伸展程度,而且也可反应主动肌的收缩力量。此外,还可以按照身体部位的不同,分为上肢柔韧性、下肢柔韧性、腰部柔韧性、肩部柔韧性等。人体柔韧性的好坏主要取决于关节的骨结构、关节周围组织的体积和肌肉、韧带组织的伸展性影响,此外还与年龄、性别、体温和针对性的体育活动等因素有密切的关系。

柔韧适能是对关节活动范围的测度,但是,没有一个实验能够检测全身所有关节的柔韧性。因此,柔韧的评价主要通过对多个主要关节柔韧适能的检测进行。这些检验主要包括:①坐姿体前驱,主要用于检测和评价全身柔韧性;②双手背部对指试验,主要用于检测和评价肩关节柔韧性;③仰卧单举腿试验,主要用于检测和评价髋关节和大腿后群肌肉的柔韧性。

2. 柔韧适能与健康

柔韧适能和改善柔韧适能各种练习方法近年来越来越受到人们的关注。这是因为适当的牵引练习能够使处于痉挛状态的腰背和臀部肌肉得以缓解,减少腰背疼痛和不适;能够使长时间处于静止收缩的肌肉得以放松,减缓肌肉疲劳的发生和发展;能够有效地改善运动员全身关节的柔韧性,以更好地适应运动技术的要求,提高比赛成绩;甚至还有研究认为适当的盆骨和髋关节牵引练习,还有助于缓解某些类型的女性月经疼痛。但是,不正确的牵引方式和过大、过快的牵引也常常造成肌肉、韧带等组织的损伤。

三、健康体适能的训练

(一)健康体适能训练概述

1. 健康体适能评价

健康体适能评价是制订和实施健身运动计划的第一步,它是确保健身运动的有效性和安全性的重要环节,其目的在于全面了解个人与家庭的疾病史、运动爱好、生活条件和健康体适能水平等,发现潜在的疾病危险因素,排除运动禁忌症以及明确健康体适能的基本构成特点,以便确定是否适合参加健身运动以及如何根据自身的特点制订科学合理的健身运动计划。

健康评价的内容通常包括两项,即一般医学检查和填写身体健康状态问卷(Physical activity readiness questionnaire,PAR-Q)。PAR-Q是一份由七个问题组成的自我陈诉量表,该表由加拿大从事家庭体适能测验的学者提出。(表6-3)七个问题主要反应心血管和运动系统方面的健康状况,要求被测者必须认真和真实地填写。如果回答"是"的问题在一个以上,必须向医生或者健身指导咨询,以确定是否可以参加健身运动或者适合参加哪些健身运动;如果对所有问题的回答都是否定的,说明健康状况良好,可以安全地参加健身运动。

表6-3 体健康状态问卷

条　目	是/否
1. 医生是否说过你有心脏方面的问题,只能在医生的指导下进行健身运动?	
2. 当进行健身活动时,你是否感到胸部疼痛?	
3. 在过去的几个月中,当没有进行任何健身活动时,你是否出现过胸部疼痛?	
4. 你是否曾因头晕而摔倒或昏迷?	
5. 你是否曾因改变健身活动方式而导致骨或关节问题恶化?	
6. 你的医生是否正在让你服用与血压和心脏状况有关的药物?	
7. 你是否有不能参加健身活动的其他原因?	

健康体适能水平的检测与评价主要用于帮助锻炼者明确自身健康体适能状态,以便指导其制订科学合理的健身运动计划和选择合适的健身运动方法,使健身运动更加有效。通常,健康体适能水平的检测内容包括身体成分、心血管适能、肌肉适能和柔韧性,个别人群如老年人群还可增加骨密度检测等。

2. 计划制订

制订健身运动计划是一个依据一般健康检测、健康体适能水平评价以及个人健康锻炼目的和动机,来制订健身锻炼目标、规划健身锻炼项目和安排健身运动日程的过程。制订健身运动计划通常是在有经验的健身教练或者体育老师的帮助下进行的。计划内容通常包括以下一些内容:个人健康体适能水平及其基本构成特点;健身锻炼的长期规划和阶段性目标;实现健身锻炼目标的各种健身锻炼手段、方法和日程安排;保证健身计划有效实施的各种建议等。

3. 练习

练习通常是指人们在从事运动训练、舞蹈、游戏、工作、休闲、日常生活和健身运动等情况下所进行的各种体力活动,而健身练习是为实现健身锻炼的目的而进行的各种体力活动,它们与通常意义上的体力活动具有相同的生物学基础,但是具有不完全相同的健身价值。身体练习是保持和提高身体运动能力和健康体适能水平的基本手段,其健身锻炼的效果主要取决于练习形式等因素与机体的交互作用。

(1)练习形式。依据人体进行身体练习时能量代谢特点的不同,生理学通常将各种身体练习分为有氧练习和无氧练习。有氧练习是指运动过程中肌肉所需要的能量主要来源于糖和脂肪等能源物质有氧氧化的身体活动,这类练习的运动强度相对较小,持续时间较长,主要由慢肌纤维参与完成;而无氧练习则指主要来源于能源物质的无氧代谢的身体活动,此类活动的运动强度较大,持续时间较短,主要由快肌纤维参与完成。日常中,机体活动所需要的能量大部分来自能源物质的有氧氧化,而在进行各种竞技运动和健身锻炼时,属于纯无氧和有氧方式供能的活动都比较少见,绝大部分的身体活动是有氧氧化和无氧代谢混合获取能量的练习,只是获取能量的比例不同而已。另外,还可根据锻炼的目的分为心肺耐力练习、柔韧性练习和力量性练习等。

（2）强度。强度是指单位时间内机体运动所完成的机械功。在一些周期性较强,如跑步、游泳、自行车和划船等活动中,由于体重在一次性练习中基本恒定,衡量强度的大小往往以跑速、游速、骑行速度、划速或者最大速度的百分比表示;而在一些非周期性的练习中,则往往是用完成负荷的重量或者单位时间内完成同一负荷的次数多少来进行衡量。显然,以上表示练习强度的方法是将人体作为纯物质个体或者物理个体进行的,而没有充分考虑人作为一个生命有机体。为了准确了解机体在完成各种外部负荷运动时的"内部"反映,运动生理学通常以"生理负荷强度"来标定运动负荷强度的大小,在此情况下,生理负荷强度通常以运动时的心率、耗氧量、血液乳酸浓度和表面肌电图信号振幅等指标的变化表示。

（3）运动量。运动量是指一次健身锻炼中完成各种强度练习的总量。在非周期性运动中,可以用完成练习的总时间和总次数表示;在周期性运动中,用完成总距离计算;而在力量性练习中则用完成力量练习的总重量来衡量。

（4）持续时间。持续时间是指一次性练习或者一次锻炼持续的时间。在练习强度和密度基本相同的条件下,运动持续时间越长,机体的负荷量越大。

（5）频度。频度通常是指每周健身锻炼的次数。练习者健身锻炼的频度取决于健身锻炼的目的、身体健康状况和健康体适能水平等因素。就生理学而言,一般以机体生理功能能够从前一次的运动中得以完全恢复并且没有明显的疲劳感为前提。强度、运动量、持续时间和频度是构成健身练习负荷的四个基本要素。它们之间既相互联系,又相互影响,在其他要素相对不变的情况下,任何一个要素的变化都会改变机体承受的生理负荷,进而影响健身锻炼的效果。

4. 准备活动与放松整理活动

准备活动与放松整理活动是健身锻炼活动的基本组成部分,前者指的是在运动开始阶段进行的一系列低、中强度的身体练习,而后者指的是在运动结束阶段进行的旨在促进身体机能恢复的身体练习。

准备活动一般可分为三类:①一般性准备活动:是指一些低、中强度的身体活动,主要包括一般性的徒手操、伸展性练习和慢跑等;②专门性准备活动:是指与正式练习相类似的活动。例如,篮球运动员必须做一些运球、投篮或足球运动员做传停球、射门等练习;③混合性准备活动,兼有一般与专门准备活动的生理效应,是比较理想的准备活动方式。

准备活动的主要作用是它能够有效地克服人体的生理惰性,使人体从相对静止的状态过渡到运动状态,具体表现在以下几个方面:①可以提高中枢神经系统的兴奋性,增强机体内分泌的活动;②可以预先克服自主神经的功能惰性,提高内脏器官的功能,使心肺功能得到更加有效的动员;③可使体温适度升高,从而增强代谢酶活性、加快生化反应速度和提高血红蛋白氧释放能力等;④可使肌肉温度升高,有效地降低肌肉的黏滞性,提高肌肉收缩效率,有效预防运动损伤;⑤可增强皮肤的血流,有利于散热,防止运动时体温过高。

放松整理活动是在正式身体练习后继续一些加快机体功能恢复的较轻松的练习。通过放松整理活动,可减缓肌肉酸疼,有助于消除疲劳;使肌肉血流量增加,加速乳酸利用和其他代谢产物的消除;预防激烈活动骤然停止可能引起的机体功能失调等。放松整理活动的内容主要包括一些深呼吸运动、全身心放松的动态和伸展性练习,尤其注意使运动中主要负荷部位的肌群得到充分放松。整理活动的时间应该根据运动中的负荷与强度大小来安排,一般为5~15分钟。

(二)心血管适能训练

心血管系统的生理功能具有良好的适应能力,运动时在神经、激素和肌肉活动本身的影响下,心血管系统的功能活动加强,以适应身体运动的需要。而长期卧床或者缺乏运动,心血管系统的活动长期处于低弱状态,久而久之,形成功能退化。然而,按照当代科学研究的理论,并不是所有的肌肉活动或者身体运动都能够有效地改善心血管适能,相反,如果以一些不恰当的方式进行运动反而会影响心血管功能的发展。因此,安全而有效地改善心血管适能应以科学理论为指导。

1. 锻炼项目

发展心血管适能的运动项目有很多,但是,各种项目的活动除了有利于心血管适能的改善以外,还应有助于健康体适能其他方面的发展。因此,选择什么项目应该根据锻炼者的锻炼目标、技能水平、客观场地、器材条件、个人兴趣和季节等自然环境条件来确定。一般来说,那些节奏性强的、以有氧供能代谢为主的,连续的、有较多大肌肉参加的且可以比较长时间进行的活动,都比较适合作为发展心血管适能的运动项目。这些运动项目主要包括:步行、慢跑、骑自行车、游泳、有氧舞蹈、跳绳、赛艇、越野滑雪、爬楼梯以及各种耐力性的游戏和我国传统的太极拳、太极剑等。此外,近年来美国总统体适能和竞技委员会(PCPFS)还组织专家对14种常见改善心血管适能运动项目的健身价值进行定量评价研究,提出了一个定量评价分值表(表6-4),该表格分别对慢跑等14个项目在发展心血管适能、肌肉力量、肌肉耐力、柔韧性和控制体重以及改善消化系统和促进睡眠等方面的作用赋予不同的分值,以帮助锻炼者从中选择适合自己的锻炼项目。

表6-4 14项常用健身锻炼项目评价表

运动项目	心血管	肌耐力	肌肉力量	柔韧性	平衡	减肥	健美	消化	睡眠	总分
慢跑	21	20	17	9	17	21	14	13	16	148
骑车	19	18	16	9	18	20	15	12	15	142
游泳	21	20	14	15	12	15	14	13	16	140
轮滑	18	17	15	13	20	17	14	11	15	140
手球	19	18	15	16	17	19	11	13	12	140
极地滑雪	19	19	15	14	16	17	12	12	15	139
高山滑雪	16	18	15	14	21	15	14	9	12	134
篮球	19	17	15	13	16	19	13	10	12	134
网球	16	16	14	14	16	16	13	12	11	128
健美操	10	13	16	19	15	12	18	11	12	126
步行	13	14	11	7	8	13	11	11	14	102
高尔夫	8	8	9	9	8	6	6	7	6	67
软式垒球	6	8	7	9	7	7	5	8	7	64
保龄球	5	5	5	9	6	5	5	7	6	51

2. 练习强度、持续时间和频度

练习强度是决定心血管适能最重要的练习因素,原因是练习强度直接决定着运动的代谢性质和心脏做功大小。练习强度太小,不能够有效地刺激心脏的泵血功能,从而不能够形成良好的适应性变化;练习强度太大,心脏收缩和射血能力反而下降,运动的危险性增加,加上运动时肌肉收缩产生大量乳酸,容易造成身体疲劳而过早结束运动,因此,对于发展心血管适能也不利。科学研究证明,对于改善心血管适能而言,60% ~ 80% VO_2max(最大摄氧量)的练习强度最为合理,原因之一是对于大多数人而言,在这一强度范围内运动时心脏的每搏输出量较大,同时心脏的血液供应状态良好;另外,就改善 VO_2max 而言,在此范围内进行锻炼其有效性较高,而危险性较低,因而锻炼的效果最好。

计算最佳练习强度的方法很多,而从实际应用出发,根据运动时心率变化与 VO_2max 在一定范围内成线性相关的事实,获得发展血管适能运动的最佳心率范围的方法最为常用。该方法最初是由 Karvonen 建立的,所以又称作 Karvonen 法。利用该方法计算得到的最佳运动心率范围与通过 VO_2max 直接测定获得的结果是一致的。(表 6–5)

表 6-5 最大心率、心率储备和最大摄氧量的关系

最大摄氧量	心率储备	最大心率
50	50	66
55	55	70
60	60	74
65	65	77
70	70	81
75	75	85
80	80	88
85	85	92
90	90	96

利用 Karvonen 法计算最佳练习强度范围包括以下三步:

(1)计算心率储备(heart rate reserve,HRR),HRR =最大心率(HRmax)−安静心率(HRrest),其中,最大心率不容易测定,通常用 220 减年龄来推算最大心率。

(2)分别计算 60% 和 80% 的 HRR。

(3)将以上 60% 和 80%HRR 计算结果各自加上安静心率,便可获得最佳运动强度范围。例如,某锻炼者的最大心率为 200 次 / 分钟,安静心率为 60 次 / 分钟,那么该练习者的心率储备为 140 次 / 分钟,其 60% 和 80% 的心率储备值分别为 84 次 / 分钟和 112 次 / 分钟,最后得到的最佳练习强度范围为 144 次 / 分钟和 172 次 / 分钟。

练习持续时间和频度应视锻炼者的健康体适能水平而确定,对于经常不参加运动或者健康体适能水平较低的人,最初参加运动时的有效运动时间,即不包括准备活动和放松整理活动在

内的实际运动时间一般在 20 ～ 30 分钟,频度小于 3 次 / 周。随着健康运动的进行以及身体运动适应能力的提高,逐渐将练习持续时间增加到 45 ～ 60 分钟,练习频度增加到 3 次 / 周以上。

3. 锻炼方法

锻炼方法是利用锻炼手段来实现锻炼目的的途径和方式,在实现健身锻炼目标过程中同样发挥着重要的作用。健身锻炼的方法取决于健身运动的目标和内容,就发展和改善心血管适能而言,常用的锻炼方法主要包括持续训练法、间歇练法和重复训练法三种。

(1)持续训练法。持续训练法是发展心血管适能的主要方法,其特点是练习时间长且不间断,运动强度适中而运动量相对较大。根据运动中练习强度的保持情况持续训练法还可以进一步分为匀速训练法和变速训练法两种,前者的训练强度基本保持不变且一般保持在有氧代谢范围之内,此时的心率在 150 ～ 170 次 / 分钟之间,练习持续期时间在 20 ～ 30 分钟以上,这种方法常被用于一般有氧耐力训练;后者是在较长时间的持续运动中,有规律地变换练习强度的耐力训练方法,一般的强度变化范围是在个人最大强度的 70% ～ 95%,此时心率为 140 ～ 180 次 / 分钟。在采用这种训练方法时,如果练习强度处于有氧代谢范围内,其训练效果与匀速训练法相同;而当练习强度超过有氧代谢范围时,这对发展无氧耐力有较好的作用。

(2)间歇训练法。间歇训练法是指在两次训练之间安排适当的间歇休息,在身体机能尚未完全恢复的情况下开始下一次练习的训练方法。由于间歇训练法对练习强度、重复次数、训练组数和间歇休息的时间和方式均有严格的规定,且身体机能始终处于较高活动水平,故这种训练对机体氧运输系统活动和能量代谢过程均有较大的影响,是发展运动耐力的常用方法。采用间歇训练法进行运动耐力训练时,如果练习强度在有氧代谢范围内,主要用于发展有氧耐力;如果运动强度超过有氧代谢,则主要用来发展无氧耐力。以发展无氧耐力为例,一般情况下练习的持续时间为 0.5 ～ 4 分钟,练习强度较大,练习之间的间歇休息时间较短,保证机体在尚未完全恢复的情况下重复练习。完成这类间歇训练时,神经肌肉系统可以在高乳酸浓度状态下进行长时间工作,从而有助于发展其耐受乳酸的抗疲劳的能力。

(3)重复训练法。重复训练法是一种反复多次进行同一练习的运动训练方法,与间歇训练法一样,该方法也在每次练习之间安排间歇休息,但是与间歇训练法不同的是,重复训练法要求锻炼者在间歇休息期间身体机能完全恢复后再开始新的练习。重复训练中练习强度、练习次数和运动量的控制取决于锻炼的目的,发展心血管适能的重复训练强度多在有氧代谢范围,而发展无氧耐力的重复训练强度多在无氧代谢范围。多数情况下,重复训练法主要用于发展无氧耐力,原因是重复训练法的间歇休息时间长,身体机能的恢复充分,能够承受较大强度的运动。但是,由于每次的重复练习是在体内堆积的乳酸已经大部分被消除的情况下进行的,因此对改善人体耐受乳酸能力的作用不及间歇训练法。

(三)肌肉适能的训练

1. 肌肉适能训练的原则

(1)超负荷原则。超负荷不是指超过本人的最大负荷能力,而是指力量训练的负荷应不断超过平时采用的负荷,其中包括负荷强度、负荷量和力量训练的频率。超负荷力量训练能够不断对肌肉产生较大的刺激,从而使其产生相应的生理学适应,导致肌肉力量增加。研究指出,力量训练的超负荷是一个持续的过程。以某个锻炼者用杠铃进行弯举为例,如果该锻炼者训练前能将40千克的重量最多举起8次,而经过一段时间的力量训练后举起次数增加到12次,这时就应该增加力量负荷的强度,这就是人们常说的"负荷8,练到12"。一般情况下,发展肌肉力量和肌肉耐力所使用的负荷强度有明显的差异。对于力量训练初期或者力量较弱的人,发展肌肉耐力可以"负荷10,练到15"或"负荷15,练到20";而用于发展肌肉最大力量的练习,可以"负荷1,练到5";静态力量练习可以"负荷5 s,练到10 s"等。

(2)渐增阻力原则。在肌肉力量和耐力训练过程中,由于超负荷而使肌肉力量增强。但在最初的训练负荷达到某个阶段时,随着肌肉适能的改善,原来的超负荷变成了低负荷,这时如果继续使用原来的练习负荷就难以使肌肉适能继续得以改善。因此,应根据练习者的肌肉适能的变化及时调整练习负荷。但是,增加练习负荷必须遵守循序渐进的原则,因为肌肉对于运动负荷的适应是一个缓慢的过程。

(3)专门化原则。发展肌肉力量的抗阻练习,应包括直接用来完成某一技术动作的全部肌群,并尽可能使肌肉活动与技术动作的要求相一致。专门化原则的生理学依据是力量训练过程中的肌肉活动与所从事的专项特点不一致,对神经系统协调能力以及局部肌肉生理、生化特征的影响也不同。

(4)合理练习顺序原则。力量训练是由多种力量练习组成的,而练习的顺序可以直接影响训练的效果。一般情况下,大肌群训练在先,小肌群训练在后,原因是小肌群在力量训练中比大肌群容易疲劳,会在一定程度上影响其他肌群乃至身体整体工作能力。

2.训练方法

(1)等长训练法。肌肉收缩而长度不变的对抗阻力的训练方法称为等长训练法,又称为静力训练法。应用这种肌力训练方法时,可以使肌肉在原来静止长度上做紧张用力,也可以再缩短一定程度上时做紧张用力。等长训练法的优点是肌肉能够承受的运动负荷重量较大,因此是发展最大肌肉力量的常用方法。此外,等长练习时神经细胞长时间保持兴奋,有助于提高神经细胞的工作能力;等长练习时肌肉对血管的压力增大,影响肌肉的血液和氧气供应,从而对肌肉无氧代谢能力的提高、肌红蛋白含量的增加和肌肉毛细血管的增生等均有良好的影响。但等长练习时肌肉缺乏收缩和放松的协调,练习也相对枯燥无味。此外,研究表明等长力量训练的效果具有明显的"关节角度效应",即等长力量训练的效果仅局限于受训练的关节角度。因此,等长力量训练根据运动员所从事的运动项目的特点,确定合理的关节训练角度,如此才能确保训练的效果。

(2)向心等张训练法。肌肉进行收缩缩短和放松交替进行的力量练习方法称为向心等张训练法,常称为动力训练法。负重蹲起、负重提重、卧推、挺举等均属于此类。向心等张训练法的优点是肌肉运动形式与多数竞技运动项目的运动特点相一致。因此,力量训练能够有效改善运动成绩。此外,在增长力量的同时还可以提高神经肌肉的协调性。其缺点是力量练习中肌肉张力变化具有"关节角度效应"。向心等张训练法的训练效果主要取决于训练负荷强度、重复次数和动作速度等因素。一般情况下,如果训练的目的是发展力量耐力,应采用低强度、高重复次数的训练,如15 ~ 20 RM的负荷强度,每次练习2 ~ 3组;如果训练的目的是发展最大肌力,应采用高强度、低重复次数的训练,如 1 ~ 6 RM 的负荷强度,每次练习 2 ~ 3 组。

（3）离心训练法。肌肉收缩产生张力的同时被拉长的训练方法称为离心训练法,它也属于动态训练方法,肌肉在负重条件下被拉长的动作均属于此类。研究发现,肌肉在进行离心收缩时所产生的最大离心张力比最大向心张力大 30% 左右,因此该训练方法能够对肌肉造成更大的刺激,从而更有利于发展肌肉横断面积和肌肉力量。离心力量训练法的不足之处是训练后引起肌肉疼痛的程度较其他方法明显,原因可能是离心收缩容易引起肌肉结缔组织损伤所致。

（4）等速训练法。等速训练又称为等动训练,它是一种利用专门的等速训练器进行的肌肉力量和耐力训练方法。进行等速力量和耐力训练时,等速力量训练器所产生的阻力是和用力的大小相适应的,只要练习者尽最大的力量运动,肢体的运动速度在整个运动范围内都是恒定的,而在此活动范围内只要练习者尽全力运动,产生的肌肉张力也是最大的。因此,等速力量和耐力训练法事实上是一种可以使肌肉在整个活动过程中呈"满负荷"工作的力量训练方法。目前研究认为,等速力量和耐力训练法是发展动态肌肉力量最好的训练方法之一。

（5）超等长训练法。肌肉在离心收缩之后紧接着进行向心收缩的力量训练方法称为超等长训练法。运动训练中常用的多级跳和"深蹲"等练习都属于此类方法。目前,超等长训练法主要用于爆发力的训练,其生理学依据是肌肉在离心收缩后紧接着进行向心收缩时,可借助肌肉牵张反射机制和肌肉弹性回缩产生更大的力量。

（6）震动训练法。震动训练法是近年来发展和建立起来的,通过给人体施加一定频率（25 ~ 60 Hz）和强度的机械振动来保持和提高肌肉力量和耐力的训练方法。国内外研究表明,这种肌肉力量训练方法能够很有效地改善一般人、瘫痪患者乃至优秀运动员的肌肉力量和肌肉耐力。因此,受到运动训练和康复医学等相关领域的关注。

震动练习法通常与一般的肌肉训练同步进行,作为一种附加训练手段来发挥作用。运动生理学研究表明,在进行一般的肌肉力量练习过程中,有 60% ~ 90% 的运动单位直接参与活动,此时给参与活动的肌肉施加震动可以刺激肌肉本体感受传入,反射性地激活潜在的更多的运动单位参与活动,从而提高肌肉抗阻运动的能力。目前,震动练习法的研究尚属初期阶段,震动对于提高肌肉力量和改善肌肉耐力的生理学效应及其作用机制尚在进一步的探讨当中。

(四)柔韧适能训练

提高柔韧素质一般采用牵拉肌肉和结缔组织的方法,常用的有快速牵拉和缓慢牵拉两种,前者主要包括踢腿、摆腿等练习,后者包括拉韧带和压腿等。这两种方法都能够有效地改善耐力素质,但缓慢牵拉不易引起拉伤,因此使用较多。

运动疾病及运动损伤诊断与处理

一、运动疾病

运动可能使人体生理活动过程中的有序性受到暂时破坏,从而出现某种疾病,这种疾病称之为运动性疾病。正确认识和处理这些运动性疾病,可以克服盲目性和随意性。常见的运动性疾病处理方法如下。

(一)运动性腹痛

运动性腹痛是指直接由运动引起的腹部疼痛。运动性腹痛的常见原因有以下几种。

(1)准备活动不充分,运动时过于剧烈,内脏器官功能尚未达到竞技状态,致使脏腑功能失调,引起腹痛。

(2)饭后过早地参加运动,胃受食物充盈引起牵扯痛和胀痛,或运动前饮水过多以及腹部受凉,引起胃肠痉挛导致疼痛。

(3)运动时呼吸紊乱,膈肌运动异常,引起肝、脾膜张力性疼痛。

如果出现运动性腹痛,一般可以通过减速慢跑、加深呼吸、按摩疼痛部位或弯腰跑一段距离等方法处理。若疼痛没有减轻或消失,甚至加重,则应立即停止运行,并口服十滴水或按揉内关穴、足三里等穴位。如仍不见效,应及时请医生诊治。

(二)运动性低血糖症

运动性低血糖症是指进行长时间、高强度的体育运动时,运动员体内的血糖会大量消耗和减少,因而可能在血糖浓度低于正常值时出现的一系列临床表现。轻者感到无力、饥饿、极度疲乏、头晕心慌、面色苍白、出冷汗、烦躁不安;重者出现神志模糊、语言不清、精神错乱等症状,甚至惊厥和昏迷。

对于运动性低血糖患者,轻者可喝浓糖水或进食含糖类食物,平卧休息;重者若已昏迷,同伴可以先掐人中、百会、涌泉、合谷以提高血糖浓度,并及时送往医院治疗。

(三)运动性昏厥

运动性昏厥是指运动中由于脑部突然供血不足而出现的暂时性知觉丧失现象。轻度昏厥者一般只昏厥片刻,脑贫血症状消除后会清醒过来,但清醒后精神不佳,仍感觉头昏。

发现同伴出现运动性昏厥时,应立即让患者平卧,使足略高于头部,并进行向心方向按摩,同时指压人中、合谷等穴位。如患者出现呕吐症状,应将其头偏向一侧,以利呼吸道畅通;如呼吸停止,应立即进行人工呼吸。症状较轻者,可搀扶其慢走;症状较重者,经临场处理后应及时送往医院治疗。

(四)运动性中暑

运动性中暑是指肌肉在运动时产生的热超过身体能散发的热而造成运动员体内的过热状态。轻度中暑者可出现面部潮红、头晕、头痛、胸闷、皮肤灼热、体温升高等症状;严重者会出现恶心、呕吐、脉搏快而细弱、精神失常、虚脱抽搐、血压下降、甚至昏迷。

发现同伴出现运动性中暑后,应迅速将患者移至通风、阴凉处,解开其衣领,冷敷额部,用温水抹身,并给予含盐清凉饮料或十滴水。症状严重者,经临时处理后应迅速转送医院治疗。

(五)运动性冻伤

运动性冻伤常见于长时间滑雪、长跑、登山等运动。冻伤除外界温度过低外,还与潮湿、风大、全身和局部抵抗力下降、肢体静止不动有关。初级冻伤表现为受冻位置瘙痒、皮肤发白、局部稍肿、疼痛,如处理及时,症状会在几小时或 24 小时内消失。严重冻伤表现为皮肤红肿,且出现了大小不一的水泡,水泡破裂后会流出淡黄色液体,皮肤会发热,疼痛较重。更为严重者会出现皮肤或肢体局部坏死,皮肤呈紫褐色,局部感觉全部消失。

运动中的冻伤部位常见于手脚末端、鼻尖、两耳和男性外生殖器,一般多是初级冻伤。此外,冻疮也是运动中最常见的冻伤。防止冻伤最简单有效的方法就是在运动前做好准备与防护,主要有以下几种:

(1)做好运动前的热身活动,并揉搓脸、鼻、耳等裸露部位。

(2)运动服装、鞋袜要求保暖合身,鞋子不能太小挤脚。

(3)御寒的手套、帽子、护耳等要备齐。

(4)适量补充蛋白质和脂肪较多的食品。

▍二、运动损伤

运动损伤是指在体育运动过程中的各种损伤。运动损伤与日常生活中的损伤有所不同,它与运动项目、身体状况等有着密切的关系。

(一)运动损伤发生的原因

1. 主观原因

(1)准备活动不充分。很多学生在没有做好准备活动的前提下就投入到紧张的比赛中,此时肌肉、韧带的力量较小,伸展性不够,关节活动的幅度不大,身体协调性差。在这种情况下最容易发生肌肉拉伤和关节韧带损伤。

(2)身体状况不佳。在睡眠不佳、伤病初愈和过度疲劳时,身体协调性会显著下降,此时如果参加剧烈运动或进行高难度动作,就有可能发生损伤。此外,如果情绪低落或急于求成等,也极易造成运动损伤。

(3)运动量过大。经过长时间的运动后,身体出汗较多,水分丢失很大。脱水使运动能力降低,如不及时补充水分,将导致体内电解质平衡紊乱,引起肌肉兴奋性增加而发生肌肉痉挛。

(4)衣着不当。例如,穿牛仔裤运动既影响准备活动的运动幅度,客观上造成运动不便,也易导致不必要的损伤;穿普通鞋进行球类运动时,由于普通鞋减震性较差,不能充分吸收和缓解地面的反作用力,通常会造成踝关节扭伤。

(5)技术动作不准确。在体育教学中,由于学生掌握技术动作不准确,违反了身体结构特点和运动时的力学原理,容易造成损伤。例如,在篮球运动中,如果接球时的手形不对,就可能会戳伤手指。

2. 客观原因

(1)气候和季节因素。雨雪天气、气温过高或过低等均易引起运动损伤。此外,秋冬季节较易发生损伤,因为天气变冷时,人体肌肉韧带的弹性和运动协调性相对较差,会因肌肉僵硬、动作失调而致伤。

(2)运动设施和体育器材不符合要求。运动时因场地不平、跑道过滑、沙坑过硬、坑沿过高、坑内有杂物等,也易造成损伤,此类损伤多发生在下肢踝关节上。

(二)运动损伤的分类

(1)按损伤组织的种类分。可分为肌肉肌腱损伤、滑囊损伤、关节囊和韧带损伤、骨折、关节脱位、内脏损伤、脑震荡和神经损伤等。

(2)按发病的缓急分。可分为急性损伤和慢性损伤。急性损伤是指瞬间遭受直接或间接暴力而造成的损伤,其发病急,症状骤起,病程短。慢性损伤是指因局部长期负担过度,由反复微细损伤积累而成的损伤,其发病缓慢,症状渐起,病程较长。急性损伤处理不当或伤后过早运动可能转变为慢性损伤。

(3)按有无创口与外界相通分。可分为开放性损伤和闭合性损伤。开放性损伤是指伤部皮肤或黏膜破裂,创口与外界相通,有组织液渗出或血液自创口流出,如擦伤和刺伤等。闭合性损伤是指伤部皮肤或黏膜完整,无创口与外界相通,损伤后的出血积聚在组织内,如肌肉拉伤和关节韧带损伤等。

(三)运动损伤的预防

(1)在剧烈运动和比赛前作好准备活动。

(2)根据自己的情况选择活动内容,适当控制运动量。

(3)掌握运动要领,加强运动技术的学习,提高运动技能。

(4)运动前采取必要的预防措施,如检查运动场地和器材、穿着合适的服装与鞋子等。

(5)保持良好的心态,练习或比赛时要控制自己的情绪,不可冲动。

(6)比赛时尊重对手和裁判,保持良好的体育道德风尚。

—— 通过本章的学习,我们初步了解了体育锻炼对身心健康的促进作用及体育锻炼的原则与方法,初步掌握心肺适能、身体组成、肌肉适能、柔韧适能等健康体适能的生理学基础及与健康的关系,掌握健康体适能的锻炼方法、运动疾病和运动损伤的诊断与处理,重点掌握科学锻炼知识,制订适合自身健康发展的锻炼计划,提高身体健康状况。

回顾与练习 ——

1. 简述体育锻炼的原则与方法。

2. 简述体适能及其分类。

3. 简述心血管适能及其与健康的关系。

4. 简述肌肉力量及其影响因素。

5. 简述改善心血管适能的锻炼方法。

6. 简述肌肉力量训练的基本原则。

7. 简述增强肌肉适能各种练习方法的优缺点。

8. 常见运动疾病有哪些? 如何处理?

9. 如何预防和处理运动损伤?

第七章
营养与健康教育

【学习任务】

　　明确营养健康教育对青少年健康的重要意义;了解人体对营养素及能量的需要量;学会如何合理搭配膳食,使得食物中的营养素被充分利用;了解青少年的营养需要及膳食指南。

【学习目标】

➢ 掌握人体所需的主要营养素。

➢ 了解能量平衡。

➢ 掌握膳食宝塔。

➢ 了解青少年的营养需求。

第一节　人体营养和能量需要

　　食物是人类赖以生存的基本条件。人体需要不断从食物中获得营养成分以保持人体和外界环境的能量平衡和物质代谢的平衡,维持人体的健康水平。营养是指人体摄入、消化、吸收和利用食物中营养成分,维持生长发育、组织更新和良好健康状态的动态过程。合理营养可以保证机体正常的生理功能,促进健康和生长发育,提高机体的抵抗能力和免疫力,有利于预防疾病,增强体质。膳食营养不足或过量,可以发生营养性疾病。

　　食物中具有营养功能的物质称为营养素,即通过食物获取并能在人体内被利用,具有供给能量、构成组织及调节生理功能的物质,包括蛋白质、脂类、碳水化合物、无机盐、维生素和水,其主要功能有以下几方面:①供给机体基础代谢活动和劳动所需的热能;②构成机体的成分;③调节生理功能。

一、人体需要的主要营养素

（一）蛋白质

蛋白质是机体细胞、组织和器官的重要组成结构，是功能因子和调控因子的重要组成成分，是一切生命的物质基础。人体内的蛋白质始终处于不断水解和合成的动态平衡中，从而达到组织蛋白质更新和修复的目的。

1. 蛋白质的生理功能

（1）人体组织的构成成分。人体的任何组织和器官都以蛋白质作为重要的组成成分，所以人体在生长过程中就包含着蛋白质的不断增加。人体的瘦组织，如肌肉、心、肝、肾等含有大量的蛋白质；骨骼和牙齿含有大量的胶原蛋白；指（趾）甲含有角蛋白；细胞从细胞膜到细胞内的各种结构均含有蛋白质。

（2）构成体内各种重要的生理活性物质。酶是一类具有特异性生物活性的蛋白质，如消化酶能催化体内物质代谢；过氧化酶能调节机体氧化还原平衡；胆碱乙酰化酶能参与物质的转移。

某些激素本身就是蛋白质，或由蛋白质参与构成，这些激素调节着各种生理过程并维持内环境的稳定，如生长激素、胰岛素和甲状腺素等。

体液内可解离为阴、阳离子的可溶性蛋白质，能使体液的渗透压和酸碱度得以稳定，有助于维持机体的体液平衡，蛋白质丢失过多可引起水肿。

（3）供给能量。蛋白质中含碳、氢、氧元素，当机体需要时蛋白质被水解，释放能量，1 g 食物蛋白质在体内产生约 16.7 kJ 能量。

2. 蛋白质的参考摄入量及食物来源

理论上成人每天摄入约 30 g 蛋白质就可满足零氮平衡，但从安全性和消化吸收等其他因素考虑，成人按 0.8 g/（kg·d^{-1}）（每天每千克体重需补充蛋白质 0.8 g）摄入蛋白质为宜。我国由于以植物性食物为主，所以成人蛋白质推荐量为 1.16 g/（kg·d^{-1}）。按能量计算，我国成人蛋白质摄入量占膳食总能量的 10% ~ 12%，儿童、青少年为 12% ~ 14%。蛋白质营养正常时，人体内有关反映蛋白质营养水平的指标也应处于正常水平。

蛋白质广泛存在于动植物性食物中。动物性蛋白质质量好、利用率高，但同时富含饱和脂肪酸和胆固醇，而植物性蛋白利用率较低。因此，注意蛋白质互补，适当进行搭配是非常重要的。大豆可提供丰富的优质蛋白质。牛奶也是优质蛋白质的重要食物来源，我国人均牛奶的年消费量很低，应大力提倡我国各类人群增加牛奶和大豆及其制品的消费。

【知识拓展】

三聚氰胺与三聚氰胺事件

2008 年中国奶制品污染事件是中国的一起食品安全事故。事故起因是很多食用三鹿集团生产的奶粉的婴儿被发现患有肾结石，随后质检部门在其奶粉中发现化工原料三聚氰胺。

由于中国采用估测食品和饲料工业蛋白质含量方法的缺陷，三聚氰胺被不法商人掺杂进食品或饲料中,以提升食品或饲料检测中的蛋白质含量指标,因此三聚氰胺也被作假的人称为"蛋白精"。

蛋白质主要由氨基酸组成。蛋白质平均含氮量为16%左右,而三聚氰胺的含氮量为66%左右。常用的蛋白质测试方法"凯氏定氮法"是通过测出含氮量乘以6.25来估算蛋白质含量。因此,添加三聚氰胺会使得食品的蛋白质测试含量虚高,从而使劣质食品和饲料在检验机构只做粗蛋白质简易测试时蒙混过关。有人估算在植物蛋白粉和饲料中使测试蛋白质含量增加一个百分点,用三聚氰胺的花费只有真实蛋白原料的1/5。三聚氰胺作为一种白色结晶粉末,没有什么气味和味道,所以掺杂后不易被发现。因此,要改进奶粉类的检测方法,同时加强食品安全监管,避免三聚氰胺事件再次发生。

(二)脂类

脂类包括脂肪和类脂。脂肪是由一分子甘油和三分子脂肪酸结合而成的甘油三酯。组成天然脂肪的脂肪酸种类很多,可分为饱和脂肪酸、单不饱和脂肪酸和多不饱和脂肪酸三种。类脂包括磷脂和固醇类。固醇类为一些类固醇维生素和激素的前体,胆固醇是人体中主要的固醇类化合物。

1. 脂类的主要生理功能

(1)供能与储能。1 g脂肪在体内彻底氧化可产生大约9 kcal(37.7 kJ)热能。成年人脂肪占体重的14% ~ 20%,肥胖者可达30% ~ 60%,绝大部分以甘油三酯的形式储存于脂肪组织内。安静状态下空腹的成年人,维持其所需能量,大约25%来自游离脂肪酸,15%来自葡萄糖代谢,而其余由内源性脂肪提供,可见储存脂肪在供能中所占比例较大。

(2)提供脂溶性维生素并促进消化吸收。

(3)增加食物美味,促进食欲,增强饱腹感,延缓胃排空。

(4)供给必需脂肪酸(Essential fatty acid,EFA):人体不能合成而又不可缺少,必须通过食物供给的脂肪酸。

(5)胆固醇与磷脂都是脂蛋白与细胞膜的组成成分。脂蛋白是与脂类包括部分脂溶性维生素的吸收、运输、代谢及利用密切相关的物质。胆固醇是增强生物膜坚韧性的有关成分,磷脂是与膜的流动性相关的成分,与信号传导功能有关。胆固醇是体内合成类固醇激素与内源性维生素D的原料。胆固醇的代谢产物胆酸能乳化脂类,帮助膳食脂类吸收。此外,神经组织含有脑苷脂、神经节苷脂及神经鞘磷脂等,与神经的功能密切相关。

2. 脂类的来源和参考摄入量

人类膳食脂肪主要来源于动物脂肪组织、肉类及植物种子。动物脂肪中饱和脂肪酸和单不饱和脂肪酸含量较多,而多不饱和脂肪酸含量较少。海产品也富含不饱和脂肪酸,如深海鱼、贝类食物含二十碳五烯酸(EPA)和二十二碳六烯酸(DHA)相对较多。植物油主要富含不饱和脂肪酸。植物油中普遍含有亚油酸,豆油和紫苏籽油、亚麻籽油中 α - 亚麻酸较多,但可可黄油、椰子油和棕榈油则富含饱和脂肪酸,磷脂含量较多的食物为肝脏、蛋黄、大豆、麦胚和花生等。含胆固醇丰富的食物是动物肝、肾等内脏和蛋类,肉类和奶类也含一定量的胆固醇。

脂肪摄入过多,可导致肥胖症、心血管疾病、高血压和某些癌症发病率升高,因此预防此类疾病发生的重要措施就是限制和降低脂肪摄入量。中国营养学会推荐成人脂肪摄入量应占摄入总能量的 20% ~ 30%。饱和脂肪酸多存在于动物脂肪和乳脂中,虽然可使血中低密度脂蛋白胆固醇水平升高,与心血管疾病的发生有关,但因为其不易被氧化而产生有害的氧化物、过氧化物等,且一定量的饱和脂肪酸有助于高密度脂蛋白的形成。

必需脂肪酸的摄入量,一般认为应不小于总能量的 3%,大多数学者建议 n-3 系列脂肪酸与 n-6 系列脂肪酸的摄入比例为 1 :(4 ~ 6)较适宜。一般来说,只要注意摄入一定量的植物油,便不会造成必需脂肪酸的缺乏。

(三)碳水化合物

碳水化合物也称糖类,是由碳、氢、氧三种元素组成的一类化合物。

1. 碳水化合物的分类

一般将碳水化合物分为四类:单糖、双糖、寡糖和多糖。单糖是不能被水解的最简单的碳水化合物,食物中的单糖主要是葡萄糖、果糖和半乳糖,糖醇是单糖还原后的产物;双糖是由两分子单糖缩合而成,常见有蔗糖、乳糖和麦芽糖;寡糖是由 3 ~ 10 个单糖分子通过糖苷键构成的聚合物,又称低聚糖,如低聚果糖和大豆低聚糖等;多糖是含有 10 个以上单糖分子的聚合物,通过糖苷键结合的方式相连。

多糖分为淀粉和非淀粉多糖两类,前者是可以被人体消化吸收与利用的多糖;后者是人体不能消化吸收,但对人体有益的膳食纤维,如纤维素、果胶和藻类多糖等。前者是人体必需的营养素,后者是人体膳食的必需成分。

2. 碳水化合物的生理功能

(1)提供能量。碳水化合物是人类最主要的能量来源,通常 50% 以上膳食能量由碳水化合物提供。以葡萄糖为主供给机体各组织能量,每克葡萄糖在体内氧化可产生 16.7 kJ（4 kcal）的能量。糖原是肌肉和肝脏碳水化合物的储存形式,肝脏约储存机体内 1/3 的糖原。葡萄糖在体内释放能量和供能都很快,是神经系统和心肌的主要能源,也是肌肉活动时的主要燃料,对维持神经系统和心脏的正常供能,增强耐力,提高工作效率有重要意义。

(2)构成组织结构及生理活性物质。碳水化合物是构成机体组织的重要物质,并参与细胞的组成和多种活动。每个细胞都有碳水化合物,主要以糖脂、糖蛋白和蛋白多糖的形式存在,分布在细胞膜、细胞质及细胞基质中。糖与蛋白质结合生成的糖蛋白如黏蛋白和类黏蛋白,是构成软骨、骨骼和眼球的角膜、玻璃体的组成成分;某些酶如核酸酶等都是糖蛋白。

(3)调节血糖作用。碳水化合物摄入过多,血糖上升较高,食物对于血糖的调节作用主要在于食物消化吸收速率和利用率。碳水化合物的含量、类型和摄入总量是影响血糖的主要因素。食物中消化快的淀粉和糖等成分,可以很快在小肠吸收并升高血糖水平;摄入一些抗性淀粉、寡糖或其他形式的膳食纤维,在四小时内血糖不会显著升高,而是有一个持续缓慢的上升过程。这是因为抗性淀粉只有进入结肠经细菌发酵后才能吸收,对血糖的影响缓慢而平稳。

(4)节约蛋白质和抗生酮作用。当膳食中碳水化合物供应不足时,机体为了满足自身对葡萄糖的需要,则通过糖原异生作用产生葡萄糖,不需要动用蛋白质功能,即节约蛋白质作用。脂肪在体内分解代谢,需要葡萄糖的协同作用。当膳食中碳水化合物供应不足时,体内脂肪或食物脂肪被动员并加速分解为脂肪酸来供应能量。这一代谢过程中,由于草酰乙酸不足,脂肪酸不能彻底氧化而产生过多的酮体,酮体不能及时被氧化而在体内蓄积,以致产生酮血症和酮尿症。膳食中充足的碳水化合物可以防止上述现象发生,即抗生酮作用。

（5）膳食纤维促进肠道健康的功能。增加饱腹感;促进排便;降低血糖和血胆固醇;改变肠道菌群。

3. 碳水化合物的参考摄入量及食物来源

碳水化合物参考摄入量的制定常用其提供能量占总能量的百分比表示。许多国家推荐不小于55%,理由是无碳水化合物的膳食,可造成膳食蛋白质的浪费和组织中蛋白质的分解加速,阳离子的丢失(如钠)和脱水。膳食缺乏碳水化合物时,甘油三酯的分解与脂肪酸氧化作用均增强,因此酮体积累。每天摄入至少50 g的碳水化合物,可防止这些由于低碳水化合物膳食所造成的不良反应。已有资料证明,膳食碳水化合物占总能量的比例大于80%和小于40%是不利于健康的两个极端。

1988年中国营养学会建议的我国健康人群的碳水化合物的供给量,提出碳水化合物供给热能以60%～70%为宜。2000年,中国营养学会结合了中国膳食情况及研究进展,建议除了两岁以下的婴幼儿外,碳水化合物提供能量应占膳食总能量的55%～65%,应含有多种不同种类的碳水化合物。应限制纯热能食物如糖的摄入量,以保障人体能量充足和营养素的需要。

富含碳水化合物的食物主要有面粉、大米、玉米、土豆、红薯等。粮谷类一般含碳水化合物为60%～80%,薯类含量为15%～29%,豆类为40%～60%。单糖和双糖的来源主要是白糖、糖果、糕点和含糖饮料等。全谷类、蔬菜水果等富含膳食纤维,一般含量在3%以上。

（四）矿物质

体内各种元素,除碳、氢、氧、氮主要以有机化合物形式存在外,其余元素统称为矿物质,也称无机盐。占人体质量的4%～5%,其中含量较多的有钙、镁、钾、钠、磷、硫和氯等,占无机盐总量的99.9%,称常量元素,又称宏量元素。还有很多种含量极微的微量元素,其中有部分为必需微量元素,如铁、锌、碘和硒等。

1. 钙

成人体内含钙量占体重的1.5%～2.0%,其中99%集中在骨骼和牙齿中,是构成骨骼和牙齿的主要成分;1%的钙是维持正常生理状态所必需的。例如心脏搏动、神经和肌肉兴奋性的正常传导和正常感应性的维持。钙参与凝血过程,使凝血酶原变成凝血酶;钙还参与维持体内酸碱平衡及毛细血管渗透压;钙是各种生物膜的组成成分,维持生物膜的正常通透性。

钙缺乏主要影响骨骼的发育和结构,表现为婴儿的佝偻病和成年人的骨质软化症及老年人骨质疏松症。钙过量会增加肾结石的危险性,发生奶碱综合征(长期进食大量奶、钙与碱而引起的高钙血症、碱中毒和肾功能障碍等临床症候群)以及干扰其他矿物质的吸收利用。

我国食物中钙的良好来源是奶和奶制品,海带、虾皮和芝麻酱中含钙量也较丰富。成年人钙的适宜摄入量为800 mg/d;孕妇、乳母及儿童的需要量有所增加。

2.铁

成人体内有 3 ~ 5 g 铁,60% ~ 70% 存在于血红蛋白中,在体内主要参与氧的运输,组织呼吸,促进生物氧化还原反应,其余 26% ~ 30% 为储备铁。

长期高水平摄入铁或经常输血能引起肝中铁的异常蓄积。含铁血黄素沉积症是一种铁储存状况,发生在摄取异常大量铁的人或有基因缺陷者,引起过量铁的吸收。如果含铁血黄素沉积症伴有组织损伤,则称为血红蛋白沉着症。

膳食中铁的良好来源为动物肝、全血和肉类,海带、木耳中含铁量也较高,绿色蔬菜含铁量也较多。蛋黄含铁较高,但吸收较低。一般动物性食物的铁利用率高于植物性食物。

3.碘

碘是合成甲状腺激素的主要原料,其主要作用是维持机体的正常代谢,促进生长发育,促进三羧酸循环中的生物氧化过程,维持脑正常发育、骨骼生长,影响各种营养素的代谢。

碘缺乏可导致碘缺乏症,地方性甲状腺肿和地方性克汀病是其严重病症。碘过量主要见于过量补充碘制剂或食用大量海产品,可引起甲状腺疾病包括甲状腺肿。

碘的主要食物来源为海产品,如海带、海鱼、紫菜等。碘的推荐摄入量,成人 150 μg/d,婴儿、儿童按不同年龄 50 ~ 120 μg/d。碘的安全剂量为成人每日 50 ~ 1 000 μg/d。

4.锌

主要存在于肌肉、前列腺、骨骼、皮肤、头发、视网膜等组织器官。血液中的锌主要以含锌金属酶形式存在,血浆中的锌主要与白蛋白及 α - 球蛋白结合。锌是许多金属酶的结构成分或激活剂,蛋白质、核酸的合成和代谢、骨骼的正常骨化、生殖器官的发育和功能都需要锌。锌维持正常的味觉功能和皮肤健康。

缺锌的临床表现为食欲减退,生长发育停滞,性发育迟缓,味、嗅觉下降,伤口愈合不良等。孕妇缺锌,胎儿可发生中枢神经系统先天畸形。缺锌的原因有食物缺锌、偏食、酗酒、早产儿、严重肝病、肾病、脂肪痢、烧伤、糖尿病等。急性锌过量引起胃部不适、眩晕和恶心;慢性锌过量可损害免疫器官和免疫功能,并影响体内铜、铁代谢。

动物性食品是锌的主要来源。牡蛎、鱼贝类、肝、肉、蛋等含锌量丰富;干豆、粮食含锌量较多,但吸收率较低。锌的生物利用率:动物性食物 > 植物性食物,前者为 35% ~ 40%,后者为 1% ~ 20%。锌的推荐摄入量,成人男性为 15.5 mg/d,女性为 11.5 mg/d。

5.硒

成人体内含硒 14 ~ 20 mg,肝、肾中最高,肌肉、骨骼和血液次之,脂肪组织最低。血硒水平与膳食中硒摄入量相关。硒是谷胱甘肽过氧化物酶的重要组分,具有清除自由基和过氧化氢的作用,与维生素 E 的抗氧化作用具有协同作用。硒参与辅酶 A 和辅酶 Q 的合成,在机体代谢、电子传递中起重要作用。硒还与非特异性免疫、体液免疫及细胞免疫有关。

缺硒时各种免疫功能下降,我国科学家首次证实缺硒是发生克山病的重要原因。另外,大骨节病、儿童恶性营养不良等也与缺硒有关。癌症死亡率与血硒水平以及该地区饮食硒水平呈负相关。补硒对肝癌有预防效果。另外,心血管疾病发病可能与低硒有关。

硒的主要来源为动物肝、肾、海产品、大蒜及肉类等。食物中硒的营养价值不仅与食物中硒含量有关,而且与其生物利用有关。不同食物中硒的生物利用度也有很大不同,主要取决于食物中硒的化学形式以及影响吸收利用的各种因素。蛋氨酸、维生素 A、维生素 E、维生素 C 和维生素 B_2 可增加硒的利用,汞、铅、锌、铜、镉、砷、铁等可干扰硒的吸收利用。一般来说,植物中硒的生物利用度高于动物性食物。影响植物性食物中硒含量的主要因素是其栽种土壤中的硒含量和可被吸收利用量。人类不存在限制硒吸收的平衡机制,硒的日需要量和中毒量之间的安全范围比较窄,膳食补充或临床应用时应慎重。成人硒的 RNI 为 50 μg/d, UL 为 400 μg/d。

(五)维生素

维生素是人体必需的一类微量的低分子有机化合物,以本体或可被人体利用的前体形式存在于天然食品中。在体内维生素既不供给热能,也不构成人体组织。人体每日需要量很少,但体内不能合成或合成数量不能满足生理需要,必须由食物供给。目前根据溶解性将维生素分为脂溶性和水溶性两大类。脂溶性维生素有维生素 A、维生素 D、维生素 E 和维生素 K 四类,水溶性维生素有维生素 B 族和维生素 C 两类。

1. 维生素 A 及胡萝卜素

维生素 A 包括视黄醇、视黄醛和视黄酸等物质,存在于动物体内。植物中不含已形成的维生素 A,而含有类胡萝卜素,其中可在体内转变成维生素 A 的类胡萝卜素称为维生素 A 原,如 α-胡萝卜素、β-胡萝卜素和 γ-胡萝卜素等。维生素 A 参与视网膜内视紫红质的合成与再生以维持正常的视力;维持上皮细胞的正常发育与分化;促进生长发育并维持正常的生殖能力;调节机体免疫功能。

维生素 A 缺乏可致暗适应能力降低,甚至夜盲;结膜干燥,出现毕脱斑,角膜软化穿孔而致失明;毛囊角化、皮肤干燥如鱼鳞;儿童发育迟缓,易患呼吸道感染。由于维生素 A 排泄率降低,长期过量摄取则可引起维生素 A 过多症。多见于儿童过量补充维生素 A,主要表现为厌食,恶心呕吐,过度激动,毛发稀少,肝大等症。停止补充可逐渐恢复。

维生素 A 的主要来源为肝、鸡蛋、鱼肝油、牛奶;胡萝卜素的主要来源为胡萝卜、红薯及雪里红、菠菜等红黄色或深绿色蔬菜及水果。

2. 维生素 D

包括维生素 D_2 与维生素 D_3。分别由麦角固醇和 7-脱氢胆固醇经紫外线照射转变而成。其主要功能是促进钙、磷吸收,调节钙、磷代谢和促进骨骼及牙齿硬化。缺乏维生素影响牙齿钙化,延缓牙齿萌出。严重缺乏时儿童可患佝偻病;成人患骨质软化症,促进或加剧骨质疏松症,增加骨折的风险。

过量摄取维生素 D 可在体内蓄积,引起维生素 D 过多症。长期摄入维生素 D(儿童 1 mg/d,成人 2.5 mg/d)可致中毒,其表现为食欲缺乏、无力、恶心呕吐、腹泻、多尿、血清钙、磷增高,广泛性的软组织钙化和不同程度的肾功能损伤,停服维生素 D 可恢复。

维生素 D 的主要来源为肝、鱼、鱼肝油和蛋黄等。

3. 硫胺素

即维生素 B_1,主要功能是构成脱羧辅酶参与碳水化合物代谢;促进乙酰胆碱合成和维持神经、消化、肌肉和循环的正常功能。

当硫胺素缺乏时易发生脚气病。干性脚气病有多发性神经炎症状;湿性脚气病因血管通透性增加而有水肿;急性暴发性脚气病以心血管系统症状为主。缺乏原因有:长期摄入碾磨过分的精白米和面粉,缺乏其他杂粮和多种副食的补充,吸收障碍以及需要量增加等。

硫胺素的主要来源是谷类、豆类、干果、酵母、绿色蔬菜、动物内脏及瘦肉,蛋类中含量也较高。硫胺素含量较多的食物为动物内脏,如肝、肾、脑等,在肉类中,猪肉含量较丰富。

4. 核黄素

即维生素 B_2。核黄素的性质比较稳定,耐酸、不易氧化。但在碱性和光中不稳定。核黄素主要由胃肠道吸收,在体内经磷酸化后形成黄素单核苷酸及黄素腺嘌呤二核苷酸,均为黄素酶的辅酶,参与机体组织呼吸及氧化还原过程,并与视网膜感光作用、生长发育有关。

核黄素缺乏时易引起代谢障碍和皮肤炎症,包括口腔和生殖器部位的炎症。常见的临床表现有:①口角炎;②唇炎;③舌炎;④脂溢性皮炎;⑤阴囊炎;⑥眼部症状。也可引起生长受阻、生殖力下降。受孕早期缺乏核黄素,可能出现唇裂、白内障等先天畸形现象。

动物性食物一般含核黄素较高,尤其在肝、肾和心脏为最多;奶类及蛋类所含核黄素也较多。食物在阳光下晒两小时可损失 50% 的核黄素。蔬菜经炒煮后,能保持 60% ~ 90% 的核黄素,而碾磨后的谷物可损失 60% 的核黄素。

5. 烟酸

又名尼克酸、抗癞皮病因子,在体内还包括其衍生物烟酰胺或尼克酰胺。烟酸在体内主要以辅酶Ⅰ及辅酶Ⅱ的形式作为脱氢酶的辅酶,参与呼吸链组成,在生物氧化还原反应中起电子载体或递氢体作用。并与脂肪代谢和碳水化合物代谢有关。

烟酸缺乏时易发生癞皮病,表现为腹泻、皮肤炎和神经性痴呆。

烟酸在食物中分布较广泛,豆类、粮食、肝、肾、瘦肉、鱼、酵母中含量较多。在发生癞皮病的地区可推广种植含色氨酸多的新品种玉米,或在玉米面中加碱,使其中结合型烟酸释放出来以利吸收。

6. 抗坏血酸

即维生素 C。主要参与体内羟化反应,为形成骨骼、牙齿、结缔组织及所有非上皮组织细胞间黏结物所必需,可维持牙齿、骨骼和血管的正常功能,增加对疾病的抵抗力,促进外伤愈合;也可与金属离子络合而减少铅、汞、镉和砷的吸收;还可促进食物中 Fe^{3+} 还原为 Fe^{2+},有利于铁的吸收;并且具有较强的还原性,在体内起抗氧化作用,可阻断亚硝胺在体内合成。

人体缺乏维生素 C 可以引起坏血病,主要临床表现是毛细血管脆性增强,牙龈肿胀、出血、萎缩,常有鼻出血、月经过多以及便血;还可导致骨钙化异常及伤口愈合缓慢等。这些临床症状都与缺乏抗坏血酸使胶原不能正常形成有关。

维生素 C 的主要来源是新鲜蔬菜和水果,尤其是绿色蔬菜,野生植物中含量很高,樱桃、枣类含量较丰富,且枣类被人体利用率高达 60%。

二、能量平衡与健康体重

蛋白质、脂肪、碳水化合物在体内氧化后可产生能量,以满足生命活动对能量的需要。1 g 碳水化合物可产生 16.8 kJ(4 kcal)能量,1 g 脂肪可产生 37.8 kJ(9 kcal)能量,1 g 蛋白质产生 16.8 kJ(4 kcal)能量。上述三大物质又称为产能营养素。

(一)人体对能量的需要

人体对能量的需要与其消耗是一致的。能量消耗包括基础代谢、劳动和活动需要及食物特殊动力作用;生长期还包括生长发育所需能量。

1. 基础代谢

基础代谢是维持人体最基本生命活动所必需的能量消耗。在空腹 12 ~ 14 小时、睡醒静卧、室温保持 20 ~ 25 ℃,无任何体力活动和紧张的思维活动、全身肌肉松弛、消化系统处于静止状态下进行测定,实际上是机体处于维持最基本的生命活动的状态下,即用于维持体温、心跳、呼吸、各器官组织和细胞基本功能等最基本生命活动的能量消耗。基础代谢的水平用基础代谢率(basal metabolic rate,BMR)表示,指在单位时间内人体基础代谢所消耗的能量。BMR 的表示单位可为:kJ/($m^2 \cdot h^{-1}$)、kJ/($kg \cdot h^{-1}$)和 MJ/d。

2. 体力活动

体力活动消耗的能量是构成人体总能量消耗的重要部分。每日从事各种活动消耗的能量,主要取决于体力活动的强度和持续时间。体力活动一般分为职业活动、社会活动、家务活动和休闲活动等,其中职业活动消耗的能量差别最大。人体热能需要量的不同主要是由于体力活动的差别。

3. 食物特殊动力作用

食物特殊动力作用也称食物热效应,是指人体摄食过程中引起的额外能量消耗。这是摄食后一系列消化、吸收、合成活动以及营养素及营养素代谢产物之间相互转化过程中所消耗的能量。摄取不同的食物增加的能量消耗不同,其中蛋白质的食物特殊动力作用最大,相当于其本身产能的 30%,碳水化合物为 5% ~ 6%,脂肪为 4% ~ 5%。一般成人摄入混合膳食,每日由于食物特殊动力作用而额外增加的能量消耗,相当于基础代谢的 10%。

4. 生长发育

婴幼儿、儿童、青少年的生长发育需要能量,主要包括机体生长发育中形成新的组织所需要的能量,以及对新生成的组织进行新陈代谢所需要的能量。

(二)能量来源和参考摄入量

机体能量来源主要取决于膳食摄入的蛋白质、脂肪和碳水化合物含量的多少。上述三大产能营养素的能量供给应有适当的比例,建议合理的能量比为:碳水化合物占 55% ~ 65%,脂肪占 20% ~ 30%,蛋白质占 10% ~ 14%。

膳食的合理营养

一、合理营养的基本要求

合理营养是指全面且平衡的营养,包括每日膳食中的各种营养素种类齐全、数量充足、比例适宜。食物中的各种营养素在机体代谢过程中,均有其独特的功能,相互间密切联系,相辅相成,但通常不能互相替代。只有合理搭配膳食,机体才可能得到合理营养。合理营养的基本要求如下:

(一)摄入的食物应满足适量的营养素和热能

可保证机体活动和劳动所需要的能量,确保机体生长发育、修复组织细胞、维持和调节体内的各种生理活动,增强机体的抵抗力和免疫功能,适应各种条件和环境下机体的需求。

(二)摄取的食物应保持各种营养素的均衡

即各种营养素摄取量和消耗量以及各种营养素之间的平衡。某种营养素过多或过少,都会影响其他营养素的吸收和利用。

(三)食物的加工烹饪方法应适当

在加工烹饪过程中,尽可能减少营养素的损失,提高消化吸收率,并具有良好的色、香、味。

(四)食物应对人体无毒害

食物不应有致病微生物污染及腐败变质,无农药或其他化学物质污染,加入的食品添加剂应符合规定要求。

二、食物的营养价值

食物的营养价值是指食物中所含营养素和热能可满足人体营养需要的程度,包括营养素种类是否齐全,含量多少及所含比例是否适当,是否易于被人体消化、吸收和利用。此外,各种食品因不同产地、品系、部位、成熟程度、储存、加工及烹饪方法等因素影响,食用时要全面考虑各种食品的营养价值,合理选择,适当利用,达到平衡膳食。

(一)粮谷类

粮谷类食物包括小麦、玉米、稻米、小米和高粱等,是人体能量的主要来源。谷类中蛋白质含量为8% ~ 10%,约占膳食蛋白质来源的50%,大部分谷类蛋白质所含的必需氨基酸中苏氨酸和赖氨酸较低,玉米中色氨酸含量较低,小米中色氨酸和蛋氨酸含量较多。谷类蛋白质的生物学价值一般在60% ~ 70%。谷类中脂肪含量为1% ~ 2%,其中玉米和小米的脂肪含量稍高,在 4% 左右。谷类中碳水化合物含量达 70% ~ 80%,主要是淀粉。谷类也是无机盐的良好来源,占 1.5% ~ 3%。谷类含丰富的 B 族维生素,如维生素 B_1 及烟酸等,玉米中的烟酸为结合型。谷类不含维生素 A 和维生素 C,谷胚含有较多的维生素 E。

加工与烹饪方法对粮谷类食物中营养素含量影响较大。谷类结构可分为谷皮、糊粉层、内胚乳与谷胚四部分,各部分所含营养素的比重不同。如无机盐、纤维素大量存在于谷皮,B 族维生素和维生素 E 多集中在谷胚部,而谷粒的主体即内胚乳则含有大量淀粉、较多的蛋白质、少量脂肪和无机盐。粗加工的粮食留下纤维素、半纤维素较多,妨碍消化吸收;碾磨加工过细使谷胚丢失,会损失较多营养素。八五面和九五面的精度较适当。小麦制粉时,如采用合适工艺,可得到小麦胚芽。麦胚芽是各种营养素最集中的部位,蛋白质、维生素和矿物质的含量明显高于小麦粉,尤其富含维生素 E、维生素 B_1、维生素 B_2、钙、锌、硒等,硒的含量约为小麦粉的 10 倍,脂肪酸多为不饱和脂肪酸。研究表明,麦胚芽具有增强细胞活力,改善人脑细胞功能,增强记忆,抗衰老和预防心血管疾病的作用。小麦麸皮中也含有丰富的营养素,膳食纤维含量最为丰富,钙、铁、烟酸、锌的含量很高,但是由于受膳食纤维和烟酸的影响,吸收率较低。在麦麸中还含有较多的类胡萝卜素。做米饭时用捞蒸去汤的方法可损失很多 B 族维生素,水煮或油炸也造成 B 族维生素损失。不合理储存可使谷类霉烂变质,失去食用价值,故粮谷类应储存于避光、通风、干燥、阴凉的环境。

(二)豆类

豆类蛋白质含量较高,如黑豆含 50%,黄豆含 35% ~ 40%,绿豆含 20%。豆类蛋白质蛋氨酸含量低而含赖氨酸较高,与粮谷类混合食用可起到蛋白质互补作用。豆类脂肪含量以黄豆、黑豆最高,达到 18%;绿豆仅 1%。大豆中多不饱和脂肪酸含量较多,如豆油中亚油酸占 51.7%,大豆的卵磷脂在 β 位上带有不饱和脂肪酸,在卵磷脂胆固醇酰基转移酶作用下,可使游离胆固醇酯化,不易在血管壁沉积或又移入血浆。故大豆卵磷脂有利于防止动脉粥样斑块的发生。大豆含碳水化合物 20% ~ 30%,其组成较复杂,多为纤维素和可溶性糖,几乎不含淀粉或含量极微,在体内较难消化,其中的低聚糖在大肠内被细菌发酵产气,引起肠胀气。绿豆含碳水化合物 55% ~ 65%。还含有丰富的维生素和矿物质,其中 B 族维生素和钙的含量较高。

豆类制成豆制品可提高蛋白质消化率,如整粒熟大豆蛋白质消化率为 65.3%,豆腐蛋白质消化率为 92% ~ 96%、豆浆为 85%,大豆经脱脂后可制成浓缩蛋白、分离蛋白及豆粕粉。生大豆中有抗胰蛋白酶因子可影响蛋白质消化,必须充分加热使其破坏后食用。干豆类几乎不含维生素 C,但经发芽成豆芽后,其含量明显提高。

(三)蔬菜、水果及菌藻类

蔬菜按其结构及可食部分不同,分为叶菜类、根茎类、瓜茄类和鲜豆类,所含的营养成分按其种类不同,差异较大。水果可分为鲜果、野果、干果和坚果。菌藻类食物包括食用菌和藻类食物,前者有蘑菇、香菇、银耳和木耳等,后者有海带和紫菜等。蔬菜、水果及菌藻类都是维生素和矿物质的主要来源,还含有较多的纤维素、果胶和有机酸,能刺激肠胃蠕动和消化液分泌,促进食欲,帮助消化。绿叶菜中核黄素与胡萝卜素含量较高,胡萝卜与红薯中胡萝卜素含量较高,黄瓜、萝卜和莴苣等抗坏血酸含量不高,但可生吃,故为抗坏血酸的良好来源。新鲜豆荚类蛋白质含量较多。瓜茄类营养素含量低,但辣椒中有丰富的胡萝卜素、抗坏血酸与维生素 P。有些水果,如红果和鲜枣,是抗坏血酸的良好来源。菌藻类中的蘑菇含较多的核黄素,木耳、海带中有较多的铁和钙。某些野菜如苜蓿、刺儿菜、灰菜、荠菜中,胡萝卜素、抗坏血酸、核黄素、钙和铁含量高于普通蔬菜数倍。某些野果,如刺梨、酸枣、猕猴桃中含抗坏血酸比柑橘高数十倍。

高温和日光暴晒可使食物中的维生素遭到破坏,如小白菜和菠菜在 0 ～ 2 ℃储存一个月时胡萝卜素可保存93%,在 26 ℃存放三天则仅保存73%。烹饪方法不当可使水溶性维生素损失较多,例如加碱可破坏 B 族维生素和维生素 C,炒菜时如温度在 0 ～ 70 ℃长时间不盖锅盖,菜中氧化酶可使抗坏血酸氧化;如急火快炒,使温度骤升到 80 ℃以上,先将氧化酶破坏,可减少抗坏血酸氧化。

菌藻类食物除了提供丰富的营养外,还具有明显的保健作用。研究发现,蘑菇、香菇和银耳中含有多糖物质,具有提高人体免疫功能和抗肿瘤作用。香菇中所含的香菇嘌呤,可抑制体内胆固醇形成和吸收,促进胆固醇分解和排泄,有降血脂的作用。黑木耳能抗血小板聚集和降低血凝,防止血栓形成,有助于防治动脉粥样硬化。海带因含有大量的碘,临床上常用来治疗缺碘性甲状腺肿。

(四)蛋、肉、禽、鱼和奶类

动物性食物包括畜禽肉、蛋类、水产类和奶类,是人体优质蛋白、脂肪、脂溶性维生素、B 族维生素和矿物质的主要来源。

鸡蛋蛋白质中必需氨基酸含量丰富,且比值符合人体需要。鸡蛋中脂肪大部分存在于蛋黄内。蛋黄是维生素 A、维生素 D 和核黄素的良好来源,并富含钙、磷、铁,但铁主要与卵黄高磷蛋白结合,故吸收率为3% 左右。蛋黄中胆固醇含量高达 1 510 mg/100 g。

肉类食品包括牲畜的肌肉和内脏,消化吸收率较高。肉类蛋白质含量为10% ～ 20%,其赖氨酸、苏氨酸和蛋氨酸高于粮谷类。肉类脂肪含量因品种、年龄、肥瘦程度及部位而异,一般在10% ～ 30%,以饱和脂肪酸为主。肉类无机盐含量为0.8% ～ 1.2%,为铁和磷的良好来源。B 族维生素含量较多,肝中富含维生素 A 和 D。

禽、鱼、虾、蟹蛋白质含量为12% ～ 22%,必需氨基酸比值接近肉蛋。一般鱼类脂肪含量为1% ～ 5%,鱼贝类脂肪含多不饱和脂肪酸较多。海鱼含碘较多,鱼肝中含大量维生素 A。

奶类营养素种类齐全,比例适当,易于消化吸收,能满足婴幼儿生长发育的需要。鲜奶含蛋白质3% 左右,消化率92%。牛奶脂肪含量为2.5% ～ 7%,易于消化吸收。奶中乳糖含量为4.6% ～ 6.8%,含钙和磷较多,含铁量较少。奶中维生素 B_2 和维生素 A 较多,维生素 D 含量不高。

三、膳食结构

膳食结构是指居民消费食物的种类及数量的相对构成,表示膳食中各种食物间的组成关系。一个国家居民的膳食结构,应与其食用作物的生产、居民身体状况和饮食习惯及居民的经济收入等因素相协调。

目前世界居民的膳食结构大体分为三种类型:第一种,西方"三高"型膳食,高蛋白、高脂肪、高能量膳食,易导致冠心病、糖尿病、乳腺癌和大肠癌等发病率增加,严重威胁居民的身体健康。此类型膳食结构以欧美发达国家为代表,这些国家植物性食物摄入量较少,动物性食物消费量较大,人均每日蛋白质、脂肪和热能摄入量均高,蛋白质和脂肪达 100 g 和 150 g,热能达 14.7 MJ（3 500 kcal）。第二种,东方型膳食,以印度、印度尼西亚和巴基斯坦等多数发展中国家为代表。这种类型膳食以植物性食品为主,能量基本上可满足人体需要,为 8.37 ~ 9.62 MJ（2 000 ~ 2 200 kcal）,蛋白质 50 g,脂肪 30 ~ 40 g,易导致一些营养缺乏病。第三种,以日本为代表,它既保留了东方膳食的一些特点,又吸取了西方膳食的一些长处。植物性和动物性食品消费比较均衡,其中植物性食品所占比重较大,动物性食品数量相当,动物性蛋白质和脂肪均可达 80 g 左右,食物结构比较合理,基本符合营养要求。

中国居民的膳食结构较接近东方型,但目前城乡之间、东西部之间居民的膳食结构仍然存在较大差异。

四、膳食指南和膳食宝塔

根据中国居民膳食指南（表 7-1）,结合中国居民膳食结构特点,以平衡膳食的原则,设计了"中国居民平衡膳食宝塔"（图 7-1）。平衡膳食是指膳食中所含营养素,不仅种类齐全、数量充足,而且配比适宜,既能满足机体的生理需要,又可避免因膳食构成而引起的营养素比例不当。中国居民膳食宝塔将平衡膳食具体化为各类食物的适宜消耗量,并以重量表示。

表 7-1　中国居民膳食指南

中国居民膳食指南（2016 版）	
一、食物多样,谷类为主	四、适量吃鱼、禽、蛋、瘦肉
二、吃动平衡,健康体重	五、少盐少油,控糖限酒
三、多吃蔬果、奶类、大豆	六、杜绝浪费,兴新食尚

宝塔建议每人每日摄入谷类、薯类及杂豆 250 ~ 400 g,蔬菜类 300 ~ 500 g,水果类 200 ~ 400 g,畜禽肉类 50 ~ 75 g,鱼虾类 75 ~ 100 g,蛋类 25 ~ 50 g,奶类及奶制品 300 g,大豆类及坚果 30 ~ 50 g,油 25 ~ 30 g,盐 6 g。宝塔建议的大豆类和奶类的消费量比较高,是针对中国居民膳食中钙的供给普遍低的特点提出的,并把这两类不同的食物合并占据宝塔的一层以引起重视。

宝塔建议的各类食物摄入量一般是指食物的生重。各类食物的组成是根据全国营养调查中居民膳食的实际情况计算的,所以每类食物的质量不是指某一种具体食物的质量。在应用平衡膳食宝塔时要注意几个要点:①确定自己的食物需要;②同类互换,调配丰富的膳食;③合理分配,三餐适量;④因地制宜,充分利用当地资源;⑤养成良好习惯,长期坚持。

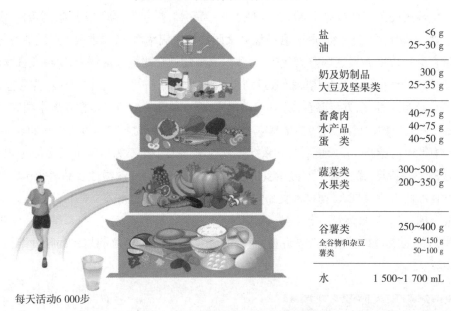

中国居民平衡膳食宝塔（2016）

盐	<6 g
油	25~30 g
奶及奶制品	300 g
大豆及坚果类	25~35 g
畜禽肉	40~75 g
水产品	40~75 g
蛋 类	40~50 g
蔬菜类	300~500 g
水果类	200~350 g
谷薯类	250~400 g
全谷物和杂豆	50~150 g
薯类	50~100 g
水	1 500~1 700 mL

每天活动6 000步

图 7-1　中国居民平衡膳食宝塔

青少年营养

第三节

《中共中央国务院关于深化教育改革，全面推进素质教育的决定》指出："健康的体魄是青少年为祖国和人民服务的基本前提，是中华民族旺盛生命力的体现。"营养是促进青少年健康成长的重要保证。青少年学生处于生长发育期，营养因素无论在智力和健康方面都将对其产生不同程度的影响。同时，这个时期也是行为习惯形成的关键期，因此通过对青少年学生开展营养健康教育，改变错误的饮食习惯，可以达到促进学生健康成长的目的。

一、青少年的生长发育特点

青少年期一般指的是 13 ~ 18 岁，这个时期正是他们体格和智力发育的关键时期。其生长发育的特点表现为：

（1）身高和体重的第二次突增期。青春期体重每年增加 2 ~ 5 kg，个别可达 8 ~ 10 kg，所增加的体重占其成人时体重的一半；身高每年可增高 2 ~ 8 cm，个别可达 10 ~ 12 cm，所增加的身高占其成人时身高的 15% ~ 20%。

（2）体成分发生变化。在青春期以前男生和女生的脂肪和肌肉占体重的比例是相似的，分别为 15% 和 19%；进入青春期以后，女性脂肪增加到 22%，男生为 15%，而此时男生增加的瘦体重(即去脂体重)约为女生的两倍。

（3）性发育成熟。青春期性腺发育逐渐成熟,性激素促使生殖器官发育、出现第二性征。

（4）心理发育成熟。青少年的抽象思维能力加强、思维活跃、记忆力强,心理发育成熟,追求独立愿望强烈。心理改变可导致饮食行为改变,如盲目节食等。

二、青少年的营养需要

青少年时期对各种营养素的需要量达到最大值,随着机体发育的不断成熟,需要量逐渐有所下降。生长发育中青少年的能量、蛋白质均处于平衡状态,对能量、蛋白质的需要量与生长发育速率相一致,蛋白质提供的能量占总能量的 12% ~ 14%,脂肪的摄入量占总能量的 25% ~ 30%,碳水化合物的摄入量占总能量的 55% ~ 65%。

青少年骨骼生长迅速,这一时期骨量的增加占到成年期的 45% 左右。青少年期的钙营养状况决定成年后骨量的峰值,每天钙摄入量高的青少年其骨量和骨密度均高于钙摄入量低者,进入老年期后骨质疏松性骨折的发病危险性降低。因此,青少年钙的适宜摄入量应为 1 000 mg/d。青春期男生比女生增加的肌肉更多,肌蛋白和血红蛋白需要铁来合成。而青春期女生还要从月经中丢失大量的铁,需要通过膳食增加铁的摄入量。由于生长发育迅速,特别是肌肉组织的迅速增加以及性成熟,青少年体内锌的储存量增多,需要增加锌的摄入量,肉类、海产品、蛋类等都是锌的良好来源。青春期碘缺乏所致的甲状腺肿发病率较高,故这一时期应注意碘的摄入。其他的营养素推荐摄入量参照《中国居民膳食营养素参考摄入量》。

三、特殊时期的营养需要

（一）复习、考试期间的营养需要及饮食安排

1. 营养需要

复习、考试期间,生活和学习节奏较快,大脑活动处于高度紧张状态,大脑对氧和某些营养素的需求比平时增多。大脑是人体中消耗氧的最大器官,因此,大脑对缺氧非常敏感。当脑细胞活动剧烈或时间过长,会有氧气供应不足的表现,这时大脑将从两个方面进行自身调节。一方面通过扩张血管来增加供血量,增加脑血管与脑组织的接触面。人们在长时间学习时会感到头昏脑涨,这是由于脑血管极度扩张引起的;另一方面,大脑细胞的活动减慢,表现为思维迟钝,甚至打瞌睡。因此,适当休息会提高学习效率。除耗氧量增加外,大脑对某些营养素如蛋白质、磷脂、碳水化合物、维生素 A、维生素 C、B 族维生素及铁的消耗量也会增加。因此,要注意这些营养素的补充。

2. 饮食安排

复习、考试期间的膳食原则有两方面:一是增加蔬菜、水果、动物性食品和豆类食品;二是要摄入充足的蛋白质,尤其是优质蛋白、维生素和铁。

（1）吃好早餐。复习、考试期间,上午的学习负担较重,而血糖是大脑能直接利用的唯一能量。如果不吃早餐或早餐吃不好,上午第三四节课时血糖水平降低,就会产生饥饿感,反应迟钝,

从而影响学习效率。

（2）摄入充足的食物，保证优质蛋白质的摄入。在复习、考试期间可多选用鱼虾、瘦肉、肝、鸡蛋、牛奶、豆腐、豆浆等，这些食物不仅含有丰富的优质蛋白质，还富含钙、铁、维生素 A、维生素 B_2 和维生素 D。鱼虾贝类，尤其是深海鱼含有丰富的 DHA，DHA 可以提高大脑功能，增强记忆，经常吃海鱼可以获得充足 DHA。

（3）每天食用新鲜的蔬菜和水果。新鲜的蔬菜和水果中含有丰富的维生素 C 和膳食纤维，维生素 C 不仅可促进铁在体内的吸收，而且可增加脑组织对氧的利用，这类食物还可以帮助消化、增加食欲。

（4）注意色、香、味的搭配。食物的感观也很重要，色、香、味俱全的食物可促进消化液分泌，增进食欲。糖果和油炸食品会降低人们的食欲，吃多了不易消化，应少吃。

（二）运动时的营养需要及饮食安排

1. 营养需要

运动时，能量的消耗取决于运动强度和持续时间。中、轻度的运动量，对能量的需求和平时的需求基本相同，因此，不需要额外增加食物摄入量，但必须保证能量的充足供应，以确保青少年的生长发育。

在运动时，机体蛋白质的合成和分解代谢加强，蛋白质提供的能量占总能量的 12% ～ 14%。一般情况下，不需要额外增加蛋白质的量，蛋白质过多会增加肝脏和肾脏的负担，酸性代谢物增多，对运动不利。不仅要保证蛋白质足够的数量，还要确保优质蛋白质的摄入，占蛋白质总量的30%。

脂肪的能量含量高、体积小，可以维持饱腹感。饮食中的脂肪不宜过多，太多会影响其他营养素的吸收。脂肪所提供的能量占总能量的 25% ～ 30% 比较适宜，其中饱和脂肪酸的量要小于 10%。

运动中能量的主要来源是碳水化合物和脂肪。碳水化合物容易氧化、耗氧量少，不增加体液的酸度，是运动时最好的能源。因此，运动时在膳食中应摄入充足的粮谷类食物，碳水化合物所提供的能量应占总能量的 55% ～ 65%。

一般运动量时，机体对无机盐和维生素的需要量与平时没有明显差别，但在运动量较大或在高温气候出汗较多时，由于丢失量增加，这时对无机盐和维生素的需要略有增加，应注意补充。

2. 饮食安排

（1）遵循 "均衡营养" 的原则。食物多样化，注意谷类食物和豆类食物的搭配，发挥蛋白质互补作用，多食用豆制品；适当增加动物性食物如肉、蛋、奶的摄入；同时注意，新鲜蔬菜、水果的摄入，其可以补充机体运动时无机盐和维生素的丢失。

（2）保证运动前后及运动过程中水分的充足供应。运动时，体内产生的能量增加，身体主要是通过排汗来调节体温平衡。一般运动时，身体对水的需要和平时没有明显差别，为2 000 ～ 2 500 ml，但在气温高、运动量大、出汗多时，对水的需要量增加。

运动时水的供应要以补足失水量、维持水平衡为原则。为了预防在运动中脱水，在运动开始前喝水 300 ～ 500 ml，来保证体内有充足的水分。运动中和运动后水分的补充，要采用多次少量的方法。一次性大量饮水会增加排尿和出汗,使体内的盐分丢失,还会增加心脏和肾脏的负担。大量饮用白开水还使血液稀释,从而使过多的水分从汗液中丢失,要注意盐分的补充。

（3）合理安排运动和就餐时间。食物一般在进餐后 3 ~ 4 小时从胃内排空。因此,在进餐后两个多小时开始运动比较适宜。运动开始过早,胃内还存有较多食物,在运动中容易引起腹痛、恶心或呕吐等情况;运动开始过晚,运动中会出现血糖降低,影响运动的持久性。由于在运动时体内的血液重新分配,胃肠道的血液相对减少,因此,在运动结束后不要立即进食。应在一小时后进食,至少在运动结束后 30 分钟。

四、青少年的膳食指南

学生时期是人一生中体格发育和智力发展的最活跃时期,在这一阶段,营养是否平衡,膳食是否合理对个体的一生及整个群体的身体素质有着重要的影响。营养均衡是保证学生的生长和智力发育的重要基础。随着我国人民生活水平的提高,学生的营养状况和膳食结构有了明显的改善,但是仍然存在营养素摄入失衡,营养不良或营养过剩的问题。因此,学生的合理膳食结构及良好饮食习惯的建立不可忽视,学校、家庭及社会应当把营养教育作为健康教育的基础。青少年的膳食应注意以下几点。

1. 多吃谷类

谷类是我国膳食中主要的能量和蛋白质的来源,青少年能量需要大,每天需 400 ~ 500 g,可因活动量的大小有所不同。

2. 保证鱼、肉、蛋、奶、豆类和蔬菜的摄入

蛋白质是组成器官增长及调节生长发育和性成熟的各类激素的原料。蛋白质摄入不足会影响青少年的生长发育。青少年每天摄入的蛋白质应有一半以上为优质蛋白质,膳食中应含有充足的动物性和大豆类食物。

钙是建造骨骼的重要成分,青少年正值生长旺盛时期,骨骼发育迅速,需要摄入充足的钙。我国青少年钙的摄入量普遍不足,为此应每天摄入一定量奶类和豆类食品,以补充钙的不足。青少年缺铁性贫血也比较普遍,有些青少年的膳食应增加维生素 C 的摄入以促进铁的吸收。青春发育期的女孩应时常吃些海产品以增加碘的摄入。

3. 参加体力活动,避免盲目节食

近年来,我国大中城市青少年肥胖的发生率逐年增长,其主要原因是摄入的能量超过消耗,多余的能量在体内转变成脂肪而导致肥胖。但是青少年期的女孩往往为了减肥盲目节食,引起体内新陈代谢紊乱,抵抗力下降,严重者可出现低血钾、低血糖,易患传染病,甚至由于厌食导致死亡。正确的减肥方法是合理控制饮食,少吃高能量的食物如肥肉、油炸食品和糖果等,同时增加体力活动,使能量的摄入和消耗达到平衡,以保持适宜的体重。

　营养健康教育是一种有目的、有计划、有组织的教育活动,旨在鼓励和帮助人们树立增进营养的意识,传播一定的营养知识,促使人们自愿地采取有益于营养的饮食方式,养成健康的生活习惯,以保护和促进健康,提高生活质量。营养健康教育作为健康教育的重要组成部分,使人们正确地运用营养科学知识和营养与健康关系的知识于饮食实践中。营养健康教育的目的在于减轻和消除影响健康的膳食营养因素,改善营养状况,预防与膳食相关的营养性疾病,进而促进人体健康。

回顾与练习 ——　1.蛋白质的生理功能是什么?

　2.人体对能量的需求有哪些方面?

　3.食物特殊动力作用的定义?

　4.合理营养的基本要求有哪些?

第八章
中医与健康

【学习任务】

初步认识中医与健康的联系;了解中医理论的内容以及其与健康教育之间的关系;了解中医"治未病"的理念与健康之间的关系;了解中医思维的内容以及思维模式与健康之间的关系;初步了解中医的存在和发展与人体健康之间的秘密。

【学习目标】

➤ 理解掌握阴阳、五行、藏象的基本概念与健康的关系。

➤ 理解掌握中医"治未病"的基本概念与健康的关系。

➤ 理解掌握中医思维的基本概念与健康的关系。

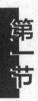

第一节 中医理论与健康教育

中医学是在中国古代的唯物论和辩证法思想的影响和指导下,通过长期的医疗实践,不断积累,反复总结而逐渐形成的具有独特风格的传统生命科学,是中国人民长期同疾病作斗争的极为丰富的经验总结,具有数千年的悠久历史,是中国传统文化的重要组成部分。中医在数千年的临床实践中形成了独特的理论体系,中医护理与现代整体护理模式有着相似的内涵。在开展中医整体护理的过程中,创建有中医特色的健康教育,能充分体现祖国医学的优势,进一步深化整体护理。

一、阴阳学说与健康教育

阴阳学说是在气一元论的基础上建立起来的中国古代朴素的对立统一理论,属于中国古代唯物论和辩证法范畴,体现出中华民族辩证思维的特殊精神。中医学把阴阳学说应用于医学,形成了中医学的阴阳学说,促进了中医学理论体系的形成和发展,中医学的阴阳学说是中医学理论体系的基础之一和重要组成部分,是理解和掌握中医学理论体系的一把钥匙。"明于阴阳,如惑之解,如醉之醒"(《灵枢·病传》)。中医学用阴阳学说阐明生命的起源和本质,人体的生理功能、病理变化、疾病的诊断和防治的根本规律,贯穿于中医的理、法、方、药,长期以来,一直有效地指导着实践,对人的健康教育起着重要的指导作用。

(一)阴阳的含义

(1)阴阳是中国古代哲学的基本范畴。气一物两体,分为阴阳。阴阳是气本身所具有的对立统一属性,含有对立统一的意思,所谓"阴阳者,一分为二也"(《类经·阴阳类》)。阴和阳之间有着既对立又统一的辩证关系。

(2)阴阳范畴引入医学领域,成为中医学理论体系的基石,成为基本的医学概念。在中医学中,阴阳是自然界的根本规律,是标示事物内在本质属性和性态特征的范畴,既标示两种对立特定的属性,如明与暗、表与里、寒与热等,又标示两种对立的特定的运动趋向或状态,如动与静、上与下、内与外、迟与数等,明白了阴阳的含义就能更好地对健康教育进行指导。

(二)阴阳学说在健康教育中的应用

(1)阴阳学说贯穿于健康教育的各个方面,用来说明人体的组织结构、生理功能、病理变化,并指导临床诊断和治疗。阴阳学说在阐释人体的组织结构时,认为人体是一个有机整体,是一个极为复杂的阴阳对立统一体,人体内部充满着阴阳对立统一现象。人的一切组织结构,既是有机联系的,又可以划分为相互对立的阴、阳两部分。

(2)阴阳学说对人体的部位、脏腑、经络、形气等的阴阳属性。总之,人体上下、内外、表里、前后各组织结构之间,以及每一组织结构自身各部分之间的复杂关系,无不包含着阴阳的对立统一。所以说:"人生有形,不离·阴阳"(《素问·宝命全形论》),进行健康教育需要用阴阳学说进行指导。

二、五行学说与健康教育

五行学说是中国古代的一种朴素的唯物主义哲学思想,属元素论的宇宙观,是一种朴素的普通系统论。五行学说认为:宇宙间的一切事物,都是由木、火、土、金、水五种物质元素所组成,自然界各种事物和现象的发展变化,都是这五种物质不断运动和相互作用的结果。中医学把五行学说应用于医学领域,揭示机体内部与外界环境的动态平衡的调节机制,阐明健康与疾病、疾病的诊断和防治的规律。五行学说认为大千世界是一个"变动不居"的变化世界,宇宙是一个动态的宇宙,五行对于人的影响很大,五行的生克制化对健康教育很有帮助。

(一)五行的含义与健康教育

1. 五行的哲学含义

五行是中国古代哲学的基本范畴之一,是中国上古原始的科学思想。"五",是木、火、土、金、水五种物质:"行",四通八达而且又不再是物质和运动,不即不离,亦即亦离,是五种物、五种性、五种能力,故称五德。属于抽象的概念,也是中国古代朴素唯物主义哲学的重要范畴。要运用五行进行健康教育,五德、五种属性、五种能力以教化世人,使身体健康。

2. 五行的医学含义

中医学的五行,是中国古代哲学五行范畴与中医学相结合的产物,是中医学认识世界和生命运动的世界观和方法论。中医学对五行概念赋予了阴阳的含义,认为木、火、土、金、水乃至自然界的各种事物都是阴阳的矛盾运动所产生。阴阳的运动变化可以通过在天之风、热、温、燥、湿、寒六气和在地之木、火、土、金、水五行反映出来。中医学的五行不仅仅是指五类事物及其属性,更重要的是它包含了五类事物内部的阴阳矛盾运动。

(二)五行属性的分类与健康教育

1. 五行的特性

五行的特性,是古人在长期生活和生产实践中,对木、火、土、金、水五种物质朴素认识的基础之上,进行抽象而逐渐形成的理论概念。正所谓因材施教,根据每个人不同的五行属性进行相应适合的健康教育。五行的特性是:

(1)"木曰曲直"。曲,屈也;直,伸也。曲直,即能曲能伸之义,木具有生长、能屈能伸、升发的特性。木代表生发力量的性能,标示宇宙万物具有生生不息的功能。凡具有这类特性的事物或现象,都可归属于"木"。

(2)"火曰炎上"。炎,热也;上,向上。火具有发热、温暖、向上的特性。火代表生发力量的升华,光辉而热力的性能。凡具有温热、升腾、茂盛性能的事物或现象,均可归属于"火"。

(3)"土爱稼穑"。春种曰稼,秋收曰穑,指农作物的播种和收获。土具有载物、生化的特性,故称土载四行,为万物之母。土具生生之义,为世界万物和人类生存之本,"四象五行皆藉土"。五行以土为贵。凡具有生化、承载、受纳性能的事物或现象,皆归属于"土"。

(4)"金曰从革"。从,顺从、服从;革,革除、改革、变革。金具有能柔能刚、变革、肃杀的特性。金代表固体的性能,凡物生长之后,必会达到凝固状态,用金以示其坚固性。引申为肃杀、潜能、收敛、清洁之意。凡具有这类性能的事物或现象,均可归属于"金"。

(5)"水曰润下"。润,湿润;下,向下。水代表冻结含藏之意,水具有滋润、就下、闭藏的特性。凡具有寒凉、滋润、就下、闭藏性能的事物或现象都可归属于"水"。

根据这五行不同的属性进行健康教育,顺理成章,因材施教,事半功倍。

2. 五行的正常调节机制

五行的生克制化规律是五行结构系统在正常情况下的自动调节机制。(图8-1)

(1)相生规律。相生即递相资生、助长、促进之意。五行之间互相滋生和促进的关系称作五行相生。五行相生的次序是:木生火,火生土,土生金,金生水,水生木。

(2)相克规律。相克即相互制约、克制、抑制之意。五行之间相互制约的关系称之为五行相克。五行相克的次序是:木克土,土克水,水克火,火克金,金克木。

(3)制化规律。五行中的制化关系,是五行生克关系的结合。相生与相克是不可分割的两个方面。没有生,就没有事物的发生和成长;没有克,就不能维持正常协调关系下的变化与发展。因此,必

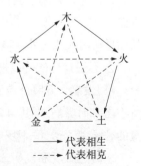

图8-1 五行生克示意图

须生中有克(化中有制),克中有生(制中有化),相辅相成,才能维持和促进事物的相对平衡、协调和发展。五行之间这种生中有制、制中有生、相互生化、相互制约的生克关系,称之为制化。生克制化规律是一切事物发展变化的正常现象,在人体则是正常的生理状态。

3. 五行的异常调节机制

五行子母相及和乘侮胜复:五行结构系统在异常情况下的自动调节机制为子母相及和乘侮胜复。

(1)子母相及。及,影响所及之意。子母相及是指五行生克制化遭到破坏后所出现的不正常的相生现象。如木行,影响到火行,叫作母及于子;影响到水行,则叫作子及于母。

(2)相乘相侮。相乘相侮,实际上是反常情况下的相克现象。

相乘规律:乘,即乘虚侵袭之意。相乘即相克太过,超过正常制约的程度,使事物之间失去了正常的协调关系。五行之间相乘的次序与相克同,但被克者更加虚弱。

相侮规律:侮,即欺侮,有恃强凌弱之意。相侮是指五行中的任何一行本身太过,使原来克它的一行,不仅不能去制约它,反而被它所克制,即反克,又称反侮。

(3)胜复规律。胜复指胜气和复气的关系。五行学说把由于太过或不及引起的对"己所胜"的过度克制称之为"胜气",而这种胜气在五行系统内必然招致一种相反的力量(报复之气),将其压抑下去,这种能报复"胜气"之气,称为"复气",总称"胜复之气"。

(三)五行学说在健康教育中的应用

五行学说在健康教育领域中的应用,主要是运用五行的特性来分析和归纳人体的形体结构及其功能,以及外界环境各种要素的五行属性,使中医学所采用的整体系统方法更进一步系统化。

1. 脏腑的生理功能与健康教育的关系

(1)人体组织结构的分属。中医学在五行配五脏的基础上,又以类比的方法,根据脏腑组织的性能、特点,将人体的组织结构分属于五行,以五脏(肝、心、脾、肺、肾)为中心,以六腑(实际上是五腑:胃、小肠、大肠、膀胱、胆)为配合,支配五体(筋、脉、肉、皮毛、骨),开窍于五官(目、舌、口、鼻、耳),外荣于体表组织(爪、面、唇、毛、发)等,形成了以五脏为中心的脏腑组织的结构系统,从而为脏象学说奠定了理论基础。

(2)人体与内外环境的统一与健康教育的关系。事物属性的五行归类,除了将人体的脏腑组织结构分别归属于五行外,同时也将自然的有关事物和现象进行了归属。例如,人体的五脏、六腑、五体、五官等,与自然界的五方、五季、五味、五色等相应,这样就把人与自然环境统一起来。从而反映出人体内外环境统一的整体观念。

2. 五脏病变的传变规律

(1)发病。五脏外应五时,所以六气发病的规律,一般是主时之脏受邪发病。由于五脏各以所主之时而受病,当其时者,必先受之。所以,春天的时候,肝先受邪;夏天的时候,心先受邪;长夏的时候,脾先受邪;秋天的时候,肺先受邪;冬天的时候,肾先受邪。

主时之脏受邪发病,这是一般的规律,但是也有所胜和所不胜之脏受病的。气候失常,时令未到而气先至,属太过之气;时令已到而气未至,属不及之气。太过之气的发病规律,不仅可以反侮其所不胜之脏，而且还要乘其所胜之脏；不及之气的发病规律，不仅所胜之脏妄行而反侮，即使是我生之脏，亦有受病的可能。这是根据五行所胜与所不胜的生克乘侮规律而推测的。这种发病规律的推测，虽然不能完全符合临床实践，但它说明了五脏疾病的发生，受着自然气候变化的影响。

（2）用于指导疾病的诊断。人体是一个有机整体，当内脏有病时，人体内脏功能活动及其相互关系的异常变化，可以反映到体表相应的组织器官，出现色泽、声音、形态、脉象等诸方面的异常变化。由于五脏与五色、五音、五味等都以五行分类归属形成了一定的联系，这种五脏系统的层次结构，为诊断和治疗奠定了理论基础。因此，在临床诊断疾病时，就可以综合望、闻、问、切四诊所得的材料，根据五行的所属及其生克乘侮的变化规律，来推断病情。

由此可见，健康教育离不开五行理论的指导。临床上依据五行生克规律进行治疗，确有其一定的实用价值。但是，并非所有的疾病都可用五行生克这一规律来治疗，不要机械地生搬硬套。换言之，在临床上既要正确地掌握五行生克的规律，又要根据具体病情进行辨证施治。

三、藏象学说与健康教育

脏与脏象学说的基本概念：脏象，原作臓象、藏象。"象"是"藏"的外在反映，"藏"是"象"的内在本质，两者结合起来就叫作"藏象"。"藏象"今作"脏象"。脏象是人体系统现象与本质的统一体，是人体脏腑的生理活动及病理变化反映于外的征象。脏象是人体内在脏腑机能活动表现于外的征象。中医学考察人体的生命活动时，以功能活动的动态形象为本，而形体器官和物质构成为从，当涉及"器"与"象"的关系时，着重的不是器，而是其"象"，并且以功能之象来界定其器。所以，脏象则以象为本，据象定脏。就这个意义讲，脏象主要指人体内脏机能活动表现的征象。中医学的藏和西医学的脏是完全不同的两个概念，用藏象学说来指导人们进行健康教育应当在中医理论的指导下进行。脏腑的分类及其生理特点如下：

1. 脏腑的分类

根据生理功能特点，脏腑分为五脏、六腑和奇恒之腑三类。

（1）五脏。心、肝、脾、肺、肾合称五脏。从形象上看，五脏属于实体性器官；从功能上看，五脏是主"藏精气"，即生化和贮藏气血、津液、精气等精微物质，主持复杂的生命活动。

（2）六腑。胆、胃、小肠、大肠、膀胱、三焦合称六腑。府通"腑"，有府库之意。受纳和腐熟水谷，传化和排泄糟粕，主要是对饮食起消化、吸收、输送、排泄的作用。

（3）奇恒之腑。脑、髓、骨、脉、胆、女子胞六者合称奇恒之腑。奇者异也，恒者常也。奇恒之腑，形多中空，与腑相近，内藏精气，又类于脏，似脏非脏，似腑非腑，故称之为"奇恒之府"。

2. 脏腑的生理特点

（1）以五脏为中心的整体观是脏象学说的基本特点。脏象学说的研究对象是具有生命活力的人。人体是以五脏为中心的、极其复杂的有机整体。人体各组成部分之间，在形态结构上密不可分，在生理功能上互相协调，在物质代谢上互相联系，在病理上互相影响。

（2）人体的生理病理又与外界环境相通，体现了结构与功能、物质与代谢、局部与整体、人体与环境的统一。以五脏为中心,从系统整体的观点来把握人体,是脏象学说的基本特点。

总的来说,在中医理论的指导下进行健康教育是有理有据且有保障的,脏象学说贯穿在中医学的解剖、生理、病理、诊断、治疗、方剂、药物、预防等各个方面,在中医学理论体系中,处于十分重要的地位。

第二节 中医"治未病"与健康

一、中医治未病思想概述

早在两千多年以前,中医就已经提出了治未病的理论。治未病思想最为经典的部分,并不在于其中医学术上的内容,而是其背后。由于屹立着驳杂而又精彩的古代哲学,治未病思想的辨证哲学内涵才是最值得我们分析研究。中医界同仁多从学术观点阐述治未病思想,认为其理论基奠往往离不开《黄帝内经》与《伤寒论》这两部经典。同时,我们也发现,治未病学术思想其实根植于治未病哲学思想,源远流传,在《易经》《道德经》等诸子经典中也能寻找到其零星闪烁的影子。从某种程度来讲,治未病学说完全可以被当作一种思维模式。

(一)中医治未病思想的形成

"治未病"一词最早见于《黄帝内经》。如《素问·四气调神大论篇》指出:"圣人不治已病治未病,不治已乱治未乱。……夫病已成而后药之,乱已成而后治之,譬如渴而穿井,斗而铸锥,不亦晚乎"。这里所言"治未病"是其最经典的含义,即处于健康状态时,要未病先防。《内经》中还有其他篇章提到"治未病"。如《素问·刺热篇》指出:"肝热病者,左颊先赤,心热病者,颜先赤……病虽未发,见赤色者刺之,名曰治未病。"这里的"治未病"是指在疾病初发之际,症状轻微不明显时(热病首先通过面色赤表现出来),就及时予以治疗。又如《灵枢·逆顺篇》指出:"上工,刺其未生者也,其次,刺其未盛者也,其次,刺其未衰者也。下工刺,其方袭者也,与其形之盛衰者也,与其病之与脉相逆者也。故曰:方其盛也,勿敢毁伤,刺其已衰,势必大昌。故曰:上工治未病,不治已病。此之谓也。"这里的"治未病",主要强调在疾病未发、病后邪气未盛、病后正气未虚时要及时治疗。此后,历代名医无不重视治未病思想的传承与发展,经过不断的实践验证,预防理念和预防措施也逐渐完善和成熟,为我国的疾病防治提供了理论依据和技术支持。三焦辨证与卫气营血两大体系的形成,标志着中医治未病思想体系基本确立。

(二)中国治未病的发展现状

近些年,中医药在亚健康的研究领域已经从理论渊源、亚健康测试量表、病因病机认识和治疗探索、神经网络模型诊断体质分类与测量以及优势病种筛选等方面做了许多工作。简述如下:

1. 体质辨识与基因检测

中华中医药学会在 2009 年 4 月 9 日正式颁布了《中医体质分类与判定标准》,该标准综合应用了中医体质学、文献学、流行病学、心理测量学、数理统计学等多学科交叉的方法,经多学科专家反复论证而建立。2007 年 10 月,深圳华大基因研究院完成了首个中国人基因组序列图谱"炎黄一号"的绘制,为中国人的个体化医疗奠定了基础。随着基因测序技术的成熟和成本的降低,人们能够得到自己的基因组图谱,然后结合体质辨识最终实现从源头与根本上改善生存质量。将使"对症下药"更加精确,真正实现医疗个体化。

2. 舌诊在"治未病"中具有预警的重要作用

体现在未病先防阶段,周小青等通过舌苔研究,对受试者自主神经功能进行综合评判。结果表明,不同舌苔者自主神经平衡指数明显不同,各类舌苔中,光剥苔 > 花剥苔 > 黄厚 > 白厚 > 薄黄 > 正常 > 薄白苔,表明其交感神经活动由以上顺序依次减弱而迷走神经活动依次相对增强。在既病防变阶段以治疗肝病为例,乙肝患者舌质淡胖苔白腻,为脾虚湿困,应重用健脾化湿药,若舌苔转为正常,则化湿药减量,以免伤阴,此时应重用扶正解毒药。早期肝硬化多见舌质黯红,舌体较胖或边有齿痕,提示肝郁脾虚,治宜疏肝健脾。刘洪宇等对 118 例子宫肌瘤患者及 118 例正常人舌质和舌下脉络进行对比观察,发现子宫肌瘤患者舌下络脉变化明显高于正常对照组,差别有统计学意义($P < 0.01$);同时观察到两组舌质变化情况,子宫肌瘤组舌淡者人数明显低于对照组,而子宫肌瘤组的舌红、暗(或紫)舌人数又明显高于对照组,差别均有统计学意义($P < 0.01$),提示血脉瘀阻、气阴两虚是子宫肌瘤的重要病变之一。

3. 膏方等中医药适宜技术的开展

2011 年 1 月 11 日中华中医药学会举办新闻发布会,发布《膏方》《药酒》《穴位贴敷》《规范砭术》《艾灸》《少儿推拿》《脊柱推拿》《全身推拿》等八种中医养生保健技术规范,对实现中医养生保健技术的科学化、规范化,提高中医养生保健技术服务的质量安全性有积极意义。随着中医药的现代化,膏方等中医药技术的改进、研发与应用已成必然,其在中医"治未病"尤其是亚健康调理中的作用也必然被提升到更高的层次。

(三)中医治未病思想的意义与特点

中医治未病思想理论包含未病先防、既病防变和愈后防复三层意义,与西医的预防理论相比,更加重视内因与个体,重视情志因素的影响,强调天人合一,提倡防治一体。

中医治未病,用现代的语言直译过来就是"疾病尚未发生的时候就采取治疗手段",从这个解释来看,中医"治未病"的"治"字,其实就是"预防"的意思,因为没有疾病,便谈不上治疗,可见古人在这里是用"治疗"指代"预防"。但是,中医以"治未病"为代表的这种预防思想,起源很早,最早可以追溯到《周易》,书中的"君子以思患而预防之"就提出了预防的思想;始于先秦,多人增补,成于西汉的中医经典著作《黄帝内经》则在其《素问·四气调神大论》中明确提出了"治未病"的医学概念,确立了预防的主导地位,并在《灵枢·逆顺》中认为:"上工,刺其未生者也,其次,刺其未盛者也,其次,刺其已衰者也。"以针刺为例具体说明了"治未病"的内涵。与之相对照,在西方医学史上,虽然公元前 4 世纪希波克拉底的《空气、水和土壤》一书中有疾病预防的思想,但直到 18 世纪,才出现了以个体为对象的疾病预防的科学,当时称为卫生学。而这一概念,到 19 世纪末 20 世纪初,才被真正重视并由此确立了预防的主导地位。可见,中医"治未病"概念的提出比西医"卫生学"的提出超前了近 2 000 年。这一结果说明,在近 2 000 年的历史时期,中医的"预防学术"较之西医是人无我有的。《黄帝内经》认为能"治未病",将疾病扼杀在萌芽阶段,使疾病不发生,是最高明的医生才能达到的治疗境界,把预防作为了医生最高层次追求,这与现代医学提倡的治疗重点由临床向预防转变的思想有着惊人的相似性,《黄帝内经》早在 2 000 多年前便提出"治未病"的中医预防思想,在当时极具超前性。由于《黄帝内经》对"治未病"的重视,中医学者在 2 000 多年的时间内着力继承、发展、创新了"治未病"的学术思想。因而可以认为,"治未病"的悠久历史为中医学的重要特色。

中医"治未病"之核心思想——"预防"思想,实际上就是把养生防病作为主导思想。所谓"养"乃保养、调养、补养、护养之意;所谓"生"乃生命、生存、生长之意。"养生"的内涵,一是如何延长生命的时限,二是如何提高生活的质量。其内容是丰富的,复杂的。但其目的就是使人们摆脱疾病的困扰,掌握健康长寿的主动权。而健康不仅是指没有疾病,而是在人身体上,精神上,社会适应能力上的完满状态。健康应该包括良好的生理状态、心理状态和社会适应状态。"治未病"是中医学的健康观,是中医学奉献给人类的健康医学模式。中医"治未病"的理论与方法将引领"健康维护"的方向。但是,中医"治未病"的实践是伟大的社会运动,是一个社会问题。中医药以其独特的诊断治疗体系,在早期发现疾病、采用多种手段对疾病进行干预和治疗等方面有显著优势。中医历来强调"治未病",由于具有简便验廉的特点,并以其切实的疗效在国际预防医学领域获得了较为广泛的认可。

中医学根植于深厚的中国传统文化,具有鲜明的特色,其认识疾病的视角和理论与西方医学存在着本质差异,不容置疑的疗效使其蜚声海外。据世界卫生组织统计,目前,全世界有 40 亿人在使用中草药治病。2012 年,中国工程院院士王振义和中国科学院院士陈竺获得第七届圣捷尔吉癌症研究创新成就奖。2015 年,屠呦呦获诺贝尔生理学或医学奖,这都标志着中医药以现代化的姿态逐步走向世界。中医治未病思想理念包括:"未病先防、已病防变、病愈防复",并强调养生保健,以促进健康状态的维持和提高。相对于主要依赖医疗器械诊断检查器质性病变的西医学,中医学对人体功能性疾病的判断能力令医疗卫生界折服。如何预防和控制疾病已成为广受国内外专家学者关注的焦点,利用中医的治未病理论来研制对功能性疾病的诊断将是当今医疗卫生界的一个热门项目。美国明通大学校长张绪通博士说:"中医药国际化的热情外国人比中国人高,西方国家的决策者们把'中医药国际化'看成一场对中国的商战。"而宋晓亭认为:中医药是中国有优势的资源,应当加以重点保护;传统医药知识的价值还没有在现行知识产权制度下体现;中国中医药科研机构和企业对知识产权法律运用还缺乏经验。这些都是在中医药学走入世界所应该积极应对的。

▌▌二、中医"治未病"思想与健康的关系

中医"治未病"理论就是以健康为核心,防患于未然,即无病养生以维持健康,欲病救萌以防微杜渐,已病早治以防其传变。病后调摄以防止复发。传统中医药以其丰富的养生保健预防

医疗理论基础和实践手段,应用于我国疾病预防控制工作。

(一)中、西医有关健康和疾病认识的比较

从广义上来说,中、西医对于疾病的认识是一致的,但从狭义上来说,也就诊断疾病的侧重点是不同的。中医更强调功能上的失调,多根据机体所表现出来的外在的宏观征象进行判断,因此,书中记载的很多疾病的名称是以主症命名的,从西医学角度看就是症状。而西医学更重视机体内形态、结构方面的改变,当然也有属于功能改变而导致的疾病者。其所言疾病,一般来说有较为明确的病因和发病机理。假设中医的"无病"与西医的"健康"范畴一样大的话,西医学疾病的范畴比中医的"已病"小,只是部分中医的"已病"。亚健康的范畴涵盖了中医的"欲病"和部分"已病"。

(二)健康属于中医"治未病"的范畴

健康在其所反映的理念早在中医《黄帝内经》时代的"治未病"思想中就有体现,也就是要重视疾病的预防,提高健康质量及生活质量。健康状态的范畴不等同于中医广义"治未病"中的未病,但属于中医"治未病"的范畴,与中医所言"欲病"的状态最为接近,但可能包括一部分"已病"的内容,这是因为中医所言病主要根据症状进行判断的缘故,它比西医疾病的范畴要大。

(三)"治未病"可指导健康的临床辨识及干预

如果身体状况的机理不明确,就无法采取有针对性的干预措施。健康是一个很大的概念,其范畴相当大,在当前来说对于其分类及判断(或诊断)存在着很大的困难。而中医的"治未病"已有两千多年的历史,中医理论体系侧重于从宏观表现来认识和辨识、判断机体的状态。中医"治未病"的思想为健康的调摄指明了方向,其理论体系可指导健康的临床辨识及干预,其优势具体表现为以下几个方面:

(1)中医"天人相应""形神合一"等整体观的思想为健康的辨识与干预提供了理论依据。

(2)中医"三因制宜"的思想为健康人群的个体化诊疗提供了基本原则。

(3)中医"四诊合参"的诊察手段,有利于对健康状态的早期诊察。

(4)中医体质学说与辨证理论有利于对健康状态的辨识与分类。

(5)中医丰富多样的治疗方法和技术为健康的干预提供了手段。

(6)中医科学的养生理念及丰富的保健手段可运用于健康的预防和调摄。

(四)开展健康研究可丰富和发展中医"治未病"

开展关于健康的研究,将进一步促进对中医"治未病"的研究与实践,促进中医药健康保健服务体系的建立,体现了我国卫生事业重点前移的战略思想。"上工治未病"已经提出几千年,不是"重在预防",而是一种治疗策略。通过对健康的研究,集中、西医的精华和优势,将这种朴素而先进的理念和当代先进的研究方法和技术有机结合,促进人们对中医"治未病"更深入的理解,使中医的"治未病"从理念、思想发展成为看得到的、更容易被世人接受的、具有丰富内涵的理论体系及中医未病学学科,在疾病预防和保健中发挥其应有的作用。

现代医学健康管理主要通过控制人们生活方式中的健康危险因素和行为,来有效降低危

险因素，达到维护人们健康的目的。而中医治未病以"防"作为其核心，充分体现了"预防为主"的先进理念。强调应重视疾病的早期诊断治疗，及早发现，及时治疗，从而达到"治未病"的目的。中医"治未病"的医学思想充分体现了身体健康理念，为身体健康提供了应用支撑。因此，中医治未病思想与健康是统一的。在贯彻健康管理的实践中，发挥治未病思想的引领作用，发挥中医药"简、便、廉、验"的特点，通过辨体施膳、辨体养神、起居调摄、运动养生、经络养生等健康手段，从源头上防止或延缓疾病的发生与恶化，有效节约卫生资源，彻底解决"看病贵""看病难"等突出社会问题，而且还可以有效提升生命质量，增强国民身体整体素质，实现社会的和谐和可持续发展。

而中医"治未病"思想的传承和发展在我国历史悠久，文化底蕴深厚，更容易被社会接受，也更便于为民众服务。中医"治未病"强调疾病的预防，其理论和实践恰恰契合新医疗卫生服务模式预测性、预防性、个体化、参与性等要求和标准。因此，中医治未病是具有中国特色的健康管理。

第三节 中医传统思维与健康

一、象数思维与健康

象数思维，指运用带有直观、形象、感性的图像、符号、数字等象数工具来揭示认知世界的本质规律，通过类比、象征等手段把握认知世界的联系，从而构建宇宙统一模式的思维方式。

象数思维将宇宙自然、社会历史、生命人心的规律看成是合一的、相应的、类似的、互动的，借助太极图、阴阳五行、八卦、六十四卦、河图洛书、天干地支等象数符号、图式构建万事万物的宇宙模型。"象数"不是单一的、单纯的人或事物的符号模型，而是涵括了天、地、人即宇宙万事万物的符号模型，具有鲜明的整体性、全息性。象数思维以物象为基础，从意象出发类推事物规律，以"象数"为思维模型解说、推衍、模拟宇宙万物的存在形式、结构形态、运动变化规律，对宇宙、社会、历史、人生、人心、生命……做宏观的、整合的、动态的研究，具有很大的普适性、包容性。

象数思维对中国古代自然科学、生命科学，尤其是对中医学产生了极为深刻的影响。无论是临床实践还是理论探讨，中医学均离不开"象数"思维。可以说，象数思维涵盖并体现了中医学整体、中和、变易、直觉、虚静、顺势、功用等思维的特点，是中医学思维方法的核心。象数思维在中医学中的应用表现在藏象、病机、诊断、治则、本草、针灸等方面。

(一)象与数

"象""数"对称，最早见于《左传·僖公十五年》："龟，象也；盆，数也。""象数"一词连用，大约出现在汉代。《易纬·乾坤凿度》说："八卦变策,象数庶物,老天地限以为则。"象与数的统一是象数思维的重要特点。象、数密不可分,象中含数,数中蕴象。《周易》六十四卦每一爻阴爻称六,阳爻称九,爻象中蕴含着数;八卦布列八方,乾一兑二离三震四巽五坎六艮七坤八,八卦中蕴含着数;《易传》中的天数为奇为阳、地数为偶为阴,将数与阴阳之象联系了起来;《尚书·洪范》:"一曰水,二曰火,三曰木,四曰金,五曰土。"将数与五行之象联系了起来。宋代象数学各家在河图、洛书与先、后天八卦的配法上所做的努力,都是力图将河洛之数与八卦之象结合在一起。在象数学家眼里,"数"与"象"都是表述事物功能、属性、关系及其变化规律的符号。

(二)象数思维

象数思维是象思维和数思维的合称,通过卦爻、阴阳五行、天干地支、河图洛书、太极图以及奇偶数字(例如:东汉许慎在《说文解字》中就很好地说明了"一"至"十"自然数的象数含义:"一,惟初太始,道立于一,造分天地,化成万物。……十,数之具也。一为东西,丨为南北,则中央四方备矣。")等象数模型来认识宇宙万物的存在方式、变化规律,推演宇宙自然变化大道。象数思维涉及天人之理、万物之理、性命之理等,是中华民族最为古老的、最为实用的、最具生命力的思维方式之一。象数思维方法实际上就是通过象和数进行比类的思维方法。

"类"指性状、功能相同或相近的一类事物,《墨经·大取》说:"夫辞以故生,以理长,以类行也……以类行也者,立辞而不明于其类,则必困矣。""辞"即是语句、命题;"故"是论据、理由、条件;"理"是普遍性规律;"类"是一个名词,指同类事物。"比类"指性状、功能相同或相近的事物,则可归为一"类",并可依"类"旁推一切万物。

《周易·同人·象传》提出"君子以类族辨物",《周易·系辞上》更是明确提出"方以类聚,物以群分","引而伸之,触类而长之,天下之能事毕矣"。《周易·系辞下》论述八卦的功能是"以通神明之德,以类万物之情",即通过"八卦"象数模型把认识主体与认识客体据象归类后结合起来。象数思维既可以把纷纭繁杂的事物通过取象、运数梳理、分析出特定的"类",统率于固定的象数模型之中,又可以归纳出万事万物统一的、同构的"理",借助象数模型推测、演绎出同类事物的变化、生成之"理"。这就是"取象运数,比类求理"的方法。

象数思维归类的方法不同于西方逻辑归纳法与演绎法,它是归纳与演绎的合一,把纷纭繁杂的事物归为有限的几类,如阴阳、八卦、五行等,是一种归纳法;而依据象数模型去推测同类中其他事物的情况,则又是一种演绎法。"象数"是一个媒介,有双向功能,既有将万事万物纳入自己这个框架的功能,又有以自己这个框架去类推、比拟万事万物的功能。"取象""运数"的方法,将看似互不关联的、毫无相通之处的事物有机地联系在一起,建立起意象与物象、物象与物象之间的普遍联系,把原本复杂纷繁、互不连贯的宇宙万物加以整合,使之系统化、简约化。

象数思维对中医学的形成和发展具有十分重要的影响。中医通过类推脉象、面相、声音之象、形体之象、华彩色泽之象等得到藏象、证象,来说明人体内在的脏腑气机和病理变化。中医学通过表现于外、能够被人们直观观察到的"物象",如:五脏开窍于五官之象、脉象、舌象、声象、针灸感传之象等,比类概括出有限的几种"意象",如:阴阳之象、五行之象、藏象、证象、六经传变之象、四气五味之象、五运六气之象、九宫八风之象等。中医学通过象数模型取象而得出的概念多为意象性的概念,与现代医学纯抽象概念相比,既包含某种客观的象征含义即理性归类的成分,又渗透着某种主观的感性划分的成分,具有全息性、功能性、形象性、简明性、灵活性等特性。

"象数思维"即取象比类思维方式,取象比类思维方式与现代科学方法论中的类比思维相似,是类比与归纳、演绎、分析、综合、假说、想象等逻辑思维方法共同构成自然科学研究的主体方法。相比而言,西方自然科学研究中更多使用了归纳、演绎的逻辑推理方式,而"象思维"的思维方法,则在中国古代自然和社会科学研究中有更广泛的应用。

二、具象思维与健康

(一)具象思维的概念

具象思维是个体对其意识中的物象资料进行有目的加工(构建、运演、判别)的操作活动。这个定义有两个要点:首先,物象是具象思维操作的媒介。物象不同于形象思维的表象,也不同于抽象思维的语言,它是感知觉本身,是具象思维区别于形象思维和抽象思维的本质特征。其次,具象思维是有目的的操作活动,即主动操作。如前所述,具象思维是动作思维发展提高的结果,而原本的动作思维可以向两个方向转化,只有对物象资料进行有目的的加工操作,动作思维才可能转化为具象思维,有目的的操作体现了主动性。

(二)具象思维的操作

动作思维是具象思维的初级阶段,特点是被动性,这种具象思维与生俱来。高级阶段的具象思维则需要后天的学习和锻炼,特点是主动性,其操作的基本过程包括构建物象和运演物象两个步骤以及贯穿于这两个步骤始终的判别物象。

(1)构建物象。物源性的物象是指客观外界刺激而引起的感觉,例如身处火边感觉到热。心源性的物象需要通过主观诱导产生,借助于抽象思维和形象思维。例如,本研究设置的思维主题之一是"我正用口唇品尝冰棍",默念这句话是抽象思维,想象其画面是形象思维,而体验吃冰棍的感觉是具象思维。气功锻炼常常使用具象思维,如《文始真经》曰:"气缘心生,犹如内想大火,久之觉热;内想大水,久之觉寒。"这也是用形象思维诱导具象思维的例子。

(2)运演物象。运演物象是对已经构建起来的物象进行变革加工的过程,它是一切具象思维,包括高级阶段和低级阶段具象思维操作的主要内容,包括对物象的时空运演和属性运演两个方面。如上例品尝冰棍在口唇周围冰凉的感觉随时间延续一直存在,并不断地扩展到整个口腔、面颊,乃至内脏、身体的各个部位,这就是时空运演过程;而细细品味这种冰凉感的凉中带甜、冰凉润滑等性质和强度,则是属性的运演过程。又如上例想象水火,水之寒意与火之热意随时间延续不停,并可能由局部向全身,乃至周围扩充,就是时空运演过程;而温热和寒凉的暖意融融或凉风习习等强度和性质的体验,则是属性运演的过程。

(3)判别物象。判别物象即是根据思维目的的要求,限定构建物象和运演物象两个步骤的方向、规范、规模、进度,它具体落实于这两个步骤之中,而又超越于它们之上,对它们实行全面驾驭。把握好度,是构建物象和运演物象的关键,实际就是判别物象。这个度,既有程度的意思,又有进度和方向的意思。既不能不足,又不能过度。如上例意想寒凉或温热,既不能冰寒刺骨或大汗淋漓,也不能没有明显的温热或寒凉感,否则不能达到构建、运演物象的目的。

在上述具象思维操作的步骤中,构建物象是基础,运演物象是过程,而判别物象则是对二者的把握。具象思维是体验科学方法论的起点,是体验科学特征性的认知方式。所谓体验科学,是指科研中观察认识的对象不是客观的,而是主观的,观察者通过对自身体验的研究而认识世界。起始于主观经验的认知方式和遵循于辩证逻辑的思维推理,是体验科学方法论认识过程的两大基本特征。可见,主观体验的认知方式是体验科学的首要特征,而具象思维作为意识直接把握感知觉的方法,恰恰是获取主观体验的主要手段,因此,具象思维成为体验科学的特征性思维形式与认知方式。传统中医药学是最典型的体验科学,内证体悟等具象思维形式是中医药学术产生和发展的重要方法,也是对中医药基本理论的直接认知途径。中医药学对事物的认识,既有主观体验又有客观分析,且往往是在主观体验的基础上进行客观分析,因此,中医药学的思维形式并不排斥抽象思维、形象思维,但是以具象思维为基础,也即具象思维是中医药学基本的思维形式。中医药基本理论的产生、形成与发展,离不开历代中医先贤对人体生命活动和自然、社会这一整体的直接感应与深刻体悟,具象思维形式为中医药学基本理论的形成提供了最初的和首要的认识方法。中医药学所蕴含着的"人秉天地之气生,四时之法成"的人与自然和谐共生观,"人与天地相参"的道法自然观,"不治已病治未病"的预防保健观,"心者君主之官,神明出焉""主明则下安,以此养生则寿"的调心养生观,因时因地因人制宜的整体辨治观等诸多先进的基本理念的形成,与中医药所独具的以感知体悟为主的具象思维模式,有着密不可分的联系。"神农尝百草"的中药起源说和中药"四气五味"的药性论,均体现了古代药学家们从感觉体验角度识别中药的思维方式;中医"望闻问切"的诊断方法,也无不是以具体的感知觉为先导和基础的。因此,无论从传承还是创新的角度来看,对中医药学的深入研究,均离不开对具象思维的研究。

在传统中医药学术体系中,以具象思维形式捕捉来的主观体验有两个发展方向。一是继续保持思维的感性性质,对感知觉本身进行被动或主动操作。这一发展方向体现在切脉、推拿等诊断和治疗的操作技术上,而其发展的高级阶段则以传统中医养生保健领域的自我调节技术为代表。例如,中医气功学中调心、调息、调身的种种操作技术,无不建立在具象思维形式的基础上,不懂得这一高级阶段的具象思维,就无法科学地理解气功。二是将捕捉的主观经验抽象化,使具象思维转化为遵循辩证逻辑的抽象思维。这个方向的发展形成了传统中医基础理论和临床辨证论治体系。

三、整体思维与健康

(一)整体观对中医学的影响

古时候,人们对自然界的认识具有直观的、综合的特点,习惯于将自然界(天)和人视作一个浑然整体,从总体上把握事物本质,综合地驾驭它们的整体联系和某些共同规律。中国传统哲学,不论儒家、道家、名家、阴阳家或其他各家,都强调整体思维。整体是一个近代的名词,在古代称之为"一体"或"统体"。中国古代宇宙观认为:"四方上下谓之宇,往古来今谓之宙"(《尸子》),天地(无限的空间)是个统一体,古今(无限的时间)是个统一体,宇宙(无限的时空)是个统一体,人与宇宙万物是个统一体,人本身也是个统一体。统一体包含许多部分,各部分之间有密切的联系,因而构成一个整体,要想了解各部分,必须了解整体,从整体的视角去把握部分的实质。

中医学在中国传统文化整体观的影响下,把人的生命也看作一个整体。《黄帝内经》受到老子"道生一,一生二,二生三,三生万物"(《老子·四十二章》)以及《周易》"易有太极,是生两仪,两仪生四象,四象生八卦"(《周易·系辞》)元气生成论的影响,把人的生命理解为元气分化生成的过程。如《灵枢·经脉》云:"人始生,先成精,精成而脑髓生,骨为干,脉为营,筋为刚,肉为墙,皮肤坚而毛发长。"原始整体的元气生发和展开形成了人,人的整体是本原性的。

中医学把生命活动作为一个整体运动变化的过程来认识。在形态结构上,认为人是以五脏为中心,通过经络系统把六腑、五体、五官、九窍、四肢百骸等全身组织器官联络成一个有机整体,并通过精、气、血、津液的作用,完成机体统一的生命活动。

《灵枢·五癃津液别》说:"五脏六腑,心为之主,耳为之听,目为之候,肺为之相,肝为之将,脾为之卫,肾为之主外。"中医学认为人体的各个脏腑器官都是相互协调合作的,任何一脏一腑、一官一窍、皮肉筋骨的活动都是整体生命机能不可分割的一部分。机体中的任何功能活动,都是建立在与其他功能活动相联系的基础上,处于统一的形气转化的整体联系之中。许多气化机能的产生是多个脏腑协调合作的结果。每个脏腑组织的正常功能活动,既有赖于又有利于其他脏腑组织的正常机能。

五脏之间有着相互依赖、相互制约的关系。六腑之间也必须相互协调,才能共同完成诸如饮食的消化吸收、津液的输布、废物的排泄、气机的生发运转等一系列过程。经络不仅对联络人体周身组织、器官起了纽带作用,同时又是输送营养、传递信息的通道,《灵枢·本藏》说:"经脉者,所以行气血而营阴阳,濡筋骨,利关节者也。"脏与腑之间通过经脉的络属,以营卫气血的正常运行,实现表里相合。脏腑与体、窍、华、液、志等,也有着相应的联系。

中医精、气、神学说体现了机能与形体的整体性,"阴平阳秘"(《素问·生气通天论》)、"亢则害,承乃制,制则生化"(《素问·六微旨大论》)等阴阳五行理论宏观地揭示了脏腑之间的相辅相成、制约互用的整体关系。在分析疾病的病理机制时,中医学也从这些理论出发,把局部与整体统一起来,既重视局部病变和与之直接相关脏腑的关系,又注重病变与其他脏腑之间的关系,以便揭示脏腑间的疾病传变规律,找到临床治疗的最佳方案。

(二)辨证诊断的整体性

中医的"辨证诊断",包括"审证求因""辨证识机"两方面内容。无论是"望闻问切"四诊合参,还是单纯的寸口脉诊、明堂面诊、手诊、耳诊等,都体现了全息性的整体观念。"审证求因"思维的立足点主要放在六淫、七情等致病因素对人体作用后所引起的机体整体反应状况上,由此来认识病因的性质和特点,予以相应的本草、方剂、针灸或按摩治疗。例如:中医的外感"六淫",可以看作人体患病时整体反应规律的六大类型。对于内伤疾患的论述,同样是通过分析患病机体的整体反应情况来确定和推求发病的本质原因。因为人所处的环境条件是极其复杂的,致病往往是多种因素综合作用的结果。对于每个人的个体差异来说,即使是相同的病因在不同的人身上也会产生不同的反应。而且,原因和结果在一定条件下是可以相互转化的,在疾病发展过程中,我们经常看到原因和结果交替的现象,即原是疾病的结果反成了病情发展的原因。单一地强调某个实体病因(如细菌、病毒等)是远远不够的,往往不能解释临床出现的大量功能性疾病。所以,从认识病因对人体作用后引起的整体变化规律出发进行研究,我们就能够更全面、更直接地把握住疾病的发生及发展规律。

由于五脏六腑、经络百骸在生理、病理上的相互联系和相互影响,决定了中医在辨证识机诊断疾病时,通过观察分析五官、形体、色脉等外在征象表现,借以揣测、判断其内在脏腑的病机变化,从而对患者的病机状况作出正确的诊断。尽管病因多种多样,机体状况各不相同,病机改变千变万化,症状表现千差万别,但中医在长期的临床实践基础上,总结整体联系的最一般的病变规律,宏观地概括出六经、八纲、脏腑、卫气营血等最基本的辩证方法,千百年来,面对临床过程中出现的千奇百怪的疑难杂症,做出了符合中医治疗需要的合理诊断。

(三)对证治疗的整体观

中医学不仅从整体上探索正常人体的生命活动规律、分析疾病的变化规律,而且用整体统一的思维方式针对病证采取相应的治疗调节。中医"证"的概念,是对疾病过程中各种变化的综合分析而产生的,是对机体在疾病发展过程中某一阶段多方面病理特性的总体性本质概括,即是在多种相互关系的综合上,对疾病本质的总体论断。"证"是一个整体变化的概念,它包括了病因、病位、病性、病机、疾病演变的趋势、治疗的原则要求等许多内容。中华人民共和国卫生部《中医临床诊疗术语》中对"证"定义为:证候是机体在病因作用下,机体与环境之间以及机体内部各系统之间紊乱的综合表现,是一组特定的具有内在联系的反映疾病过程中一定阶段本质的症状和体征,是揭示病因、病性、病位、病机和机体的抗病反应能力等的综合概念。

中医治病不仅着眼于"病"的异同,更主要的是从"证"的区别入手。对证治疗就是说针对机体在患病过程中整体反应情况的差异而采取不同的治疗方案,即所谓"同病异治,异病同治""证同治亦同,证异治亦异"。中医学的对证治疗,其实质是从整体变化的相互联系上达到整体调治之目的,是整体治疗观的集中体现。诸如"从阴引阳,从阳引阴""以左治右,以右治左""病在上者下取之,病在下者上取之"等,都是在整体观念指导下而确定的治疗原则。在治病方法上,以中药、方剂为例,对证治疗整体调节的运用如下:

中医使用中药治病,根本在于依据中医理论的指导进行临床用药。中药的四气、五味、升降、沉浮、归经、主治、特效,都是中药整体水平的性能、功用,只有在中医理论的指导下,针对人体阴阳气血偏颇予以相应治疗,才能发挥中药整体调节的优势。方剂应用更是如此。对证施治时,首先要审证求因,其次结合病机具体特点,做出符合实际的诊断,然后依据证候诊断有针对性地立法,或滋阴、或壮阳、或清热解毒、或疏风散寒等。在此基础上,或是选用能够胜任整体治疗功效的成方,并根据具体情况、三因治宜进行加减施治;或是以"君臣佐使"的关系为基础,选择相应性味归经主治的药物组方。方剂应用既要充分考虑"七情合和"相互作用,揣摩玩味各味药在方剂内的地位,形成一个有机的整体,通过整体水平所特有的功效,进行对证治疗,又要根据患者体质、病情,需要采取丸、散、膏、丹等不同剂型并考虑冷服热服、晨服夜服等。

四、中和思维和健康

（一）什么是中和思维

中和思维指在观察分析和研究处理问题时，注重事物发展过程中各种矛盾关系的和谐、协调、平衡状态，不偏执、不过激的思维方法。中和思维发端于《周易》，"中和"一词，最早见于《礼记·中庸》。《中庸》说："中也者，天下之大本也；和也者，天下之达道也。致中和，天地位焉，万物育焉。"在中国哲学中，"中"即中正、不偏不倚，是说明宇宙间阴阳平衡统一的根本规律以及做人的最高道德准则的重要哲学范畴；"和"即和谐、和洽，是说明天、地、人和谐的最佳状态以及人类所共同向往的社会理想境界的哲学范畴。"和"与"中"的概念虽略有差别，但有密切联系，常常互为因果，并举并用。与"中和"相关的概念有中庸、中行、中道、时中、和调、和洽、平衡、平和等，都表达了中和的思维方式。

中和思维的基本特征是注重事物的均衡性、和谐性，行为的适度性、平正性。平衡和不平衡是事物发展过程中的两种状态，所谓平衡就是指事物或现象不偏邪、不越位、不杂乱、不孤立，无过无不及，处在均势、适度、协调、统一的状态，也就是处于中和的状态；反之就是不平衡，就是背离中和状态。《黄帝内经》所说的"阴平阳秘，精神乃治"（《素问·生气通天论》），指的就是健康人体的一种平衡状态。

（二）中和思维对中医学的影响

在组方配伍方面，《素问·至真要大论》指出："主病之谓君，佐君之谓臣，应臣之谓使。"中医组方原则中君、臣、佐、使诸药的配伍，无疑是调和致中的思想。在具体用药组方上，为防止某些药性太过伤正，《黄帝内经》主张应用反佐法以制约其太过，充分体现了在调治过程中"平治于权衡"（《素问·汤液醪醴论》）的特点。在用药剂量方面，《黄帝内经》也非常强调"适中"，中病即止。"补泻无过其度"（《灵枢·五禁》），"无使过之，伤其正也"（《素问·五常政大论》）。这些无不体现了"调和致中"的思维特征。

中医学强调治疗方案、治疗措施必须根据具体情况加以确定，即医疗对象、所处情况等不同，相应的治疗方式也不同，所谓"勿失其宜"，"各得其所宜"。因此，调和致中的思维在中医临床实践应用中还应考虑到季节、地域，以及患者身份、性别、职业等差异，注意时空的调和、人事的调和、治疗手段的调和等。总之，要充分考虑因时、因地、因人制宜，辨证调治。

中医学强调养生防病，应注重调和阴阳，饮食有节，起居有常，清心寡欲，精神内守，旨在使人与自然环境和社会环境保持和谐统一的关系。《素问·生气通天论》不仅认为人体自身须"阴平阳秘，精神乃治"，而且主张只有真正做到"内外调和"，才能保证人体"邪不能害"，并提出"因而和之，是谓圣度"。养生也以"中和"为最佳境界，最终要达到人体形与神、动与静，以及人与自然调和有序的目的。诚如《灵枢·本神》所说："故智者之养生也，必顺四时而适寒暑，和喜怒而安居处，节阴阳而调刚柔。如是则僻邪不至，长生久视。"对此，《素问·上古天真论》有很详细的论述，强调养生要："法于阴阳，和于术数，食饮有节，起居有常，不妄作劳，故能形与神俱，而尽终其天年，度百岁乃去。"养生的具体内容，可概括为六个方面：顺应自然、恬淡虚无、起居有常、食饮有节、节欲保精以及和于术数。上述养生方法,涉及天人关系、精神调摄、起居作息、饮食劳作、房事活动、形体运动等方面,无不体现着中和思维的指导。

本章小结 ——　　本章从中医理论、中医"治未病"、中医传统思维三个方面阐述了中医与健康的关联,在中医理论方面对阴阳学说、五行学说和藏象学说的概念和运用进行了详细论述。在中医"治未病"方面,从"治未病"概念的形成、发展现状和"治未病"思想的意义与特点等角度着手,论述了"治未病"的整体观念。通过中、西医有关健康和疾病认识的比较,提出了中医"治未病"思想及其理论体系可指导健康的临床辨识及干预,得出中医"治未病"是具有中国特色的健康管理的结论。在中医传统思维方面,对象数思维、具象思维、整体思维和中和思维等主要思维方式的概念和在健康方面的运用以及要求都进行了较为详细的讲解。

回顾与练习 ——　　1. 五行学说的概念和相互作用。

　　2. 中医传统思维包括哪些方面?

　　3. 中医"治未病"在健康管理中是如何表现的?

第九章
健康心理

【学习任务】

　　本章从心理和心理健康概念入手,探讨心理健康的概念和标准,并学习大学生心理健康的基本要求,其目的是让学生妥善处理生活事件与心理压力(应激),提高对挫折的耐受与自我心理调节,明智地选择心理咨询与心理治疗,正确对待神经症,防止精神失常和自杀行为。

【学习目标】

➤ 能够了解心理和心理健康概念和多种评价标准。

➤ 能够掌握大学生心理健康评价标准。

➤ 能够学会处理健康的人际关系。

➤ 能够理解情绪与健康、压力与健康之间的影响。

第一节 心理健康概念与标准

　　心理健康是现代健康概念中的一个重要方面,它与生理健康相互影响、相互促进,共同维护着人类的整体健康水平,然而,心理健康的含义目前尚无定论。随着社会的发展和人类对自身认识的深化,人们对健康概念的认识不断丰富和完善。在现代社会中,健康不仅指生理健康,还包括心理健康、社会适应,三者的和谐统一构成了健康的基础。心理健康的标准是动态的,不同年龄、不同社会文化、不同时代具有不同的标准。

一、心理健康的概念

　　心理健康是一个较为复杂的心理学概念,关于其定义,各家的观点不同,定义也有差别。1946 年召开的第三届国际心理卫生大会把心理健康定义为:"心理健康是指在身体、智能以及情感上,在与他人的心理健康不相矛盾的范围内,将个人心境发展成最佳的状态。"在本次大会上还提出了心理健康的四大标志:①身体、智力、情绪十分协调;②适应环境,人际关系中能彼此谦让;③有幸福感;④在工作中,能充分发挥自己的能力,过着有效率的生活。英格里希提出:心理健康是指一种持续的心理状态,当事人在这种情况下,能有良好的适应能力,有生命的活力,并能充分发挥其身心潜能,这是一种丰富的积极的状态,不只是没有心理疾病。阿可夫认为心理健康是指具备"有价值心质"的人,包括:①幸福感;②和谐;③自尊感;④个人成长(潜能充分发展);⑤个人成熟;⑥个人统整性,指能有效发挥其理解判断力及意识控制力,积极主动能应变;⑦保持与环境良好接触;⑧有效适应环境;⑨从环境中自我独立。

国内外学者从不同角度对心理健康进行了论述,肖汉仕教授认为:心理健康的基本含义是指心理的各个方面及活动过程处于一种良好或正常的状态;郭念峰等认为:所谓心理健康,最概括、最一般地说,是指人的心理,即知、情、意活动的内在关系的协调,心理的内容与客观世界保持统一,并据此能促使人体内、外环境平衡和促使个体与社会环境相适应的状态,并由此不断地发展健全的人格,提高生活质量,保持旺盛的精力和愉快的情绪。迄今为止,对于什么是心理健康还没有一个统一的、公认的定义。《简明不列颠百科全书》将心理健康解释为:"个体心理在本身及环境条件许可范围内所能达到的最佳状态,但不是十全十美的绝对状态。"我国研究者王书荃认为:心理健康指人的一种较稳定持久的心理机能状态。它是个体在与社会环境相互作用时,主要表现为在人际交往中能否使自己的心态保持平衡,使情绪、需要、认知保持一种稳定状态,并表现出一个真实自我的相对稳定的人格特征。她认为如果用简单的一个词来定义心理健康,就是"和谐"。个体不仅自我感觉良好,与社会发展和谐,发挥最佳的心理效能,而且能进行自我保健,自觉减少行为问题和精神疾病。王书荃在《学校心理健康教育概论》中指出,心理健康指的是一种持续的心理状态。在这种状态下,个体具有生命的活力、积极的内心体验、良好的社会适应,能有效地发挥个人的身心潜力与积极的社会功能。刘华山在《心理健康概念与标准的再认识》中指出,心理健康是指一种生活适应良好的状态。

心理健康包括两层含义:一是无心理疾病,这是心理健康的最基本条件,心理疾病包括各种心理与行为异常的情形;二是具有一种积极发展的心理状态,即能够维持自己的心理健康,主动减少问题行为和解决心理困扰。

(1)从广义上讲心理健康是指一种高效而满意的、持续的心理状态。

(2)从狭义上讲心理健康是指人的基本心理活动过程内容完整、协调一致,即认识、情感、意志、行为、人格完整和协调,心理的内容与客观世界保持统一,并据此能促使人体内、外环境平衡和促使个体与社会环境相适应的状态,并由此不断地发展健全的人格,提高生活质量,保持旺盛的精力和愉快的情绪。

简而言之,心理健康是指一种持续且积极发展的心理状态,在这种状态下,主体能作出良好的适应,并且充分发挥其身心潜能。心理健康的个体能够妥善地处理和适应人与人之间、人与社会环境之间的相互关系,具体包括两层含义:①无心理疾病;②能积极调节自己的心态,顺应环境并有效地富有建设性地发展和完善个人生活。其中,无心理疾病是心理健康的最基本条件。

二、心理健康的标准

　　心理活动作为世界上最复杂的现象，决定了其难以检测的特性，而个体之间的巨大差异又使这一特性更加明显。因此，心理健康的评价很难有统一的标准，学者们只好从人们的生理方面、心理活动和社会方面以绝大多数人趋于认同的评价来衡量，以此建立起来的标准就是以所谓的"常模"为参考的，而这种常模是相对的，不是绝对的。各学者提出的心理健康的标准应该说是一种理想的状态，人们很难达到这种状态，所以，更确切地说它是人们在心理健康方面努力的方向。现实当中人们的心理状态是动态的，不是一成不变的，心理健康是一个过程，而不是一种结果，在健康与不健康之间没有十分明确的分界线，只是程度的不同而已，不能说心理健康的人一点心理困扰也不能有，关键要看的是怎样去面对和解决，如果不考虑这些现实特点，心理健康的标准也就变成了僵硬的教条。心理健康的标准，不同学者的观点不同，并且随着社会文化和时代的不同，心理健康标准也在不断地发展和变化。比如，在封建社会，安贫乐道可能是一种理想的保持心理平衡的观念，但是在现代社会，如果安于现状而不思进取，就可能在激烈的社会竞争中被淘汰。

(一)国外学者关于心理健康的标准

1. 马斯洛等提出的心理健康的十条标准

　　①充分的安全感；②充分了解自己，并对自己的能力作适当的估价；③生活的目标能切合实际；④能与现实环境保持接触；⑤能保持人格的完整与和谐；⑥具有从经验中学习的能力；⑦能保持良好的人际关系；⑧适当的情绪表达及控制；⑨在不违背集体要求的前提下，能作有限度的个性发挥；⑩在不违背社会规范的前提下，对个人的需要能作恰如其分的满足。

　　上述十条标准，反映了对人的心理健康的十一个方面的要求，实际上完全符合这十条的人，不超过15%，80%的人都存在不同程度的心理问题，其中5%的人有心理疾病，需要进行治疗。因此如果你有了心理问题并不是丑事，这是80%以上的人都有的，其实在发达国家和地区，包括我国的台湾和香港，有心理问题看心理医生和做心理咨询是一种很体面的事，是一种追求高素质高品位生活的表现。在美国有一句很形象的话："成功人士，都是左手牵着律师的手，右手牵着心理咨询师的手，才能走向成功。"在商品经济社会里，没有法律保护，你就没有真正的人身安全，你的经营或财产就可能得不到有力的保障；没有心理咨询师帮助你，你就可能承受不了激烈竞争带来的心理压力和难以充分发挥自己的潜力，甚至陷入感情困扰和人际冲突中不可自拔，从而享受不了轻松愉快的高品位生活。

2. 坎布斯认为心理健康、人格健全的四种特质

　　①积极的自我观；②恰当地认同他人；③面对和接受现实；④主观经验丰富，可供取用。

3. 奥尔波特认为心理健康的七个方面

　　①自我意识广延；②良好的人际关系；③情绪的安全性；④知觉客观；⑤具有各种技能，并专注于工作；⑥现实的自我形象；⑦内在统一的人生观。

(二)国内学者关于心理健康的标准

1. 黄坚厚认为心理健康的四条标准

①心理健康的人是有工作的,且能将本身的智慧和能力从其工作中发挥出来以取得成绩,同时能经常从工作中得到满足感,因此,通常是愿意工作的;②心理健康的人是有朋友的,乐于与人交往,且常能与他人建立良好的关系,在与人相处时正面的态度常多于反面的态度;③心理健康的人对于本身应有适度的了解,并有悦纳自己的态度,愿意努力发展自身的潜能,对于无法补救的缺陷也能安然接受,而不作无谓的怨忧;④心理健康的人应能与现实环境保持良好的接触,对环境能作正确的、客观的观察,并能作健全的、有效的适应,对生活中的各种问题能以切实的方法解决,而不是企图逃避。

2. 许又新提出的心理健康的三条标准

①体验标准,是指以个人的主观体验和内心世界为准,主要包括良好的心情和恰当的自我评价;②操作标准,是指通过观察、实验和测验等方法考察心理活动的过程和效率,核心是效率,主要是心理活动的效率、社会效率或社会功能;③发展标准,是指有向较高水平发展的可能性,并有使可能性变成现实的行动措施。

3. 林崇德的观点

他认为:"心理健康标准的核心是,凡对一切有益于心理健康的事件或活动作出积极反应的人,其心理便是健康的。"他认为心理健康主要有以下十条标准:①了解自我,对自己有充分的认识和了解,并能恰当地评价自己的能力;②信任自我,对自己有充分的信任感,能克服困难,面对挫折能坦然处之,并能正确地评价自己的失败;③悦纳自我,对自己的外形特征、人格、智力、能力等都能愉快地接纳认同;④控制自我,能适度地表达和控制自己的情绪和行为;⑤调节自我,对自己不切实际的行为目标、心理不平衡状态、与环境的不适应性,能作出及时的反馈、修正、选择、变革和调整;⑥完善自我,能不断地完善自己,保持人格的完整与和谐;⑦发展自我,具备从经验中学习的能力,充分发展自己的智力,能根据自身的特点,在集体允许的前提下,发展自己的人格;⑧调适自我,对环境有充分的安全感,能与环境保持良好的接触,理解他人,悦纳他人,能保持良好的人际关系;⑨设计自我,有自己的生活理想,理想与目标能切合实际;⑩满足自我,在社会规范的范围内,适度地满足个人的基本需求。

4. 郭念锋提出的十个方面

(1)心理活动强度。这是指对于精神刺激的抵抗能力。不同的人对于同一类精神刺激的反应是各不相同的,这就能看出不同人对于精神刺激的抵抗力。抵抗力低的人往往容易遗留下后患,可以因为一次精神刺激而导致反应性精神病或癔症,而抵抗力强的人虽有反应但不致病。这种抵抗力主要是和人的认识水平有关,一个人对外部事件有充分理智的认识时,就可以相对地减弱刺激的强度。另外,人的生活经验以及固有的性格特征和先天神经系统的素质也都会影响这种抵抗能力。

(2)心理活动耐受力。前面说的是对突然的强大精神刺激的抵抗能力。但现实生活中还有另外一类精神刺激,那就是长期反复地在生活中出现,久久不消失,几乎每日每时都缠绕着人的心灵。这种慢性的长期的精神刺激可以折磨一个人整整一生,也可以使一个人痛苦很久。有的人在这种慢性精神折磨下出现心理异常,人格改变,精神不振,甚至产生严重躯体疾病。但是也有人虽然被这些不良刺激缠绕,最终不会在精神上出现严重问题,甚至把不断克服这种精神刺激当作生活的乐趣,当作一种标志自己是一个强者的象征。他们可以在别人无法忍受的逆境中作出成绩。可以把对长期精神刺激的抵抗能力看作一个人的心理健康水平的指标,称它为耐受力。

（3）周期节律性。人的心理活动在形式和效率上都有着自己内在的节律性。比如,人的注意力水平就有一种自然的起伏。不只是注意状态,人的所有心理过程都有节律性。一般可以用心理活动的效率作指标去探查这种客观节律的变化。有的人白天工作效率不高,但一到晚上就很有效率,有的人则相反。如果一个人的心理活动的固有节律经常处在紊乱状态,不管是什么原因造成的,都可以说他的心理健康水平下降了。

（4）意识水平。意识水平的高低往往以注意力水平为客观指标。如果一个人不能专注于某种工作,不能专注于思考问题,思想经常开小差或者因注意分散而出现工作上的差错,我们就要警惕他的心理健康问题了。因为注意力水平的降低会影响意识活动的有效水平。思想不能集中的程度越高,心理健康水平就越低,由此而造成的其他后果,如记忆力下降等也越严重。

（5）受暗示性。易受暗示的人往往容易被周围环境的无关因素引起情绪的波动和思维的紊乱,有时表现为意志力薄弱。他们的情绪和思维很容易随环境而变化,给精神活动带来不稳定的特点。当然,受暗示这种特点在每个人身上都或多或少存在着,但水平和程度差别较大,女性比男性较易受暗示。

（6）康复能力。人的一生不可避免会遭受精神创伤,在精神创伤之后,情绪的波动、行为的暂时改变,甚至某些躯体症状都可能出现。但是,由于人们各自的认识能力不同、经验不同,从一次打击中恢复过来所需要的时间也会有所不同,恢复的程度也有差别。这种从创伤刺激中恢复到往常水平的能力,称为心理康复能力。康复水平高的人恢复得较快,而且不留什么严重痕迹,每当再次回忆起创伤时,他们表现得较为平静,原有的情绪色彩也很平淡。

（7）心理自控力。情绪的强度和表达、思维的方向和过程都是在人的自觉控制下实现的。所谓不随意的情绪和思维只是相对而言的,它们都有随意性,只是水平不高以至难以察觉罢了。对情绪、思维和行为的自控程度与人的心理健康水平密切相关。当一个人身心十分健康时,他的心理活动十分自如,情绪的表达恰如其分,仪态大方,既不拘谨也不放肆。因此,精神活动的自控能力不失为心理健康的一个指标。

（8）自信心。当一个人面对某种生活事件或工作任务时,必然会首先估计一下自己的应付能力。这种自我评估有两种偏差,一种是估计过高,一种是估计过低。前者是盲目的自信,后者是盲目的不自信。这种自信心的偏差所导致的后果都是不好的。前者很可能由于自身力不从心导致失败,从而产生失落感或抑郁情绪;后者可因自觉力不从心,害怕失败而产生焦虑不安的情绪。为此,一个人是否有恰当的自信是衡量心理健康的一个标准。自信心反映的是一种自我认知和思维的分析综合能力,这种能力可以在生活实践中逐步提高。

（9）社会交往。人类的精神活动得以产生和维持,其重要的支柱是充分的社会交往。社会交往的剥夺必然导致精神崩溃,出现种种异常心理。因此,一个人与社会中其他人的交往也往往标志着一个人的心理健康水平。当一个人毫无理由地与亲友和社会中其他成员断绝来往,或者变得十分冷漠时,这就构成了精神病症状,叫作接触不良。如果过分地进行社会交往,与素不相识的人也可以"一见如故",这可能是一种躁狂状态。现实生活中比较多见的是心情抑郁,人处在抑郁状态下,社会交往困难较为常见。

(10)环境适应能力。在某种意义上说,心理是适应环境的工具,人类为了保存个体和延续种族,为了自我发展和完善,就必须适应环境。因为,一个人从生到死,始终不能脱离自己的生存环境。环境条件是不断变化的,有时变动很大,这就需要采取主动性的或被动性的措施,使自身与环境达到新的平衡,这一过程就叫作适应。适应有积极适应和消极适应。前者指积极地改变环境,后者指躲避环境的冲击。有时,生存环境的变化十分剧烈,人对它无能为力,只能韬晦、忍耐,即进行消极适应。消极适应只是形式,其内在意义也含有积极的一面,起码在某一时期或某一阶段上有现实意义。当生活环境突然变化时,一个人能否很快地采取各种办法去适应,并保持心理平衡,往往反映了一个人的心理健康水平。

三、评估心理健康的标准

由于心理健康尚缺乏统一的概念,因此心理健康评估标准具有复杂性的特点,既包含个体差异,也包含文化差异。一般而言,判断个体心理健康与否,主要依照以下几个方面。

(一)经验性标准

个体根据自我的主观感受来判断自我或他人的心理健康与否。经验性标准包括两方面的含义:①个体依据已有的知识和主观体验对自己的心理是否正常作出判断。比如,个体基于对现有知识的理解,对自己的智能活动、情感活动或人格等方面发生的变化而感到不舒适、不适应,感到烦恼而又难以自我调节,因而意识到或认为自己的心理不正常,需要寻求他人的帮助;②观察者依据自己所积累的生活经验或临床经验,对被观察者的心理是否正常所作出的判断。由于个体先天的遗传及后天的环境不同,经验标准更强调其个别差异。同样的生活事件,由于自我认知不同,自我体验不同,自我评价也不尽相同。经验性标准具有较大的主观性、局限性和差异性。

(二)社会适应性标准

社会适应性标准包含两层含义:①以人的心理和行为是否严重违背一定社会公认的道德规范和行为准则为标准。如果一个人的心理活动和行为表现与一定社会公认的道德规范和行为准则相比较,显得过于离奇,不相适应,不为常人所理解、所接受,对其本人的身心健康和社会生活都会产生不良影响,那么这个人的心理和行为就被认为是异常的,不健康的;②以某个人一贯的心理活动和行为表现为依据。比如,平时沉默寡言的一个人,突然,一反常态,夸夸其谈,口若悬河,自我感觉良好;或者一向乐观开朗的人,逐渐变得郁郁寡欢、沉默少语,如此等等都表明这个人的心理和行为发生了异常的变化,形成了病态心理。社会适应性标准是与社会常模即一定社会的道德规范和行为准则与个体心理的常态相比较而言的,因而也不可避免地存在着社会的局限性和差异性。

(三)自身行为标准

每个人在以往生活中形成的稳定的行为模式,即正常标准。最简单的方法就是通过观察自己的饮食和睡眠质量,来判断自己是否处于心理健康的状态。如平日里食欲旺盛,睡眠良好的人突然茶饭不思、辗转反侧,这就说明他出现了暂时性的心理失衡和情绪波动,只要及时分析原因并寻找解决办法就可以恢复健康状态,如果听任其发展,则会进一步发展至心理问题和心理疾病的层面。

(四)体验标准

以个人的主观体验和内心世界的状况,主要包括是否有良好的心情和恰当的自我评价,等等。

(五)操作标准

通过观察、实验和测验等方法考察心理活动的过程和效应,其核心是效率,主要包括个人心理活动的效率和个人的社会效率或社会功能。如工作及学习效率高低,人际关系和谐与否等。

(六)发展标准

着重对人的个体心理发展状况进行纵向考察与分析。

四、正常与异常心理的区别

心理活动正常与异常之间没有明显的界线,其差异是相对的,如同心理健康的标准,由于影响的因素很多,故很难取得一致的意见。但是,目前对判断心理异常与否基本达成共识,即:①心理活动要和现实环境和谐统一;②心理活动本身要和谐统一;③人格要相对稳定。

心理是大脑的机能,是客观事物在人脑中的主观反映,所以,心理活动和行为必须与客观世界保持一致,和现实环境和谐统一;不一致的则是不会正常的,如果你感受到的事物而客观上却不存在,这就是幻觉,而正常情况下心理健康的人是不会出现幻觉的。构成心理活动的认知、情感、意志行为是协调一致的,即什么样的刺激产生什么样的情感和行为,如果在听到令人高兴的事情时却表现出悲哀的言行则是不正常的。人格的形成是缓慢的,一旦形成则又是相对稳定的,表现在生活中的行为模式是稳定的,如果一个一向干净利索的人没有原因地变得生活懒散不修边幅,则是不正常的。根据上述原则,可以从四个方面来区分正常与异常心理:

(一)统计学方面

这是通过各种测量方法,对人的心理特征进行量化后进行统计学处理,根据常态分布的特点,来区分正常与否。大多数人的心理属于正常范围,而两端的极少数为异常。当然,这种区分是相对的,有些心理特征也未必呈常态分布,有些极少数也未必是异常的,如高智商,因此,用统计学方法来区分正常与异常心理时也有一定的局限性。

(二)临床方面

这种方法是将心理障碍当作躯体疾病一样看待,如果一个人的某种心理或行为被疑为有病,就必须找到它的病理解剖成病理生理变化的根据,在此基础上认定此人有精神疾病或心理障碍,其心理或行为表现,被视为疾病的症状,其产生原因则归结为脑功能失调,这一方法为临床医师们广泛采用。

(三)主观感受方面

这是根据个人的主观体验来判断心理状态的方法。一方面,存在心理问题的人均有不同程度的痛苦感,这是一般心理问题和轻度精神障碍者共有的主观感受,但有些严重的精神障碍者不但没有痛苦感,相反还感到高兴甚至表现得欣喜若狂,如躁狂症,当然这种愉快感受是病态的。另一方面是观察者的感受,如观察者把被观察的行为与自己以往经验相比较,从而对被观察者做出心理正常还是异常的判断。

(四)社会适应方面

心理异常者其社会功能常受到不同程度的影响,导致社会适应能力的下降。一般从个人评价和他人评价来判断,只有将两者结合起来对社会适应情况做出综合判断,结果才是客观的、准确的。

五、心理健康的维护

维护与促进心理健康的目的是保持并增进个体的健康状态,培养个体良好的心理素质,增强对各种应激的抵抗力和免疫力,防止不良适应的出现,预防心理疾病的产生,从而使个体能够与周围环境保持和谐的关系,适应不断变化的社会,使自己的潜能得以最大地发挥,最终达到自我实现。人是社会的人,除具有生物属性外还有社会属性,而这种社会属性是由人类特有的心理活动特征决定的,所以心理健康的维护就要从生理、心理和社会三个方面着手。

(一)生理维护

身体健康是心理健康的基础。因此,从孕妇产前的保健开始,个体应进行终身的身体保健。主要内容包括孕妇产前的保健、优生优育、计划免疫、各种疾病的预防(尤其是遗传性疾病和传染性疾病)、提供保证身体健康发育的营养、定期健康体检、尽早发现身体异常现象、锻炼身体、增强体质等。

(二)心理维护

首先要培养健全的人格,关键是要使个体在所处的环境中获得温暖和照顾,受到程度适当的锻炼,得到及时的指导和帮助。其中,婴幼儿期和儿童期的母爱、少年期温暖和谐的家庭环境和逆反心理的处理,在人格的形成过程中起重要作用。此外,锻炼克服困难的能力,增强对生活危机的适应能力,富有爱心及正确的人生观,良好的情绪控制能力,情感自由表达的足够机会,健全的人际关系处理能力等亦不可或缺。

(三)社会维护

具有良好的生活环境和公共设施,可选择的工作机会,良好的社会支持系统,减少可致心理危机的社会压力,和谐稳定的社会秩序,安全的生存空间和诚信友爱的人际关系等有益心理健康的维护。

六、大学生心理健康标准

大学生的普遍年龄一般在 18 ~ 25 岁,就正处于青年中期的特殊群体而言,探讨其心理健康评估标准时主要侧重以下几个方面:相对性、整体协调性和发展性。不同学者对大学生心理健康标准有不同的看法。

(一)大学生心理健康标准之一

迄今为止关于大学生心理健康的标准还没有一个统一的概念。一般有四个标准:一是经验标准。即当事人按照自己的主观感受来判断自己的健康,研究者凭借自己的经验对当事人的心理健康进行判定。二是社会适应标准。以社会中大多数人的常态为参照标准,观察当事人是否适应常态而进行心理是否健康的判断。三是统计学标准。依据对大量正常心理特征的测量取得一个常模,把当事人的心理与常模进行比较。四是自身行为标准。每个人以往生活中形成的稳定的行为模式,即正常标准。事实上,心理健康与否其界限是相对的,企图找到绝对标准是非常困难的,大学生心理健康标准的掌握也同样存在这样的问题。一般认为应掌握三个标准,即相对性、整体协调性和发展性。人们在研究大学生整体心理健康时,应将目光投向发展的健康观,即更多的大学生在发展中面临许多人生的课题,心理危机与心理困难也都是在发展的大背景下产生的。

1. 智力正常

智力指通过改变自身、改变环境或找到一个新的环境去有效地适应环境的能力,综合人的观察力、注意力、记忆力、想象力、思维力、创造力及实践活动能力等方面,是个体学习社会经验和书本经验的能力,并能对所学的经验进行扬弃和批判性吸收,扩大自身的认知结构,推而广之地运用于自我与环境的相互适应之中。智力是大学生学习、生活与工作的基本心理条件,也是适应周围环境变化所必需的心理保证。因此,衡量大学生的智力是否正常,关键在于其是否能正常地、充分地发挥自我效能,即有强烈的求知欲,乐于学习,能够积极参与学习活动。

2. 情绪健康

情绪健康主要指个体能够积极主动地调解自我情绪,其标志是情绪稳定和心情愉快。情绪健康包括合理宣泄及理性调解,并在进行表达、宣泄以及调解时,实现自我需求能与社会需求共同得到满足,同时还能保持情绪的稳定和心情的开朗,做到对生活乐观向上、充满希望。

3. 意志健全

意志是决定个体完成一种有目的的活动时进行的选择、决定与执行的心理过程。意志健全者其行动的自觉性、果断性、顽强性和自制力等方面都会表现出较高的水平。意志健全的大学生在各种活动中会表现出自觉的目的性,能很好地做出决定并运用切实且有准备的方式解决遇到的问题,在困难以及挫折面前,能够采取合理的应对方式,并在行动中控制自己的情绪,而不是采取行动盲目、畏惧困难、顽固执拗的行为。

4. 人格完整

人格是一个较难解释的名词,心理学家不同意对这个问题做出一个简单的回答。《大英百科全书》关于人格的定义是:"每个人所特有的心理—生理状态(或特征)的有机结合,包括遗传的和后天获得的成分,人格使一个人区别于他人,并可通过他与环境和社会群体的关系表现出来。"简言之,人格是个体比较稳定的心理特征的总和。人格完善就是指个人的所想、所说、所做是协调一致的,个体因这个协调一致而呈现出平和、乐观的健康心态。人格完善者具有正确的自我意识,统一的自我同一性,以积极进取的人生观作为人格的核心,并以此为中心把自己的需求、目标和行动统一起来。

5. 自我评价正确

正确的自我评价是大学生心理健康的重要条件,个体在处理学习、人际交往、恋爱、职业规划等各项事务时都离不开正确的自我评价。自我评价包括自我观察、自我认定、自我判断。正确的自我评价能做到恰如其分地认识自己,摆正自己的位置,既不以自己在某些方面高于别人而自傲,也不以某些方面低于别人而自卑,面对挫折与困境,能够自我悦纳、喜欢自己、接受自己,自尊、自强、自制、自爱适度,正视现实,积极进取。

6. 人际关系和谐

深厚的人际关系,是事业成功与生活幸福的前提。其表现为:乐于与人交往,不仅有广泛而深厚的人际关系,而且有知心朋友;在交往中能够保持独立完整的人格,具有自知之明,不卑不亢;可以客观评价别人和自己,善取人之长而补己之短,宽以待人,乐于助人,树立积极的交往态度,交往动机端正。

7. 社会适应正常

这是指个体能积极适应环境并能改善环境。个体对客观环境的认识是正面的、合理的,能够用辩证的观点来看待社会中的正反两面,能够用积极的心态去适应社会并为社会奉献力量,乐于将自我融入社会之中。

8. 心理行为符合大学生的年龄特征

任何心理都是要外显于行为的。大学生是处于特定年龄阶段的特殊群体,应具有与年龄和角色相适应的心理行为特征。事实上,个体的心理健康状况是一条波动的曲线,心理健康与不健康之间并无明显界限,而是一个连续化的过程,在这个过程中,出现心理问题是很正常的,并不是说一旦出现了心理问题就会永远存在或者会加重。因此,在人生的发展过程中面临心理问题是正常的,但是一定要积极应对并加以矫正。

(二)大学生心理健康标准之二

根据国内外学者对心理健康标准的分析和研究,再结合大学生的实际,认为大学生心理健康的标准一般应有以下六点。

1. 正确的自我意识

具有自我反省的自制力,能正确地评价自己。每个大学生只有正确地认识自己,才能正确地进行自我教育,努力地发展自己,把"理想的我"与"现实的我"有机统一起来,做到既不妄自尊大,又不妄自菲薄;既不过分悲观或乐观,又不会陷入不适应困难的窘境。

2. 健全的人格

人格也是一种心理现象。每个大学生只有具备远大的理想和抱负,才能有强烈的事业和责任感,性格坚强而开朗,做到所想、所说、所做是有机统一的、稳定的。

3. 心情轻松愉快

具有健康的情绪。大学生只有经常保持情绪的稳定和愉快,才能使自己心胸开朗、乐观热情。正确对待成功与挫折,控制和调节自己的愤怒、恐惧、忧郁、焦虑,既不患得患失,也不怨天尤人。

4. 和谐的人际关系

个人与他人的关系状况。大学生只有乐于和别人交往,对人尊重、理解,才能与他人、与集体建立起一种休戚相关、安危与共的感情,做到诚恳、谦虚、宽厚待人,既不失去自我,又不怨恨、敌视他人。

5. 坚强的意志

在挫折、困难面前所显示出的个人态度。大学生只有具备坚强的意志、百折不挠的毅力,才能在激烈的竞争中不退缩、不惧怕,做到充分发挥自己的主观能动性,既不盲目冒险,又不墨守成规。

6. 保持与社会协调一致

个人与其所在的环境的关系。大学生只有和现实环境有良好的接触,才会运用各种有效的方法去解决生活、学习、工作中的各种问题,做到自己的思想信念、目标和行为能适应时代的发展,与社会的要求相吻合,既不以个人欲望对抗社会,又不逃避现实。需要说明的是,心理健康不是一种固定状态,具体到每个大学生是各不相同的,即使具体到同一个大学生,不同条件下的心理健康也不尽相同。因此,对个人而言,应当采取具体问题具体分析的态度。

第二节 健康人际关系

一、人际关系概念

人际关系是在社会生活中,人们彼此为寻求满足各种需要而建立起来的相互间的心理关系。人生活在社会中,在工作、学习和生活的实践过程中不是孤立地存在,必然与他人发生某种联系。良好的人际关系使人具有安全感和归属感,有助于确立个人的自我价值,有益于满足个人的亲和需要,是心理上的支持力量,使人感到愉悦和满足,在困难出现时是心理社会支持系统的重要组成部分,可以获得理解、支持和帮助。因此,健康人际关系的建立对心理健康非常重要。

①积极的人际交往,良好的人际关系,可以使人精神愉快,情绪饱满,充满信心,保持乐观的人生态度。一般说来,具有良好人际关系的学生,大都能保持开朗的性格、热情乐观的品质,从而正确认识、对待各种现实问题,化解学习、生活中的各种矛盾,形成积极向上的优秀品质,迅速适应大学生活。②人际交往是个体认识自我、完善自我的重要手段。孔子说过:"独学而无友,则孤陋而寡闻"。人际交往,可以帮助我们提高对自己的认识,以及自己对别人的认识。③人际交往是一种集体成长和社会发展的需要。人际交往是协调一个集体关系、形成集体合力的纽带。而一个良好的集体,能促进青年学生优良个性品质的形成。人际交往是人与人之间的一种互动。良好的人际交往能力是积极向上的,反之,不利于个体的全面健康的发展。

二、人际关系的理论

(一)社会交换理论

霍曼斯等采用了强化心理学原理和经济学原理,将人际交往过程视为商品交换的过程,既有物质商品的交换,也有精神商品的交换。认为各种交往关系都会涉及谋划者的报酬和代价,在商品交换的过程中,人们都是遵循受益最大、损失最小的原则行事,受益越大交往的意向越强,交往的行为就持续得越久,但这种获益最大的交往行为应是互相的,交往的双方都应该感到受益大于损失,至少是受益和损失基本相当,认为交往中存在着一种"分配上的公平"原则,否则交往的关系难以维持。因此提出,人际关系就是个人或团体彼此间寻求满足的一种需要状态。但该理论不能解释人类交往行为中的全部现象,忽视了人的社会性,忽视了人们间的相互帮助、支援、无私贡献,甚至献身的行为。

(二)平衡理论

海德和纽科姆提出的平衡理论认为,人是社会的人,不是孤立的存在,他在现实社会生活中与其周围的环境、人、事件、观念、文化、风俗等各种因素紧密相连并受其影响,人的各种体验都取决于他和这些因素之间的关系如何,这些因素可以用自己、他人和事物来代表,三者之间形成三角关系,三角关系平衡时则自己感到愉快,反之则感到不愉快。不愉快的体验往往作为一种改变不平衡状态的动机,驱使自己变失衡状态为平衡状态,从而改善了人际交往。

(三)社会比较理论

费斯廷格的理论认为,人们交朋友及人们之间交往的目的是为了获得回报,通过交往使自己对事物的认识和态度与他人趋于一致,从而确定自己的感受。人们在对某种事物作出判断之前,往往参考别人的意见并与自己的意见进行比较,而个体更愿意与大多数人的意见相同,这种与他人的经验相比较,从而使自己获得正确感受的做法就是社会比较理论的核心内容。

此外还有自我呈现论、场合交往论、T组理论、人际特质理论、需要理论、归因理论、期望理论、公平理论等。

三、影响人际关系的因素

在人际交往中,人们相互之间的关系有亲疏远近之分,造成这种差异的原因很复杂,但一般认为可以概况为以下几个方面。

(一)需要因素

这是决定人们之间关系的决定性因素,需要性越强,增强关系的内趋力就越大,虽然不能用需要因素来解释人们之间关系的全部问题,但人们在心理、生理、社会方面的需要却是建立人际关系的基础。

(二)距离因素

距离因素是影响人际关系的常见原因,相距越近,关系越密切,距离越远则关系也越疏远。空间距离导致的亲疏变化即使在亲属之间也是如此。

(三)次数频率因素

在相同的情况下,接触的次数多、频度高者,关系则越密切,反之亦然。但是,接触的次数和频度不是越多越好,而是双方认为适宜的程度,过高或过低则双方彼此喜欢的程度都不高。

(四)相似性因素

人们更愿意同与自己相似的人进行交往,正是"物以类聚,人以群分"。如年龄、身高、价值观、理想信念、兴趣爱好、人格特征、行为习惯、社会地位、经济状况等,具有相似性的人志趣趋同,因此参加相同的活动较多,相互了解的机会就多。

(五)互补性因素

互补性是指双方在某一方面或某些方面存在长短、优劣,其互补性可以使双方建立起新的平衡,从而成为好的伙伴。如能言健谈者与沉默寡言者,果敢决断者与优柔寡断者,支配型与服从型等,他们之间的补偿作用容易产生认同感,进而形成稳定的人际关系。

(六)外表因素

生活及工作中,以貌取人的现象非常普遍,说明人的外表因素对人际关系的影响是很大的。良好的相貌、优雅的风度、恰当的举止言谈等都会对人产生好的印象,而愿意与之接近。但外表因素有时不能反映其内在的本质,只有当外表因素与内在的本质相一致的时候才会产生最大的人际吸引力。

(七)人格因素

人格品质是稳定的人际关系的基石,人们喜欢真诚守信的人,即使其外表因素欠佳也愿意和这样的人交往,而虚伪、撒谎的人则令人讨厌,难以与之建立良好的人际关系。

四、增进人际关系的方法

增进人际关系的基本原则是正确处理人际关系,有效调整人际关系,不断改善人际关系和发展新型人际关系。

（一）尊重交往对象，平等相处

尊重他人的人格是人际关系中的基本原则，尊重别人就是尊重自己。只有互相尊重，平等相处，才能相互信任、坦诚相待，才能建立、保持、加深相互之间的关系。在现实生活中，人们对自己的人格能否被尊重非常重视，有时为了人格的尊严甚至不惜代价。

（二）互利互惠，以礼相待

在人际交往中要认识到相互利益的保证是维系长远关系的基础。这种利益可以是物质的，也可以是精神的，如心理上的满足，某种感受，或一种认同等。如果双方的利益基础消失，一方感到自己失去的多，得到的少，就会感到烦恼，则相互间的关系就会淡化，最后终止。所谓的"我为人人，人人为我"就是以互利为基础的。

（三）正确认识心理定势的影响

在人际关系中，人们的交往常受一些心理定势的影响，如光环效应、定势效应、首因效应等。当一个人在某些方面取得了令人敬慕的成就（包括各种优势）后，给人留下好的印象，此时，人们常把一些美好的评价赋予他，往往忽视了其不良的一面，这就是光环效应；当人们认为某个群体具有某种特点并达成共识后，对这个群体中的每个人都用这个特点去评价，如北方人豪爽、南方人精细等，所以，凡是北方人都认为是豪爽的，凡是南方人都是精细的，这就是定势效应；在社会交往中，人们对第一印象最为深刻，不管是好的印象或是坏的印象，一旦形成则很难改变，这就是首因效应。正确认识心理定势的影响，可以使人们减少错误的判断，纠正偏离的观点，从而对事物作出正确的判断和选择。

（四）注意交流的技巧

有无交流技巧是人际关系好坏的关键因素之一。如态度坦诚、善于倾听、恰当的幽默、认同他人、赞赏他人、关心他人、鼓励他人、支持他人、善意的批评、积极的建议、换位思考等。交流技巧没有定式，同一人在不同的时间、地点和环境下，不同的人在相同的时间、地点和场合中，其技巧都有不同，应因人、因时、因地而宜。

（五）增强自身的人际吸引能力

自身的人际吸引能力主要决定于个体的综合素质，其中最重要的因素是人格因素，即人们常说的人格魅力，如诚实、友善、坚毅、助人、博爱、睿智、无私等是人们喜欢的人格品质。而自私、撒谎、心胸狭小、尖刻、固执、霸道、索取、愚鲁、懦弱、刁滑等人格品质则是令人厌恶的，无疑前者的人际吸引能力强，后者的人际吸引能力差。因此，注重自我的人格塑造是十分重要的，很多人推崇的人格决定论就是反映了人格因素在人生中的重要性。

情绪与健康

一、情绪的概念

　　心理学对情绪的定义是,个体对本身需要和客观事物之间关系的短暂而强烈的反应,是一种主观感受、生理反应、认知的互动,并表达出特定的行为。它包含三个方面的含义:①情绪是本身对外界的一种自然反应。情绪没有好坏对错,只是本身需要对客观事物的反应,因此人们要主动接纳自己正在发生的情绪;②情绪是感受与认知的一种内在互动。正面或负面情绪的出现,是自身对需求得到满足或者没有得到满足时的一种生理反应。因此,任何一种情绪的背后,都对应着自身感受与主观认知的一种互动;③情绪会转化为一种特定的行为。情绪是由外而内的感受、互动,然后又由内而外的表现、行动,即外界环境影响并产生情绪,而情绪又会通过特定的表情、语言以及动作表现出来。

　　生理心理学的研究表明,情绪体验常伴有特定的生理学反应。愉快的情绪有利于体内组织与器官功能的正常发挥,对人体的健康状况起到一种维持和促进的作用。而不良情绪对机体的健康状况具有损害作用,如中国远古医学《内经》记载"怒伤肝""思伤脾""恐伤肾"。心脏病、高血压、癌症、胃病、十二指肠溃疡、肺结核、支气管哮喘、月经失调、神经性皮炎、精神病等发病机制都与情绪失调有关。如果不良情绪长时间得不到缓解,则可能导致或加重病情。

二、情绪的特征和功能

(一)情绪的特征

　　情绪作为一种心理过程,具有其自身的特点,主要表现为:①倾向性。即情绪指向了什么,由什么引起的。如一件好事使人心情愉悦;②稳定性。指情绪活动的稳定程度。如情感较情绪的稳定性强;③深刻性。指情绪活动在人的思想和行为中的影响范围和深入程度。如对祖国的热爱和对敌人的仇恨的情感深刻地渗透到人的思想并广泛地影响其行为;④效能性。指情绪对人的行为具有促进作用,是行动的动力。如心情愉快的人工作效率更高,而心情不佳的人工作效率下降。

(二)情绪的功能

　　(1)适应功能。情绪可以使人的身体产生一系列生理反应,从而使人能够以最佳的躯体状态来适应环境或处境的需要。如准备搏斗时,人表现得紧张,呼吸、心跳加快,血压升高等,这些生理的改变使躯体处于适宜搏斗的状态。

　　(2)动机功能。机体行动的动力是由内驱力激活的,内驱力是由机体的需要而产生的,情绪作为行动的动力,具有增强内驱力的作用。如当机体感到饥饿时则产生摄食的内驱力,这种内驱力可能没有足够的力量激发行为,但是,这种机体产生的恐慌感和急迫感会放大和增强内驱力,从而促进摄食行为的发生。

(3)组织功能。情绪影响人的行为,对心理活动的其他方面具有组织协调作用,正性情绪对活动起促进作用,而负性情绪则相反。

(4)信号功能。情绪具有传递信息的功能。这种功能是通过表情来实现的,如哭泣表示悲伤、微笑表示友好、怒目表示愤怒等。

三、情绪的控制

人类情绪的特点之一就是可以根据个体的需要加以控制。情绪控制的目的是生存和需要,是为了更好地适应环境,科学地控制情绪有益于健康。情绪控制的基本方法主要包括以下几个方面。

(1)修身养性主要通过提高个人的心理素质来增强控制情绪的能力。要心胸开阔,宠辱不惊,谦虚礼让,博爱坚韧,具有健全的人格。这是控制情绪的核心方法。

(2)转移注意是主动回避的情绪控制方法。在可能引起强烈情绪反应的情况下先转移注意力,缓慢接受刺激,防止大喜大悲,可以概括为回避锋芒避其害,事过境迁心气平。

(3)自我调控采取放松疗法平稳情绪,是自我调控情绪的常用方法。尤其是在兴奋、激动、愤怒的时候,如可以深吸一口气,然后屏住,再缓慢呼出,如此反复进行至情绪平稳。此外还有自我松弛法、肌肉松弛法等。

(4)异位思考是控制因人际关系而产生的负性情绪的方法。核心是异位思考,力求理解。俗话说拿自心比人心大同小异,理解了,情绪自然就平和了。

(5)登高望远就是提高自身的思想境界,站在更高的层面来看问题,视大为小,主动化解不良情绪,可以理解为"与蚁为伍皆是大,宇宙望月愁事休"。

第四节 压力与健康

一、压力概念

从物理学意义上讲,压力指物体所承受的负荷,通常以受力和压强等表示。而心理学引用压力解释人类行为是指机体在受到外部或内部环境刺激时所发生的心理变化,即压力指人类对环境消极思维所产生的情绪体验。这种体验通常依据其对人体健康影响的性质分为良性压力和不良压力;按照压力来源分为生物、心理和社会压力;按照发生时间分为突发性压力和长期慢性压力等。

二、压力来源

（1）生物性压力源直接阻碍和破坏个体生存与种族延续的事件,包括躯体创伤或疾病、饥饿、性剥夺、睡眠剥夺、噪声、气温变化等。

（2）精神性压力源直接阻碍和破坏个体正常精神需求的内在和外在事件,包括错误的认知结构,个体不良经验,道德冲突以及长期生活经历造成的不良个性心理特点等。

（3）社会环境性压力源直接阻碍和破坏个体社会需求的事件,分为纯社会性的。如重大社会改革、重要人际关系破裂、失恋、离婚、家庭长期冲突、战争、被监禁等,以及由自身状况(如个人心理障碍、传染病等)造成的人际适应问题(如恐人症、社会交往不良),等等。

在现实生活中,纯粹的单性的压力源极少,多数压力源都涵盖着两种以上因素,特别是精神压力源和社会压力源,有的是浑然一体的状态,因此必须把三种压力源作为有机整体加以考虑。

三、压力的预防与缓解

（一）压力的预防

（1）树立应激的社会观。在历史的长河中,人类是在不断克服应激、战胜应激中得到发展的。对应激有无思想准备其结果大不一样,如有准备可处变不惊,能采取合理的应对措施。因此,要有随时处理应激的思想准备,主动参加社会实践,才能不断提高适应和应付应激的能力。

（2）提高认识水平充分认识压力的客观性和不可回避性,体验生活的意义,笑对各种压力,建立心理上的准备,增强免疫力。

（3）注意自我修养,造就良好的人格基础。人格因素与压力因素成反比,所以平时要修身养性,要豁达、宽容、坚强、乐观。建立正确价值观,正确处理个人与集体的关系,提倡顾全大局,凡事严于律己,宽以待人。

此外,充分发挥家庭社会支持系统的作用,及时正确处理家庭社会支持系统与个人关系具有重要意义。必要时进行医疗干预。

（二）压力缓解

（1）自我调节。善于自我调节,凡事有张有弛,避免过分自我加压,及时调节情绪状态,保持乐观的心境。

（2）行为调节。建立良好的人际关系,有利于适应环境和减少学习、工作、生活中的矛盾,减轻心理压力。

（3）回避。依据三个原理采取回避行为:①趋一避原理,即趋利避害的行为模式。②行为趋利避害归一化原理。人的一切行为都是趋利避害这一根本本能逐次外化的结果。③趋利避害最大化原理。主体不仅从定性上看都有趋利避害本能,而且从定量上看,还要有趋利避害最大化这一本能。这是由人的竞争性和环境的弃留选择决定的,对满足个体需要,减轻心理压力具有重要意义。

（4）宣泄。适时宣泄，引导压力外溢，减轻心理承载量，如娱乐、锻炼、大喊、踢打等，这些是常用而有效的宣泄手段。

（5）疏导。及时疏导，引导压力转移目标或对压力理解吸纳，从而达到保护自己的目的。讲明缘由、消除疑虑、加强交流、增进了解、建立感情、吸纳压力等，是常用的疏导方法。

（6）升华和转化。变压力为动力，达到新的境界，取得新的成果。

（7）心理干预。当空难、海难、火灾、地震、袭击、疾病等灾难发生后带来了亲人的亡故，导致骨肉分离，对亲人产生巨大的心理压力和痛苦，此时单靠自我的心理调整难以缓解压力，因此，及时的心理干预对减轻心理压力，防止心理疾病的发生具有重要作用。此外，在其他各种因素导致的心理压力不能自行舒缓时均需及时的心理干预。

本章小结 —— 　　本章通过对心理健康概念与国内外多种心理健康标准的探讨，明确了心理健康的评估标准以及大学生心理健康的基本要求。促使学生在明晰人际关系的影响因素的前提下，掌握促进建立良好人际关系的方法，树立健康的人际关系。提升情绪与压力的自控和调节能力，妥善处理好生活事件与心理压力（应缴）的关系，挫折的耐受与自我心理调节的关系，明智地选择心理咨询与心理治疗，正确对待神经症，防止精神失常和自杀行为。

回顾与练习 —— 　　1.什么是心理健康？心理健康的标准包括哪些方面？
　　2.大学生心理健康的特殊性体现在哪些方面？
　　3.提高大学生心理健康的方法。
　　4.简述常见的心理疾病类型。
　　5.增进大学生心理健康的有效途径有哪些？

第十章
常见慢性非传染性疾病的健康教育

【学习任务】

通过本章内容的学习,初步掌握几种常见慢性非传染性疾病(肥胖、高血压、糖尿病、肿瘤)的定义、分类、发病特点及常见病因,理解几种慢性非传染性疾病的常见防治措施。

【学习目标】

➢ 掌握肥胖、高血压、糖尿病、肿瘤的定义及分类。

➢ 理解肥胖、高血压、糖尿病、肿瘤的病因。

➢ 了解肥胖、高血压、糖尿病、肿瘤的常见防治措施。

慢性非传染性疾病简称"慢性病"或"慢病",是指从发现之日起算超过三个月且不能治愈或很难治愈的非传染性疾病。具有病程长、病因复杂、迁延性、无治愈或极少治愈、健康损害和社会危害严重等特点。这些疾病主要由职业和环境因素,生活与行为方式等暴露引起,一般无传染性,如心血管疾病、肿瘤、糖尿病、慢性阻塞性肺部疾病等。慢性病已成为世界上几乎所有国家成人的最主要死因,据世界卫生组织(WHO)估计,在我国未来十年,我国慢病死亡率将占死亡的79%。事实上,如能控制主要危险因素,80% 心脏病、中风和Ⅱ型糖尿病能够预防,40%癌症亦可以防治。

第一节 肥胖的健康教育

肥胖是指体内脂肪堆积过多和(或)分布异常,体重增加,是一种多因素的慢性代谢性疾病。随着生活方式现代化、膳食结构改变和体力活动的减少,超重和肥胖的患病率,无论是在发达国家或发展中国家的成年人或儿童中,都呈现出快速增长的趋势。2014 年,全球肥胖的患病率是

1980 年的两倍,全球成人超重占 39%,肥胖占 13%。肥胖已经成为引起多种慢性非传染性疾病的主要危险因素,如糖尿病、心血管疾病和肿瘤等,肥胖及其相关慢性疾病已成为严重威胁人类健康的重要公共卫生问题。

一、肥胖的分类

1. 遗传性肥胖

主要指遗传物质(染色体、DNA)发生改变而导致的肥胖,这种肥胖比较罕见,常有家族性肥胖倾向。

2. 继发性肥胖

主要指由于下丘脑—垂体—肾上腺轴发生病变、内分泌紊乱或其他疾病、外伤引起的内分泌障碍而导致的肥胖(例如:甲状腺功能减退症、皮质醇增多症、胰岛素瘤性功能减退症、女性更年期综合征及少数多囊卵巢综合征、男性无睾丸综合征)。

3. 单纯性肥胖

单纯性肥胖占肥胖总人数的 95% 以上。主要是指排除遗传型肥胖、代谢性疾病、外伤或其他疾病引起的继发性、病理性肥胖,而单纯由于营养过剩所造成的全身性脂肪过量积累,也常表现为家族聚集倾向。单纯性肥胖脂肪分布,在女性以腹部、臀部及四肢为主,臀围大于腰围;男性以颈部及躯干部为主,腰围长度大于臀围。

二、肥胖的诊断方法

目前,已经建立了多种诊断或判断肥胖的标准和方法,常用的方法可分为三大类,分别为人体测量法、物理测量法和化学测量法。

(一)人体测量法

人体测量法包括身高、体重、胸围、腰围、臀围、肢体的围度和皮褶厚度等参数的测量。根据人体测量数据可以有许多不同的肥胖判定标准和方法,常用的有身高标准体重法、皮褶厚度和体质指数(BMI)三种方法。

1. 标准体重法

这是 WHO 推荐的传统的常用衡量肥胖的方法,公式为:肥胖度(%)=[实际体重(kg)-身高标准体重(kg)]/身高标准体重(kg)×100%。判断标准是:凡肥胖度 ≥ 10 为超重;20% ~ 29% 为轻度肥胖;30% ~ 49% 为中度肥胖;≥ 50% 为重度肥胖。机体肌肉组织和骨骼如果特别发达,重量增加也可使体重超过标准体重,这种超重不是肥胖,但这种情况并不多见。

2. 体质指数(BMI)法

即身体质量指数,简称体质指数。近几年国外学者多数主张使用 BMI,认为该指标考虑了身高和体重两个因素,更能反映体质增加的百分含量,可用于衡量肥胖程度。计算公式为:体质指数(BMI)=体重(kg)/[身高(m)]^2。WHO 建议,BMI<18.5 为消瘦,18.5 ~ 24.9 为正常,25 ~ 29.9 为超重;≥ 30 为肥胖。亚洲标准为 BMI 在 18.5 ~ 22.9 为正常,23.0 ~ 24.9 为

超重,≥ 25.0 为肥胖。2003 年"中国肥胖问题工作组"根据我国二十多个地区流行病学数据与 BMI 的关系分析,提出我国成人 BMI 标准,BMI 在 18.5 ～ 23.9 为正常,24.0 ～ 27.9 为超重,BMI ≥ 28.0 为肥胖。但应该注意有些 BMI 增高的患者不是脂肪增多,而是肌肉或者其他组织增多。

3. 腰围和臀围比

肥胖者体内脂肪分布部位的不同,对健康的影响有着明显的不同。上身性肥胖或中心性肥胖(以腹部或内脏脂肪增多为主),患心血管疾病和糖尿病的危险性显著增加,同时死亡率亦明显增加。而下身性肥胖(以臀部和大腿脂肪增多为主)患上述疾病的危险性相对较低。因此肥胖者身体脂肪分布类型是比肥胖本身对患病率和死亡率更重要的危险因素。虽然在男性和女性肥胖者中均可见到以上两种类型的肥胖,但是一般来讲,上身性肥胖常见于男性,而下身性肥胖常见于女性。关于腹部脂肪分布的测定,WHO 建议采用腰围和腰臀比,并且规定男性腰围 ≥ 102 cm、女性腰围 ≥ 88 cm 作为上身性肥胖的标准;腰臀比男性 ≥ 0.9、女性 ≥ 0.8 作为上身性肥胖。我国针对腰围提出的标准为男性 ≥ 85 cm、女性腰围 ≥ 80 cm 作为上身性肥胖的标准。

4. 皮褶厚度

皮褶厚度是通过测量皮下脂肪厚度来估计体脂含量的方法,常选用肩胛下角、肱三头肌和脐旁等测量点,实际测量时常采用肩胛下角和上臂肱三头肌腹处的皮褶厚度之和,根据相应的年龄、性别标准来判断。皮褶厚度一般不单独作为肥胖的标准,通常与身高标准体重结合起来判定。

(二)物理测量法

体脂物理测量法根据物理学原理测量人体成分,从而可推算出体脂的含量。这些方法包括全身电传导、生物电阻抗、双能 X 线吸收、计算机控制的断层扫描和磁共振扫描,能够较精确地测量体脂在体内和皮下的分布,但其费用相对较昂贵。"生物电阻抗法"作为简便易用、准确度高的测量方法已在近 10 年的科研、运动、临床等领域的应用中得到了很好的推广。

(三)化学测量法

化学测量方法的理论依据是中性脂肪不结合水和电解质,因此机体的组织成分可用无脂的成分为基础来计算。若人体去脂体质(FFM)或称之为瘦体质的组成恒定,通过分析其中一种组分(例如水、钾或钠)的量就可以估计 FFM 的多少。然后用体重减去 FFM 的重量就是体脂。化学测定方法包括稀释法、40 K 计数法、尿肌酐测定法。

▌▌ 三、肥胖的病因

肥胖是一种多因素引起的复杂疾病,发生的外因主要包括饮食营养因素和体力活动,当然社会环境、生活方式和行为心理因素也起重要作用,但这些因素是通过影响饮食和体力活动而发挥作用的。

(一)饮食因素

1. 膳食结构不合理

合理的膳食结构是根据膳食因素参考摄入量而确定的食物摄入种类、数量和比例。目前大多数国家普遍存在着膳食结构不合理的问题,表现为成人谷类和根茎类食物消费下降,而动物性食物呈明显上升趋势,另外油脂类消费亦呈明显增加趋势。目前,大量流行病学研究资料和动物实验结果表明,高脂肪膳食可增加肥胖发生风险或诱导肥胖发生。

2. 摄食量过大,能量摄入过多

导致摄食量过大、能量摄入过多的因素很多,主要包括遗传因素、社会、环境、心理以及不良饮食习惯(进食速度过快、暴饮暴食、进食时间过长、吃零食、吃夜宵、晚餐过饱、酗酒)等。

(二)体力活动因素

现代社会,随着交通工具的日渐完善,工业、农业生产的机械自动化,体力劳动强度明显减轻;由于电视机、电冰箱、洗衣机等家用电器的普及,办公场所的现代化,电子产品的广泛普及,人们的体力活动明显减少。另外,由于现代生活节奏加快,工作压力大,无法抽出运动锻炼的时间。总之,体力活动的减少,影响了能量平衡的调节,导致能量消耗减少,能量蓄积,这是导致肥胖发生的一个非常重要的因素。

四、肥胖对人类健康的危害

肥胖是一种易发现、明显的,却又很复杂的代谢紊乱,是一种可影响整个机体功能的病理生理过程。肥胖对健康的危害,首先是引起代谢紊乱,继而增加慢性疾病的发病风险,例如糖尿病、高血压、高脂血症、高尿酸血症、缺血性心脑疾病、癌症、变形性关节炎、骨端软骨症、月经异常、妊娠和分娩异常;另外肥胖与人体内分泌改变有关,可引起免疫功能的紊乱,免疫功能低下,而且肥胖可增加死亡的危险性。肥胖不仅对成年人的健康造成危害,而且随着近年来儿童和青少年肥胖率的逐渐增加,人们对生命早期肥胖也越来越关注。

(一)肥胖对慢性疾病的影响

大规模人群流行病学研究表明,肥胖是很多心脑血管疾病的独立危险因素,例如,高血压、高血脂、糖尿病、心脑血管疾病、肿瘤等。其可能机制为:肥胖可导致血液黏稠度增加,血总胆固醇、低密度脂蛋白和载脂蛋白等浓度显著增加;左室射血时间和心搏出量高于正常体重;肥胖导致身体体积增大,使代谢总量及身体耗氧量增加,这就使心脏负担明显加重,血压也随之上升;部分肥胖患者出现心电图 ST 段抬高和室性早搏,左心功能不全和动脉顺应性改变;肥胖可促进氧化应激、低程度慢性炎症升高,并可导致一些激素代谢紊乱和脂肪组织分泌的一些细胞因子紊乱。在肥胖状态下,多种代谢成分异常,常常聚集在一个个体,从而出现"代谢综合征",即多种代谢成分异常聚集的病理状态。另外,多项研究均提示,儿童期肥胖将增加成年后患各种慢性疾病的发病风险。

(二)对呼吸系统的影响

肥胖患者的肺活量和每分通气量明显低于正常体重者,说明肥胖能导致混合型肺功能障碍。极量运动时肥胖者的最大耐受时间、最大摄氧量及代谢当量明显低于正常体重者。越来越多的证据表明,肥胖会对静态和动态的呼吸功能造成负面影响,肥胖可增加儿童和成年人哮喘的发病风险,并且肥胖对呼吸系统的影响会进而导致体力活动的减少,形成恶性循环。肥胖病人最严重的肺部问题是梗阻性睡眠呼吸暂停和肥胖型低通气量综合征,其原因可能与咽部脂肪增多有关。

(三)对内分泌系统与免疫系统的影响

肥胖可以使体内内分泌发生改变,尤其是对于儿童和青少年。肥胖儿童生长激素和泌乳激素大都处于正常的低值;三碘甲状腺原氨酸升高,四碘甲状腺原氨酸大都正常;在性激素方面,肥胖男孩血清睾酮降低而血清雌二醇增加,肥胖女孩雌激素代谢亢进,可发生高雌激素血症。肥胖儿童普遍存在高胰岛素血症,为维持糖代谢需要,长期被迫分泌大量胰岛素,导致胰岛分泌功能衰竭,容易引起糖尿病。

(四)对生长发育的影响

肥胖儿童能量摄入往往超过标准摄入量,但常有钙和锌摄入不足的现象。人群流行病学调查结果显示,男女肥胖组骨龄均值皆大于对照组;肥胖组儿童拇指内侧种籽骨萌出率高于对照组,女肥胖儿童第二性征发育均显著早于对照组。部分儿童会因肥胖导致性发育障碍,男孩出现隐睾、乳房膨大等性器官和性征发育障碍;女孩则出现性早熟或月经异常,导致其成年后的性功能障碍和生殖无能。

(五)对心理行为、智力的不良影响

肥胖对心理的影响比身体上的伤害更大,尤其是对于生长发育期的儿童青少年。肥胖男生倾向于抑郁和情绪不稳,肥胖女生倾向于自卑和不协调。肥胖儿童的自我意识受损、自我评价降低、不合群、焦虑、自卑或人格变态,幸福、自信和满足感差,生活质量下降。另外,肥胖儿童的智商、反应速度、阅读量、大脑工作能力、注意力集中时间等指标的均值均低于对照组。

五、肥胖的防治

肥胖是长期能量摄入超过能量消耗所引起的一种慢性疾病,因此肥胖的防治应该持之以恒,长期坚持控制能量摄入和增加体能消耗,切不可急于求成。肥胖的防治措施主要包括以下三个方面。

(一)健康教育

在公众中宣传肥胖对人类的健康危害,提高个人的健康意识,树立持之以恒减肥的信心,从而在行为上纠正不良的饮食习惯、生活习惯和生活方式。

(二)膳食干预

通过日常生活中合理膳食,降低总能量的摄入,改变宏量营养素的构成,多摄入低血糖生成指数的食物,并及时补充维生素、矿物质和植物化学物,防治因为减肥而导致营养不良。

(三)加强运动

合理的运动能够增加能量的消耗,因此,应积极参加户外活动,坚持体育锻炼。大量的流行病学研究表明,运动除了有利于减肥外,还能有助于防治反弹,改善代谢紊乱,改善心情,预防多种慢性疾病的发生。

第二节 高血压的健康教育

高血压,也称血压升高,是一种以体循环动脉收缩期和(或)舒张期血压持续升高为主要特点的心血管疾病,可伴有心、脑、肾等器官的功能或器质性损害的临床综合征。高血压是最常见的慢性病,也是心脑血管病最主要的危险因素,容易发生脑卒中、心肌梗死、心力衰竭及慢性肾脏病等主要并发症。WHO 的数据显示,2014 年全球成年人中高血压患病人数高达 22%,属于全球范围内的常见病。目前我国高血压患者已超过两亿,高血压已成为我国最重要的心血管病危险因素,不仅致残、致死率高,而且严重消耗医疗和社会资源,给家庭和国家造成沉重负担。国内外实践证明,高血压是可以预防和控制的疾病,降低高血压患者的血压水平,可明显减少脑卒中及心脏病事件,显著改善患者的生存质量,有效降低疾病负担。

一、高血压的分类

高血压分为原发性高血压和继发性高血压。原发性高血压病因复杂,是遗传和环境两者相互作用的,以血压升高为特征,原因不明的独立疾病,占高血压的 95% 以上,通常指的高血压即原发性高血压。血压增高也可能是某些疾病的一种表现,称之为继发性高血压,又叫症状性高血压。本节主要介绍原发性高血压的预防。

高血压的诊断与分级主要根据体循环动脉收缩压和(或)舒张压的测量结果,在未使用抗高血压药物的情况下,当收缩压 ≥ 140 mmHg,舒张压 ≥ 90 mmHg,即应诊断为高血压。目前,我国对高血压的诊断与分级采用 2010 年新修订的《中国高血压防治指南》的标准,与 WHO 的标准一致,见表 10-1。

表 10-1　高血压诊断与分级

类　别	收缩压 /mmHg	舒张压 /mmHg
正常	＜ 120 和	＜ 80
正常高值	120 ~ 139 和(或)	80 ~ 89
高血压	≥ 140 和(或)	≥ 90
1 级高血压(轻度)	140 ~ 159 和(或)	90 ~ 99
2 级高血压(中度)	160 ~ 179 和(或)	100 ~ 109
3 级高血压(重度)	≥ 180 和(或)	≥ 110
单纯收缩期高血压	≥ 140 和	＜ 90

二、高血压的病因

高血压是一种由遗传因素和环境因素共同作用引起的慢性全身性疾病,很多因素都能影响血压,包括生理、社会、行为、心理、文化以及遗传等多方面的因素。这些因素大致可分为不可改变的危险因素和可改变的危险因素两类。不可改变的危险因素包括性别、年龄、种族、家族史、出生时体重、遗传因素等;可改变的危险因素包括身高体重指数、饮酒、钠盐摄入量、体力活动、心理因素等。全面了解高血压发病的危险因素,可更有效地预防高血压的发生,从而预防心脑血管疾病的发生发展。关于高血压的主要危险因素有以下几种:

(一)生物遗传因素

原发性高血压发病的遗传因素,即家族聚集倾向已被多年医疗实践所证实。在生命早期已经建立,父母均患高血压,其子女发病率达46%;父母一方患高血压,子女发病率达28%;父母血压正常,子女发病率仅3%。近年来,越来越多的研究集中在高血压遗传学机制方面,并发现了许多与高血压相关的基因,研究结果显示,30%～60%个体间的血压变异是由遗传因素决定的。

(二)生活方式

1. 饮酒

大量流行病学研究已经证实,过量饮酒(每日酒精摄入量大于或等于35 g)是高血压的独立危险因素,长期饮酒者高血压的患病率升高,而且与饮酒量成正比,控制引酒后血压水平明显下降。另外,最新研究也发现,在高血压患者中,与不饮酒或者偶尔饮酒者相比较,每日摄入酒精10 g、20 g和30 g均降低高血压病患者心血管疾病的发病风险。饮酒量与高血压患者的全死因死亡率也是成反比例关系,每日酒精摄入量8～10 g时依然是保护作用。但是饮酒可以引起其他方面的多种疾病,因此如果饮酒应限量,避免酗酒。

2. 高钠盐饮食

众多研究已经证实高钠盐饮食是高血压重要的易患因素。研究表明,盐的摄入与高血压呈正比,即人体盐的摄入量越多血压水平就越高。限制高血压患者摄钠量(食盐与含钠食品)则血压下降。我国人均食盐平均摄入量高达10.6 g,明显超过了《中国高血压防治指南》的6 g摄盐推荐标准。我国北方人"口味重",南方人口味偏淡,因此我国高血压呈现北高南低之势,也说明了盐与高血压的关系。

3. 超重和肥胖

大量研究显示,肥胖或超重是血压升高的重要危险因素,尤其是中心性肥胖。肥胖者罹患高血压的概率明显高于体重正常者,即使在体重指数正常的人群中,随着体质指数的增加,血压水平也相应增加。人体肥胖主要是由于全身皮下脂肪增多使体重增加,心脏必须增加心搏出量,才能保证外周组织的血液供应。由此导致的小动脉硬化及左心室肥厚,促使血压升高。另外肥胖病人中存在一定程度的水钠潴留,进一步增加了血液循环量,会加重高血压。因此,体重越重,患高血压的危险性也就越大。

4. 膳食模式

DASH（Dietary approaches to stop hypertension）膳食是由美国国立卫生研究院,美国心脏、肺和血液研究所制订的高血压治疗膳食模式。该膳食特点为富含水果、蔬菜和低脂乳制品的"混合"膳食,包括全谷类、禽类、鱼类、坚果,降低了脂肪、红肉和含糖饮料。有研究发现,DASH膳食可以使轻度高血压患者的收缩压和舒张压均降低,且与单独使用降压药的效果类似。地中海式饮食是一种有利于健康、简单、清淡以及富含营养的饮食。强调多吃蔬菜、水果、鱼、海鲜、豆类、坚果类食物,其次才是谷类,并且烹饪时要用植物油(含不饱和脂肪酸)来代替动物油(含饱和脂肪酸),尤其提倡用橄榄油。最近一篇Meta分析结果也表明,地中海饮食干预一年均能显著降低收缩压和舒张压水平。

5. 精神心理因素

精神心理因素包括各种不良的心理应激反应,如,经常性情绪紧张和各种负荷的精神状态(焦虑、恐惧、愤怒、抑郁等)以及某些性格特征等。情绪长期受到压抑、处于矛盾的心理状态中等,也是引起高血压的重要原因。现代社会生活节奏加快,长期处于紧张的工作或学习环境下,会导致大脑皮质兴奋和抑制过程失调,引起全身小动脉痉挛,使血管外周阻力加大,致使血压升高,心跳加快,头部和肌肉血液供应增加,内脏血液供应减少,此期若过于强烈持久或反复发作,可导致心血管系统的功能和器质性损害。研究表明心理治疗对高血压病有广阔的前景。

三、高血压的防治

高血压是心血管病的重要危险因素,而后者已成为国人死亡的首要原因。近些年,我国居民高血压的患病率呈上升趋势,新近完成的《中国居民营养与慢性病状况报告(2 015)》显示,2012年我国18岁及以上成人高血压患病率为25.2%,明显高于2002年高血压患病率(18.8%)。虽然高血压患病率逐渐升高,但却总是不能引起人们足够的重视,因为它具有隐蔽性,发病缓慢,早期基本没有症状,多数人不易察觉,知晓率、治疗率和控制率不容乐观,常常是在无声无息中就吞噬了人们的健康。因此,高血压的防控的工作逐渐被重视,通过广泛的健康宣传教育,使大众对高血压有明确的认识,有效预防高血压的发生。

(一)控制体重

超重和肥胖是导致血压升高的重要原因之一,通过饮食控制和体育锻炼使能量达到平衡状态,可使高血压的发病率降低28% ~ 40%。饮食方面需要遵循平衡膳食的原则,控制高能量食物(高脂肪食物、含糖饮料及酒类等)的摄入,适当控制主食(碳水化合物)的量。一般的体力活动即可增加能量的消耗,定期的体育锻炼不仅可以消耗能量,还可降低血压、改善糖脂代谢等。因此建议每天进行适当的体力活动,每周有一次以上的有氧体育锻炼,如步行、慢跑、骑车、游泳、做健美操、跳舞和非比赛性划船等。运动的形式和运动量应根据个人的兴趣、身体状况而定。规律的、中等强度的有氧运动是控制体重的有效方法。

(二)合理膳食

参考DASH膳食模式,摄入富含膳食纤维的水果蔬菜,增加钾、钙、镁的摄入量,限制钠盐的摄入(每日低于6g),减少膳食中高能量密度食物的摄入量,增加优质蛋白质的摄入。

(三)限制饮酒

过量饮酒是高血压发生的危险因素之一,限制饮酒量可显著降低高血压的发病风险。每日酒精摄入量男性不应超过25g,女性不应超过15g。高血压患者如饮酒,则应少量:白酒、葡萄酒(米酒)与啤酒每日饮用量应分别少于50ml、100ml、300ml。

(四)心态平衡

通过心理健康教育,进行心理疏导,提高心理素质,保持乐观的心态。遇事沉着冷静,保持情绪稳定,保证充足睡眠,劳逸结合。

糖尿病的健康教育

糖尿病是由多种病因引起的代谢紊乱,其特点是慢性高血糖,伴有胰岛素分泌不足和(或)作用障碍,导致碳水化合物、脂肪、蛋白质代谢紊乱,造成多种器官的慢性损伤、功能障碍衰竭。据WHO估计,2014年全球18岁及以上成人中糖尿病患病率为9%,2012年,糖尿病直接导致150万人死亡,预计到2030年,糖尿病将成为第七大引起死亡的疾病。我国糖尿病患病率也呈快速上升趋势,糖尿病已成为继心脑血管疾病、肿瘤之后的另一个严重危害人类健康的慢性非传染性疾病。

一、糖尿病分型及定义

按照世界卫生组织(WHO)及国际糖尿病联盟(IDF)专家组的建议,糖尿病可分为Ⅰ型糖尿病、Ⅱ型糖尿病、妊娠糖尿病和其他特殊类型糖尿病四种类型。

(一)Ⅰ型糖尿病

即胰岛素依赖型糖尿病,是由于胰腺β细胞破坏导致胰岛素分泌绝对缺乏造成的,必须依赖外源性胰岛素治疗,否则将危及生命。有遗传倾向,起病较急,多饮、多尿、多食、消瘦等三多一少症状明显,并伴有视力减退和乏力,容易发生酮症酸中毒,多发生于儿童和青少年。

全世界糖尿病患者中,Ⅰ型患者占5%~10%。世界不同地区Ⅰ型糖尿病的发病情况差异甚大,发病率在地区间分布从高到低为:欧洲、北美、澳洲、南美及美洲中部、非洲、亚洲。近年来,世界各地Ⅰ型糖尿病发病率均有逐年增高的趋势,但增高速度远不及Ⅱ型糖尿病。中国是世界上Ⅰ型糖尿病发病率最低的国家之一,在我国糖尿病患者中约占5%。但由于中国人口基数大,故我国Ⅰ型糖尿病患者的绝对例数可能并不少,且由于该病的死亡率高于青少年时其他慢性病的7~11倍,Ⅰ型糖尿病对我国儿童及青少年的危害不容忽视。

(二)2型糖尿病

即非胰岛素依赖型糖尿病,是最常见的糖尿病类型,占我国糖尿病患者总数的90%~95%。多发生于中老年人,起病缓慢、病情隐匿,不发生胰腺 β 细胞的自身免疫性损伤,有胰岛素抵抗伴分泌不足。患者中肥胖或超重多见,多有生活方式不合理等情况。

世界各国2型糖尿病的患病率有很大差异,从不足0.1%直至40%。患病率最高的地区是太平洋岛国瑙鲁和美国皮玛印第安人。近年来,世界各国2型糖尿病的患病率均有急剧增加的趋势,并且发病年龄年轻化,不少国家儿童2型糖尿病已占糖尿病儿童的50%~80%。

(三)妊娠糖尿病

妊娠糖尿病是指妊娠期间首次发生或发现的不同程度的糖耐量异常,一般在妊娠后期发生,占妊娠妇女的2%~3%。发病与妊娠期进食过多过精而活动量少,以及胎盘分泌的激素抵抗胰岛素的作用有关,大部分病人分娩后可恢复正常,但成为今后发生糖尿病的高危人群。

(四)其他特殊类型糖尿病

其他特殊类型糖尿病是指既非Ⅰ型或Ⅱ型糖尿病,又与妊娠无关的糖尿病,包括胰腺疾病或内分泌疾病引起的糖尿病、感染、药物引起的糖尿病以及遗传疾病伴有的糖尿病等。其他特殊类型糖尿病虽然病因复杂,但占糖尿病患者总数不到1%。其中,某些类型的糖尿病是可以随着原发疾病的治愈而缓解的。

二、糖尿病的诊断

糖尿病的临床表现为"三多一少",即多饮、多食、多尿、消瘦等。目前国际上通用WHO糖尿病专家委员会于1999年提出的诊断标准,符合以下标准之一、次日复诊仍符合者即可确诊。

(1)糖尿病典型症状和体征且任意时间血浆葡萄糖水平≥11.1 mmol/L(200 mg/dl)。

(2)空腹血浆葡萄糖≥7.0 mmol/L(126 mg/l)。

(3)口服糖尿病耐量试验,试验2小时PG水平≥11.1 mmol/L(200 mg/dl)。

糖尿病前期是糖尿病的预警信号,是介于糖尿病和正常血糖之间的一种状态。判断标准是餐后血糖在7.8~11.1 mmol/L,或空腹血糖在6.1~7.0 mmol/L。

三、糖尿病的病因

(一)遗传因素

Ⅰ型或Ⅱ型糖尿病均存在明显的遗传异质性。糖尿病存在家族发病倾向,1/4~1/2患者有糖尿病家族史。临床上至少有60种以上的遗传综合征可伴有糖尿病。Ⅰ型糖尿病有多个DNA位点参与发病,其中以HLA抗原基因中DQ位点多态性关系最为密切。Ⅱ型糖尿病已发现多种明确的基因突变,如胰岛素基因、胰岛素受体基因、葡萄糖激酶基因、线粒体基因等。

(二)环境因素

1. 饮食因素

膳食结构不平衡,如长期摄入高能量、高脂肪、高碳水化合物、低膳食纤维,而 B 族维生素、维生素 C、维生素 D 和某些矿物质摄入不足,易诱发糖尿病和肥胖。孕妇子宫内营养不足可致胎儿生长发育不良,而导致低体重儿的产出,有研究表明低体重儿成年期发生肥胖,其胰岛素抵抗及糖尿病的发生风险明显增加。

2. 生理因素

年龄增大、妊娠等也是诱发糖尿病发生的危险因素。《中国糖尿病防治指南》指出,年龄 ≥ 40 岁是糖尿病高危人群所具备的危险因素之一。由于孕妇妊娠期间长期摄入高能量、高脂肪、高蛋白膳食,运动量又不足,从而引起糖耐量异常,通常分娩后血糖水平会恢复正常,但却成为糖尿病发生的潜在危险因素。

3. 病理因素

肥胖(尤其是中央型,即腹内型或内脏型肥胖)、高血压、感染、高血脂等都与糖尿病的发生有关。肥胖是 2 型糖尿病最重要的危险因素之一。大量研究表明体质指数与 2 型糖尿病的发生呈正相关关系。糖尿病的发生与病毒感染也有关,尤其是柯萨奇病毒,病毒感染后主要造成自身免疫性胰岛 β 细胞的损害。此外,许多研究也表明高血压病人比正常血压者更容易患糖尿病,可能与两者有共同的危险因素有关。

4. 体力活动不足

许多研究表明体力活动不足可以增加 2 型糖尿病的发病风险,规律的体育锻炼能增加胰岛素的敏感性和改善糖耐量,从而降低糖尿病的发生风险。

5. 社会因素

经济状况、社会竞争激烈、精神过度紧张、应激增多等。研究表明糖尿病与社会经济状况紧密相关,经济收入越高、文化程度越低者发生糖尿病的危险性越大。此外社会心理因素也可能是 2 型糖尿病的危险因素。

总之,糖尿病的发生是遗传与环境因素共同作用所致。不同类型糖尿病中此两类因素在性质及程度上明显不同,例如,具有遗传易感性的个体在环境因素如肥胖、体力活动减少等危险因素的作用下,更易患 2 型糖尿病;病毒感染后由于自身免疫的降低而易发生 1 型糖尿病。

四、糖尿病的防治

糖尿病是一种病因复杂的慢性代谢性疾病,如不及时治疗和控制血糖,糖尿病患者会合并心血管、眼、肾、神经系统、皮肤等多组织损伤或疾病。其患病率近年明显增加,20 岁以上成人糖尿病的患病率达 9.7%,而糖尿病前期患者检出率已达 15.5%。随着我国社会经济的发展,其发病正呈年轻化趋势。由于糖尿病多出现并发症,在很大程度上会影响人们的生活质量并对社会造成一定的负担,因此,如何预防和治疗糖尿病已逐渐成为医疗工作者们关注的焦点。目前,糖尿病的有效控制应该包括三级预防,即针对不同的目标人群,采取不同的防治措施。

（一）一级预防

一级预防措施的对象是一般人群，目的是预防和延缓易感高危人群和高危社区发生糖尿病。通过健康教育和健康促进手段，提高全社会对糖尿病危害的认识；提倡健康的生活方式，加强体育锻炼；提倡膳食平衡，注意蛋白质、脂肪和碳水化合物摄入的比例，多吃水果和蔬菜，戒烟限酒，限盐，防止能量过度摄入；预防和控制体重，对有高血压、高血脂的个体还应注意治疗高血压，改善血脂异常。

（二）二级预防

针对高危人群通过进行空腹血浆葡萄糖检验和75 g 口服葡萄糖耐量试验，做到糖尿病的早发现、早诊断和早治疗，预防糖尿病及其并发症的发生和进展。对筛检的糖尿病病人和糖耐量受损者，应进行积极治疗，控制血糖，预防并发症的发生。治疗包括心理治疗、饮食治疗、运动治疗、药物治疗及对患者的健康教育。

（三）三级预防

对已诊断的糖尿病患者主张综合防治，包括健康教育、饮食、运动、药物及自我监测等综合措施，其中饮食防治成为控制血糖非常基本、有效的方法之一。除了控制血糖外，还应同时控制其他心血管疾病危险因素，具体的防治措施包括以下几点：

1. 健康教育

通过标准化、结构化的指导使糖尿病患者充分认识糖尿病并提高糖尿病的自我管理能力。教育的内容包括糖尿病的发生发展，个体化治疗（包括运动、饮食、药物、胰岛素治疗），血糖、尿糖的自我监测和胰岛素注射等操作技巧，低血糖等特殊情况的应对措施，糖尿病患者的社会心理适应等。

2. 合理运动

合理的规律运动不仅可以降低血脂、减轻体重、改善血液循环，也可控制血糖，减少心血管疾病危险因素的出现，从而降低糖尿病患者的死亡率，提升患者的幸福指数。糖尿病患者应在医师指导下进行运动，如无运动禁忌证，每周应进行至少150分钟中等强度的有氧运动，包括：快走、打太极拳、骑车、乒乓球、羽毛球和高尔夫球。每周最好进行两次抗阻运动，包括锻炼肌肉力量和耐力。运动前后注意加强血糖监测，尤其是运动量大或剧烈运动之后应调整食物及药物，以免发生低血糖。此外，糖尿病患者还要养成健康的生活习惯，增加日常身体活动，减少静坐时间。

3. 营养治疗

合理的控制饮食有利于控制糖尿病的病情发展，其首要原则是控制总能量摄入。糖尿病患者的脂肪供能不超过总能量的 30%，其中饱和脂肪酸摄入量不应超过总能量的 7%，多不饱和脂肪酸不宜超过总能量的 10%，不饱和脂肪酸应占总脂肪供能的 10% ~ 20%，尽量减少反式脂肪酸的摄入，食物中胆固醇摄入量应 <300 mg/d。合理摄入碳水化合物是控制血糖的关键环节，其供能应占总能量 50% ~ 60%，患者宜优先选择低血糖生成指数的食物，如全谷食物、蔬菜、水果、大豆及豆制品和奶制品。每日定时定餐，保证碳水化合物三餐均匀分配。糖尿病患者应限制或

避免含糖饮料的摄入,但可适量摄入糖醇和非营养性甜味剂。肾功能正常的糖尿病个体,推荐蛋白质摄入量占总能量的 10% ~ 15%,其中优质蛋白应超过总蛋白的 50%,如乳、蛋、瘦肉及大豆制品,对于已患糖尿病、肾病的患者,蛋白质摄入量应限制在 0.8 g/kg·d。此外,糖尿病患者还应注意均衡分配各种营养素。糖尿病患者每日膳食纤维摄入量应达到推荐值 14 g/1 000 cal,包括豆类、富含膳食纤维的谷物类、水果、蔬菜、全麦等。糖尿病患者容易缺乏 B 族维生素、维生素 C、维生素 D 以及铬、锌、硒、镁、铁、锰等多种微量营养素,可根据营养评估结果适量补充。长期服用二甲双胍者应防止维生素 B_{12} 缺乏。食盐摄入量每日控制在 6 g 同时限制含盐量高的食物,如,味精、酱油、盐腌制品、加工食品及调味酱等。

4. 控制饮酒量

不推荐糖尿病患者饮酒,若饮酒应计算酒精中所含的总能量。酒精有可能诱发低血糖,所以糖尿病患者应避免空腹饮酒;成年男性一天饮酒量不超过 25 g;成年女性一天饮酒量不超过 15 g,每周饮酒不超过两次。孕妇和儿童青少年应忌酒。

5. 饮食分配及餐次安排

至少一日三餐,尽量定时、定量,早、中、晚餐能量按 25%、40%、35% 的比例分配。口服降糖药或注射胰岛素后易出现低血糖的患者,可在三餐之间加餐 2 ~ 3 次。在总能量范围内,适当增加餐次有利于改善糖耐量并可预防降低血糖的发生。

第四节 恶性肿瘤的健康教育

恶性肿瘤是威胁人类健康的最严重疾病之一,全世界和我国的恶性肿瘤的疾病负担均呈持续上升趋势。2014 年世卫组织(WHO)下属的国际癌症研究中心(IARC)发布的《世界癌症报告》,预测全球癌症病例将呈现迅猛增长态势,由 2012 年的 1 400 万人,逐年递增至 2025 年的 1 900 万人,到 2035 年将达到 2 400 万人。报告还显示,非洲、亚洲和中南美洲的发展中国家癌症发病形势最为严峻。2012 年全世界共新增 1 400 万癌症病例并有 820 万人死亡。其中,中国新增 307 万癌症患者,并造成约 220 万人死亡,分别占全球总量的 21.9% 和 26.8%。我国恶性肿瘤的预防和控制是当今我国面对的最重要的健康教育工作内容。

一、肿瘤的定义及分类

肿瘤是机体在各种内在和外在致瘤因素作用下,局部组织的细胞在基因水平上失去对其生长的正常调控导致异常增生与分化而形成的新生物。根据肿瘤的特性及其对机体的影响和危害性,肿瘤可分为良性和恶性两大类。凡生长速度快、分化程度低、有局部浸润、能发生转移的肿瘤称为恶性肿瘤,反之称为良性肿瘤。两者的主要区别见表10-2。

表10-2　良性肿瘤与恶性肿瘤(癌)的主要区别

良性肿瘤	恶性肿瘤(癌)
生长缓慢	生长迅速
有包膜,膨胀性生长,摸之有滑动	侵袭性生长,与周围组织粘连,摸之不能移动
边界清楚	边界不清
不转移,预后一般良好	易发生转移,治疗后易复发
有局部压迫症状,一般无全身症状	早期可能有低热、食欲差、体重下降等症状;晚期可出现严重消瘦、贫血、发热等症状
通常不会引起患者死亡	如不及时治疗,常导致死亡

根据肿瘤细胞的起源,凡是起源于上皮细胞的恶性肿瘤称为癌,占所有恶性肿瘤的90%以上,如胃癌、肺癌、乳腺癌、食管癌、结肠癌等。起源于间叶细胞的恶性肿瘤称为肉瘤,如淋巴肉瘤、平滑肌肉瘤、骨肉瘤等。通常所说的"癌症",习惯上泛指所有的恶性肿瘤。

由于良性肿瘤与恶性肿瘤不但临床表现不一,更重要的是预后(病人的最后结局)不同,所以一旦发现体内出现肿块以及上述症状,应及时就医。

二、恶性肿瘤的病因

恶性肿瘤形成与发展的原因尚未完全明了,属于多因素、多阶段与多基因作用的结果。大量流行病学研究和临床观察发现,许多因素与恶性肿瘤的发病有着密切的关系。主要包括外部因素(如化学、物理、生物等致癌因子)、内部因素(如免疫功能、内分泌、遗传、精神因素等)、心理社会因素和其他因素等。

(一)外界因素

1. 化学因素

这类因素是目前导致肿瘤发生的主要原因,来源甚广,种类繁多。流行病学、病因学研究和动物实验,证实有致癌作用的化学物质已发现有千余种,其中与人类关系密切的化学致癌物就有数百种之多。化学致癌物潜伏期的相对较长,对人类危害极大,它广泛存在于食物、生产作业环境、农药、医疗药品之中。比如,人们所熟知的黄曲霉毒素,具有超强的致癌作用,在花生、玉米、高粱、大米等许多粮食作物中均有污染,已被证实可导致肝癌的发生。自然界中的亚硝胺类化合物多存在于腌制过的鱼、肉、鸡肉中,熏烤烧焦后的食物中(尤其是高蛋白食品,如鱼、肉、蛋类)致癌物的种类和含量也会剧增,以及多环芳烃类化合物(如3,4苯并芘、二甲基苯蒽、二苯蒽等致癌物)污染的空气,均会对人体产生影响,诱发并导致肺癌、鼻咽癌、食管癌、贲门癌、胃癌、肝癌、白血病、膀胱癌、大肠癌、阴囊癌、皮肤癌等。多种化学致癌物均可在各类动物中诱发不同类型的肿瘤,故常用于综合化疗或肿瘤预防方面的研究。

2. 物理因素

（1）电离辐射。电离射线是明确的致癌因素，可诱发多种恶性肿瘤，最常见的肿瘤为皮肤非黑色素肿瘤、白血病、甲状腺癌和肺癌等，大剂量放射治疗后可导致骨肉瘤和直肠癌。

（2）异物刺激。已发现多种物质如玻璃纸、涤纶、尼龙、聚氯乙烯等植入大鼠组织内可引起肿瘤。

（3）慢性损伤。很多癌前病变，如食管上皮重度增生、萎缩性胃炎、胃息肉、溃疡性结肠炎等，这些癌前病变可由于物理、化学或慢性炎症刺激因素不断地产生作用，而最终导致病变。一般情况下，物理致癌的发生率较低，其原因相对明确，防护措施也容易收效。

3. 生物因素

生物因素包括病毒、细菌、寄生虫。目前，对这类因素研究较多的是病毒。近代科学研究已证明，有 30 多种动物的肿瘤是由病毒引起的。近来发现人类的某些肿瘤与病毒的关系密切，其中 1/3 为 DNA 病毒，2/3 为 RNA 病毒。DNA 病毒如 EB 病毒与鼻咽癌、伯基特淋巴瘤有关，人类乳头状病毒感染与宫颈癌有关，乙型肝炎病毒与肝癌有关。RNA 病毒如 T 细胞白血病 / 淋巴瘤病毒与 T 细胞白血病 / 淋巴瘤有关。此外，幽门螺杆菌感染与胃癌发生也有关系。

（二）内在因素

1. 遗传因素

大量的研究证实，多数肿瘤的发生是环境与遗传因素共同作用的，只是在不同的个体二者所占比例不同。遗传因素对人类肿瘤的直接影响问题，目前尚无定论。到目前为止，在人类肿瘤中，只有视网膜母细胞瘤、肾母细胞瘤、神经纤维瘤病以及结肠息肉综合征被认为有明显的遗传倾向。有学者报道，在欧美妇女中最常见的乳腺癌约有 30% 的病例有遗传倾向；某些消化道肿瘤（如胃癌、食管癌、肝癌）也具有遗传性；肺癌也似有一定的遗传倾向。遗传因素在大多数肿瘤发生中的作用是增加了机体发生肿瘤的倾向性和对致癌因子的易感性。

2. 免疫因素

先天性或后天性免疫缺陷易发生恶性肿瘤，如丙种蛋白缺乏症患者易患白血病和淋巴造血系统肿瘤，肾移植后长期应用免疫抑制剂的患者，肿瘤发生率较高，但大多数恶性肿瘤发生于免疫机能"正常"的人群，主要原因在于肿瘤能逃脱免疫系统的监视并破坏机体免疫系统，机制尚不完全清楚。

3. 内分泌因素

内分泌紊乱对某些肿瘤的发生、发展有一定的作用。现已发现，内分泌紊乱与甲状腺癌、乳腺癌、宫颈癌、卵巢癌等发生有关。雌激素、催乳素与乳腺癌、子宫内膜癌有关，生长激素可刺激肿瘤的发展。

（三）心理社会因素

1. 负性情绪

近年来研究发现，恶性肿瘤、心血管疾病等均与负性情绪关系密切。情绪紧张会使癌症容易发生，还容易引起肿瘤的扩散。国外有人对 35 名已经转移的乳腺癌患者进行观察，发现情绪愉快者平均生存期为 22.8 个月,而出现负性情绪者平均生存期仅有 8.6 个月,生存期前者为后者的 2.3 倍。情绪紧张可能会使全身的防御能力降低,在致癌因素作用下,有可能促进癌症的发生和发展。当今,人们将良好情绪称为抗癌良药是有一定道理的。

2. 个性

C 型性格指那种情绪受压抑的抑郁性格,表现为害怕竞争,逆来顺受,有气往肚子里咽,爱生闷气的性格。C 就是取 Cancer(癌)的第一个字母,预示具有这种性格特征的人易患癌症。心理研究表明,愤怒和长期受到压抑不能发泄出来,将导致严重的应激状态,通过神经、体液系统降低免疫功能,影响免疫系统识别力,为肿瘤的发生创造条件。

3. 负性生活事件

负性生活事件能够使个体处于紧张状态,从而抑制机体的免疫系统,导致恶性肿瘤的发生。国内外不少研究发现,肿瘤患者发病前的负性生活事件发生率较高,其中以家庭不幸等方面的事件为多,例如丧偶、近亲死亡、离婚等。

(四)其他因素

1. 吸烟

吸烟是诱发肿瘤的重要原因。肿瘤发生因素中,35% 与长期吸烟习惯有关。吸烟可破坏鼻腔、喉、支气管黏膜、黏液腺,细胞呈现不同程度的异型增生,并失去正常分层结构,长期刺激易发展为恶性肿瘤。

2. 饮食

食物是人体联系外环境最直接、最经常的物质,也是机体内环境及代谢的物质基础。膳食、营养可以影响恶性肿瘤生成的启动、促进、进展的任一阶段。食物中既存在着致癌因素,也存在着抗癌因素,两者都可以影响癌症的发生。

食物中的致癌因素包括 N-亚硝基化合物、黄曲霉毒素、多环芳烃类化合物和杂环类化合物等。食品中残留的某些农药、重金属、激素、抗生素、二噁英、氯丙醇、丙烯酰胺等,食品容器包装材料中残留的小分子物质等也具有一定的致癌作用。相反,食物中也具有抑制肿瘤的成分,包括维生素、矿物质、不饱和脂肪酸、膳食纤维等,另外存在于植物性食物中的一些生物活性成分,如植物化学物也具有抑制肿瘤的作用。肿瘤的发生与饮食习惯有很大关系。

3. 年龄

不同年龄组恶性肿瘤的发病率差异很大,就大多数恶性肿瘤来说,随着年龄的增长,发生肿瘤的风险性也越大。各个部位恶性肿瘤年龄发病曲线表明,均具有其各自的特征,如食管癌、胃癌、肺癌等为外界因素作用很显著的肿瘤,人的整个一生均受其影响,因而曲线随年龄持续上升。一般恶性肿瘤最高发病率见于 55～70 岁的人。近年来,肿瘤的发病年龄呈现年轻化趋势。乳腺癌、胃癌、肺癌已不完全是老年人发病了,有些肿瘤病人的年龄越显年轻,肿瘤的恶化程度越大。

综上所述,肿瘤的病因目前尚未完全清楚,但大量研究证明以上因素都与恶性肿瘤的发生密切相关。因此,我们需从以下几个方面做好预防工作,提高防癌能力,防患于未然。

三、恶性肿瘤的预防

世界卫生组织下属的国际癌症研究机构发表的《2014年世界癌症报告》显示,2012年全球新增癌症病例达到1 400多万例,并预计在未来20年达到每年2 200万的水平,同期癌症死亡人数也将从每年820万飙升至1 300万。该报告显示,全球癌症负担目前正在以惊人的速度不断加重,平均每8个死亡病例中就有1人死于癌症。据统计数据估计,2015年中国癌症总发病429.16万例,相当于平均每天新发12 000例,有281.4万癌症死亡病例,相当于平均每天7 500人死于癌症。肺癌和胃癌位居全国癌症发病及死亡的前两位。

世界卫生组织指出,1/3以上甚至一半以上的癌症都是可以预防的。几乎22%的全球新发癌症病例出现在中国,27%的癌症死亡病例在中国,因此,我国癌症防控工作显得意义重大。肿瘤预防的最终目的,就是降低肿瘤的发生率和死亡率,可通过下列几种预防措施:一级预防、二级预防、三级预防,即所谓的肿瘤三级预防。

(一)一级预防

一级预防指病因学预防,指采取有效措施,避免或消除各种对人体产生致癌的因素,从而降低恶性肿瘤的发生率,它是最彻底、最理想的防癌途径。这一阶段疾病并未发生,但是某些危险因素已经存在,消除或减少危险因素,可降低疾病的发生风险。例如,对已知的危险因素,如吸烟、酗酒、不必要的放射线照射、职业暴露要采取相应措施加以控制和消除。另外还要提高机体抗癌能力,进行预防接种或化学预防。如肝癌高发区中新生儿要进行乙肝疫苗接种。同时养成良好的饮食习惯及合理膳食亦是病因预防的主要内容之一。例如,高脂肪膳食可能与乳腺癌、结肠癌、前列腺癌有关。所以要求人们膳食中由脂肪来的热量不得超过总热量的30%。为防止食管癌、胃癌的发生,应减少盐腌、盐熏和硝制食品。多吃水果、蔬菜、富含维生素A、维生素C及膳食纤维的食品。

(二)二级预防

二级预防指"三早"预防,即早期发现、早期诊断和早期治疗。这是一条防患于未然的措施,即肿瘤刚开始发生时,尽早筛检出来予以治疗,以收到事半功倍的效果。

二级预防措施,实际包括两方面的内容:一是早期发现,即医务工作者深入到人群中去,用有效的筛检手段发现早期癌症病人;二是对筛检发现的可疑病人,医生尽可能及时、准确地给予确诊和治疗。对二级预防比较有效果的癌症是宫颈癌和乳腺癌,其他种类的对人们健康威胁较大,病史比较明确,早期诊断基本过关,早期治疗效果较好,对受检者创伤小、花费低的肿瘤都可以进行筛检。

(三)三级预防

三级预防又称临床预防,是指尽量提高肿瘤病人的治愈率、生存率和生存质量,注重康复、姑息和止痛治疗。对肿瘤患者经各种方法治疗后进行康复工作,使其减少并发症,防止致残,提高生存率和生存质量。对晚期病人施行止痛和临终关怀。对癌症病人应该从生理、心理等各方面予以关怀。现各地先后成立了俱乐部、抗癌协会、学校等组织,邀请医务人员对治疗后病人进行定期随访、复查,指导他们的饮食、卫生、劳动、生活、劝阻吸烟、酗酒、纠正不良生活饮食习惯,对他们各方面的问题给予咨询,及时给予必要的治疗,以提高他们的生存质量,延长生存时间。

可见,恶性肿瘤的预防措施涉及面广,预防过程中必须依每个人的情况,分清轻重急缓。近年来,我国恶性肿瘤的预防,无论从理论上和实践上都积累了大量经验,采取有效的措施,恶性肿瘤一定会在不远的将来得到控制。

【知识拓展】

肥胖的营养防治原则

1. 限制能量的摄入

营养治疗的基础是控制每天的食物摄入量和摄入食物的种类,限制每日总能量的摄入,使之低于能量消耗。减少能量必须以保证人体能从事正常的活动为原则,一般成人每天摄入能量控制在 4.18 MJ 左右,这是可以较长时间坚持的最低水平。限制能量摄入应循序渐进,切忌骤然降至最低水平以下。

成年轻度肥胖症,以每月减轻体重 0.5 ~ 1.0 kg 为宜,即每日减少能量摄入 0.53 ~ 1.05 MJ（125 ~ 250 kcal）;成年重度肥胖症,可每周减轻体重 0.5 ~ 1.0 kg,每日减少能量摄入 2.31 ~ 4.62 MJ（552 ~ 1 104 kcal）。低能量膳食中各类食物的选择可参考下表 10-3。

表 10-3　低能量膳食食物分配表

热量 /kcal	食物量 /g							
	谷　类	鱼肉类	蛋　类	豆腐干	蔬菜类	水果类	牛　乳	植物油
1 100	150	70	40	40	400	100	250	10
1 300	200	80	50	50	400	100	250	14
1 500	240	90	50	60	400	100	250	16
1 700	280	90	50	60	500	100	250	18
1 900	320	90	50	60	500	100	250	20
2 100	350	90	50	60	500	100	250	20

*其他豆制品按水分含量折算,如豆腐干 50 g= 素什锦 50 g= 北豆腐 65 g= 南豆腐 120 g。

2. 限制脂肪的摄入

脂肪应占总能量的 20% ~ 25%,不宜超过 30%;膳食胆固醇供给量以少于 300 mg/d 为宜。饮食中以控制肉、蛋、全脂乳等动物性脂肪为主,烹调油控制在 10 ~ 20 g/d,宜用植物油,以便提供脂溶性维生素和必需脂肪酸。食物宜蒸、煮、炖、拌、卤等少油烹调方法制备为主,以减少用油量。

3. 适当限制碳水化合物

膳食碳水化合物以占总能量 45% ~ 60% 为宜,过低易产生酮症,过高会影响蛋白质的摄入量。谷类中的淀粉是复杂的碳水化合物,有维持血糖水平的作用,不至于使进食后血糖升高太快,也不至于很快出现低血糖。低血糖会导致饥饿感,使进食的食物量增加。减少总的食物摄取量时,也要相应减少谷类主食量,但不要减少谷类食物占食物总量的比例。尽量少食用或不食用富含精制糖的食品,如甜点、蜜饯、蛋糕等。

4. 供给适量蛋白质

由于限制膳食能量的供给,不仅会促使体脂消耗的增加,还会造成机体组织蛋白质的丢失。为了维持正常的氮平衡,必须保证膳食蛋白质供给充足,但是蛋白质摄入过多也会增加能量的摄入,不利于减重。因此,一般蛋白质以占总能量的 20% ~ 30% 为宜,每千克理想体重 1 g/d 以上,其中至少应有 50% 为优质蛋白质,来自肉、蛋、奶和豆制品。

5. 充足的维生素、无机盐和膳食纤维

各种无机盐和维生素应供给充足,且比例要均衡。新鲜蔬菜和水果是无机盐和维生素的重要来源,且富含膳食纤维和水分,属低能量食物,有充饥作用,故应多选用。必要时可适量补充维生素和无机盐制剂,以防缺乏。因肥胖伴高血压等,为了减少水在体内的潴留,应限制食盐摄入量,每人不宜超过 5 g/d。

6. 养成良好饮食习惯

进食应有规律,不暴饮暴食,不要一餐过饱,也不要漏餐;吃饭应细嚼慢咽,可延长用餐时间,这样即使食量少也可达到饱腹的目的;可先吃些低能量的蔬菜类食物,借以充饥,然后再吃主食;应避免吃油腻食物和过多零食,少食油炸食品;适当减少饮用含糖饮料,养成饮用白开水的习惯;酒除了供能外,其他营养成分很少,而且不利于脂肪和糖的代谢,应尽量少饮。

【前沿话题】

降低癌症风险的 10 项建议

根据严谨的评估判断,世界癌症研究基金会专家组队个人防癌原则与公众防癌策略分别提出了建议,指出大多数癌症是可以预防的,健康饮食、积极参加体育活动并保持健康体重,会大大减少癌症发病风险。由 21 名世界知名专家组成的专家组提出了降低癌症风险的 10 项建议:

1. 在正常体重范围内尽可能瘦。

确保从童年期到青春期的体重增长趋势,到 21 岁时使体重能处于正常体重指数的低端。从 21 岁时起保持体重在正常范围,在整个成年期避免体重增长和腰围增加。研究证实,身体脂肪过多会增加多种癌症的危险性,腰围每增加一英寸,患癌症的风险增加八倍,两者的关系非常密切,尤其是最常见的直肠癌等。研究表明,有六个部位的癌症,包括最常见的癌症中的两个(结肠癌和绝经后乳腺癌)肯定与肥胖有关。特别是中心性肥胖与癌症危险性增加密切相关。身体肥胖会影响激素水平,并能促进产生癌症危险性的炎症标志物的产生。因此,在一生中保持健康体重可能是预防癌症的最重要方法之一。

2. 将从事积极的身体活动作为日常生活的一部分。

每天至少进行 30 分钟的中度身体活动(相当于快步走)。随着身体适应能力的增加,每天可进行 60 分钟或以上的中度身体活动,或者进行 30 分钟或以上的重度身体活动。避免诸如看电视等久坐习惯。久坐是引起某些癌症以及肥胖的重要原因,因此无论是什么样的身体活动,均能预防某些癌症以及体重增加。

3. 限制摄入高能量密度的食物。

避免含糖饮料,限制果汁摄入,尽量少吃快餐。高能量密度食物是指能量超过225～275 kcal/100 g的食物;含糖饮料主要指添加了糖的饮料;快餐指能容易获得的方便食品,通常是高能量密度的。该建议主要是为了预防和控制体重增加。

4. 以植物来源的食物为主。

每日至少吃五份(至少400 g)不同种类的非淀粉蔬菜和水果;每餐都吃相对未加工的谷类和(或)豆类,限制精加工的淀粉性食物;将淀粉类根或块茎食物作为主食的人,要保证摄入足够的非淀粉蔬菜、水果和豆类。非淀粉蔬菜包括绿色叶菜、花椰菜、甘蓝、西蓝花、秋葵、茄子等。番茄所含有的番茄红素有助于预防细胞受到损害。每天吃九份蔬菜和水果,其中包括番茄和浆果等。非淀粉类根类和块茎类食物包括胡萝卜和萝卜等。有证据表明,大多数有癌症预防作用的膳食,主要是由植物来源的食物组成的。摄入较多植物性食物可能对各种部位的癌症均有预防作用。非淀粉类蔬菜和水果不仅可能对某些癌症具有预防作用,而且由于能量密度很低,还可以预防体重的增加。

5. 限制红肉摄入,避免摄入加工的肉制品。

红肉是指牛肉、猪肉、羊肉,红肉每人每周应少于500 g。加工肉制品指通过烟熏、腌渍或加入化学防腐剂进行保存的肉类,尽量少吃加工肉制品。红肉和加工肉制品是某些癌症的充分或很可能的原因,而且含大量动物脂肪的膳食,能量通常也相对较高。

6. 限制含酒精饮料。

如果喝酒,男性每天不超过两份(以一份酒含10～15 g乙醇计),女性不超过一份。儿童和孕妇不能饮用含酒精饮料。如果单纯依据癌症方面的证据,即使是少量饮酒也应该避免,考虑到适量饮酒可能对冠心病有预防作用,因此建议限制饮酒。

7. 限制盐的摄入量。

每人每天盐的摄入量不超过6 g,不吃或尽量少吃盐腌或过咸的食物,避免用盐腌保存食物。有力证据表明,盐和腌渍食物有可能是胃癌的原因。

8. 强调通过膳食本身满足营养需要。

不推荐使用膳食补充剂预防癌症。有证据表明高剂量营养素补充剂对人体可能有保护作用,但也可能诱发癌症。一般而言,对健康人,最好通过高营养素膳食来解决营养素摄入的不足;只是在某种情况下,可以用补充剂。

9. 母亲对婴儿最好进行六个月的完全母乳喂养,以后再添加其他液体和食物。母乳喂养对母亲和孩子均有保护作用。对母亲来说,可以预防乳腺癌的发生。对孩子来说,好处也是显而易见的,比如,能增强儿童的免疫力,防止婴儿期的感染,预防儿童的超重和肥胖等。

10. 癌症患者接受治疗的同时,生活及饮食应该遵循癌症预防的建议。要接受训练有素的专业人员提供的营养指导。

通过环境因素,如食物、营养和身体活动对癌症危险性影响的研究,说明癌症是一个可以预防的疾病,如遵循以上建议,就有可能降低癌症发生率。同时建议大家不要吸烟或咀嚼烟草。对于中国这个吸烟人口众多的国家尤其重要。这不仅需要政府的努力,更需要每一个人的配合。

虽然吸烟不是膳食行为，但是任何预防癌症的建议都不应忽视"不吸烟"的建议，减少烟草的危害已经提升到中国政府和居民的重要议程上，开展广泛深入的健康教育，充分发挥社会各媒体及社会团体的积极作用，降低我国居民的吸烟率，特别是控制青少年的吸烟率，对于癌症的防制有重要的卫生学意义。

除了膳食和吸烟的干预外，还应注意避免与癌症发生有关的感染、性行为和职业、环境致癌因素，并加强卫生立法；还要注意保持心理平衡、精神愉快。

本章小结 —— 慢性病具有病程长、病因复杂、迁延性、无治愈或极少治愈、健康损害和社会危害严重等特点，目前已成为世界几乎所有国家成人的最主要死因。据世界卫生组织（WHO）估计，在我国未来十年，我国慢病死亡率将占死亡的79%。事实上，如能控制主要危险因素，80%的心脏病、中风和2型糖尿病能够预防，40% 癌症亦可以防治。随着生活方式现代化、膳食结构改变和体力活动的减少，肥胖、高血压、糖尿病、肿瘤等已成为严重威胁人类健康的重要公共卫生问题，加强其健康教育具有十分重要的意义。

回顾与练习 ——
1. 简述肥胖对人体的危害。
2. 简述高血压的防治措施。
3. 简述恶性肿瘤的三级预防措施。
4. 简述糖尿病的综合防治措施。
5. 简述肥胖的防治措施。

第十一章
不同场所的健康教育

【学习任务】

通过本章内容的学习,初步掌握几种常见不同场所的健康教育(学校健康教育、公共场所健康教育、医院健康教育和社区健康教育)的概念及意义,理解各种健康教育的主要任务、主要内容及实施方法和形式,并了解各种健康教育的主要评价方法。

【学习目标】

➢ 掌握学校健康教育、公共场所健康教育、医院健康教育和社区健康教育的概念及意义。

➢ 理解学校健康教育、公共场所健康教育、医院健康教育和社区健康教育的主要任务、主要内容及实施方法和形式。

➢ 了解学校健康教育、公共场所健康教育、医院健康教育和社区健康教育的评价方法。

第一节　学校健康教育

儿童、青少年是世界的未来和希望,人数众多,他们多数正处于学习知识的阶段。儿童、青少年正处于观念、行为的形成时期,适时地进行健康教育干预可以帮助儿童、青少年树立健康的生活方式,培养良好的生活习惯,将对他们一生中的行为方式产生深远的影响。学生的同质性和学校的组织性,非常有利于健康教育干预活动的开展实施,便于组织。前WHO总干事中岛宏博士在14届世界健康教育大会开幕式上指出:"儿童、青少年是一个非常重要而又具可塑性的人群,他们形成一个最大又最易受影响的人群"。学校是进行健康教育效果最好、时机最佳的理想场所,它为全社会教育提供一个创造健康未来的机会,是健康教育使命中最为基础的部分,学校可视为促进国家健康水平,提高人口素质的重要资源。

我国的学校健康教育起步于20世纪80年代初。1990年,经国务院批准,国家教育委员会和卫生部联合颁布《学校卫生工作条例》,要求把健康教育课列入中小学教学计划,学校健康教育的地位得到确认。1992年,国家教育委员会和卫生部、全国爱国卫生运动委员会共同制订了具有教学大纲性质的《中小学健康教育基本要求》,规范了学校健康教育课程,随之国家教育部门在全国范围就培训师资做了大量工作。1993年,国家教委颁布《大学生健康教育基本要求(试行)》。1997年,国家教育委员会出台了全国统一的学校健康教育评价方法与标准。2003年,我国又通过了《普通高中课程标准(试行)》,将高中体育课程作为高中生开展健康教育的主题课程列入必修内容。随后,又将"艾滋病防治专题教育"明确引入中学阶段。2008年,教育部颁布《中小学健康指导纲要》,我国中小学教育知识点得到了全面的调整和梳理,学校健康教育从政策上得到了保障。随着近年来高校及研究生的大幅扩招,以及继续发展大学教育的趋势,大学生成为构成并引领未来社会文化主流人群。2007年以来的文献资料显示,多地高校学生健康危害行为报告率呈上升趋势。建立高校健康教育与健康促进模式,有效提高高校健康教育效果,对现在及未来社会意义重大。

一、学校健康教育的概念及意义

(一)学校健康教育概念

学校健康教育是通过课堂教学和健康教育活动,使儿童、青少年掌握常见病防治和卫生保健知识,增强学生自我保健意识,养成科学、文明、健康的生活方式和行为习惯,从而达到预防疾病、增进健康、提高学生个体和群体的健康水平的目的。以学校为基础的健康教育工作是健康教育的重点,学校场所包括幼儿园、小学、中学、职业学校和高等院校等。

(二)学校健康教育的意义

1. 学校健康教育是保证学生全面发展的重要条件

儿童、青少年正处于观念、行为的形成时期,是接受教育、身心全面发展的良好时期,我国的教育方针是使受教育者在德、智、体、美、劳各个方面全面发展。学校健康教育与"五育"关系密切。他们互相渗透,互相促进。在德育教育方面,使学生从小树立"讲卫生为荣,不讲卫生为耻"的荣辱观,自觉维护公共卫生,养成良好的行为和生活方式,遵守卫生法规和道德规范;在智育教育方面,对学生进行人类自我认识的认知教育,使他们懂得以科学知识保护自身的健康;体育和劳动本身是促进儿童、青少年身心发展的积极因素,要大力推进青少年体育锻炼活动,增加健康和体能,并根据卫生学原则进行组织;在心理教育方面,对学生进行人际交往、友好互助教育,促使他们社会化的良好发展和健全人格的修养;在美育教育方面,对学生进行审美、爱好美和创造美的能力教育,那些以损害健康为代价的爱美行为,如以饥饿方法追求苗条身材,以吸烟来追求所谓潇洒风度,以自残躯体追求勇敢,以污染环境追求个人、自家或小集体清洁美的不良行为是必须加以正确引导和纠正的。因此,全面开展学校健康教育是保证在校学生全面发展的重要条件。

2. 学校健康教育是实现全民基础保健的有效途径

根据科学发展观的要求,优化教育结构,促进义务教育均衡发展。目前,小学生的入学率已达 90% 以上，今后在校学生的比例会进一步增加。入校求学将成为人人必经的阶段。同时，学校具有群体生活的特点，有助于健康促进的组织和实施。此外，儿童、青少年的可塑性强，易形成"动力定型"。他们较易形成良好的行为、习惯和生活方式，并对他们一生的身心健康产生深远的影响。因此，做好学校健康促进，是促进和实现全民基础保健、提高群体素质的有效途径。欧美发达国家的经验证明，只有人人接受学校健康教育和健康促进，才能从根本提高整个国民的健康素质，促进人人健康。

3. 学校健康教育是影响家庭、社会和整个人群的治本措施

儿童、青少年与家庭和社会有着天然而广泛的联系，学生中开展健康教育可使学生向更广泛的人群传递，扩大干预效果，特别是对于家长受教育水平低的人群，不失为一条通向成人健康干预的捷径。幼儿园和大、中、小学学生一旦获得卫生知识、价值观和行为技能，不仅他们自身可以茁壮成长，也可以把学到的健康理念和信息传递给家庭和社会，对其父母、邻里、亲友和社会产生良好的影响，并有可能发挥移风易俗的作用。因此，从培养造就一代新人的角度看，在我国要真正形成人人采纳科学、文明、健康生活的良好风尚，从根本上改变卫生面貌，推进社会进步和精神文明建设，在很大程度上取决于学校健康促进的质量。

4. 有助于节约卫生服务费用

最近国外学者通过分析认为：在学校进行高质量多元化的健康教育有助于节约卫生服务费用。有关研究表明，健康教育每投入一美元，社会将省下 13 ～ 15 美元。有些节约来自直接的花费，如节约可预防疾病的费用，减少青年人的吸毒、与酒精相关的交通事故以及与药物相关的犯罪。另有一些是可间接降低的成本，如节省未成年人死亡和青少年意外妊娠相关的开支及而引起的生产力下降。此外，有分析发现，以一美元投资于有效的健康教育可节省 18.80 美元的卫生保健和其他花费。

二、学校健康教育的主要任务

(一)培养儿童青少年的健康意识

儿童、青少年的健康意识直接影响日常的生活习惯和行为，因此，培养正确的健康意识是健康教育取得良好社会效益的重要前提。通过学校健康教育培养儿童、青少年的健康意识，促进预防疾病、维护健康的责任感，树立珍惜生命、热爱生活、健康生活的信念，为今后健康生活方式打下良好的基础。

(二)提高儿童青少年卫生科学知识水平

儿童、青少年中某些不良的生活方式和卫生习惯的养成，往往是缺乏必要的卫生科学知识所致。通过课堂内外的健康教育，使儿童青少年掌握基本的卫生科学知识，引导他们养成良好的生活方式和行为习惯，克服不良的卫生行为习惯，是学校健康教育的主要任务。

(三)提高儿童青少年生长发育水平

儿童、青少年的生长发育水平与生活环境有着密切的关系。学校的膳食服务、体育教育(包括体育课、设备和课外活动)以及学校的卫生环境和家庭环境等均可影响儿童、少年的生长发育。

通过学校健康教育,提供良好的就餐环境,指导儿童、青少年平衡膳食,合理营养,正确地进行体育锻炼,创造对生长发育有利的环境和因素,消除不利因素,提高生长发育水平。

(四)降低儿童青少年常见疾病的发病率

儿童、青少年时期最常见的疾病有肥胖、近视眼、沙眼、龋齿、脊柱异常、鼻炎、蛔虫感染、肝炎、结核病等,以及贫血、外伤、运动能力差和免疫能力低,因酗酒导致的酒精性肝炎、胃溃疡等疾病也很常见。这些常见疾病和症状与学生不良的学习生活环境及习惯密切相关。只要对儿童、青少年进行常见疾病有关知识的科普教育,使他们掌握预防各种疾病的知识和技能,结合学校定期体检和矫正,就可使患病率下降。

(五)预防各种心理障碍

儿童、青少年时期,由于不同阶段的身心发育特点不同,容易出现不同的心理疾病。为预防儿童和青少年可能出现的各种心理障碍,应根据其特点,分阶段、有针对性地开展心理健康教育。帮助儿童、青少年认识自己,充分发挥潜力;学会控制和调节情绪,能克服心理困扰;树立崇高的人生理想;培养乐观进取、自信自律、负责守信、友善和群、开拓创新、不畏艰难的健全人格及社会适应能力;有效地提高儿童、青少年心理素质,为培养德、智、体全面发展的人才打下良好的基础。

(六)提高学习效率

健康的身体是儿童、青少年学习的基本条件,视听器官功能良好、合理膳食、良好的学习环境、规律的作息制度和健康的心态,有利于学生处于最佳的身心状态。因此,通过学校健康教育,可以提高学生的身体素质,发挥健康潜能,提高学生的学习效率。

三、学校健康教育与健康促进的内容

学校健康教育的顺利开展必须得到学校、社区以及社会的大力支持,建立提供支持的政策、机构、环境和社区,是学校健康教育工作的重要组成部分。

(一)促进学校健康政策的制定和实施

学校健康政策的制定是开展学校健康教育的指南,可影响学校行动及其资源的合理分配。学校健康政策应该包含以下几个方面:健康卫生食品的政策;禁烟、禁酒和非法的精神兴奋剂类物质的政策;急救政策和实施计划;健康筛选政策;控制寄生虫病的政策;在自然灾害或突发公共卫生事件发生时的应急政策;有关 HIV/HIDS(艾滋病毒感染者/艾滋病毒患者)控制包括其安全管理的政策等。

(二)营造有利学生健康的学校环境

学校的环境是激发和促进学生参加有益健康的活动,主动培养健康意识的外部环境,它与师生身体健康和心理健康密切相关,学校环境主要包括物质环境和社会环境。学校物质环境是指学校的建筑、照明、通风、饮水、可调式桌椅、体育活动场地器材等,也包括学校基础设施如卫生设施和水源的可利用性,学校餐厅的就餐环境和平衡膳食的供应等。学校的社会环境是指在员工中、学生中、师生之间的综合关系质量。其内容包括学校的文化精神对师生的心理健康和社会需要所起的作用;学校创造一个相互关怀、信任和友好的环境吸引学生参与;对于有特殊困难的学生学校提供适当的帮助和支持;不同民族、肤色、性别的学生都应该受到尊重,保证为少数民族师生提供工作、学习和生活上的便利;学校关注家长的教育需要及如何改善学生的健康等问题。

(三)提高个人健康知识和技能

通过正式或非正式的途径,使学生树立新的整体健康观念,以确保他们在个人和社区卫生事务中更主动和更有责任感。通过系统的健康教育课程,针对不同年龄段的儿童、青少年,教授相应的营养、疾病防治、体育卫生、安全、心理、性、口腔卫生和环境卫生等方面的知识;在解决问题的技巧、决策、交流、人际关系、情绪处理、压力缓解及创造性思维方面给予帮助;给教师提供有关健康教育的培训和服务,帮助教师获得关于卫生资源的利用和使用价值等方面的信息。以提高学生关于健康问题的理论知识水平和应对技能。

(四)提供健康服务

学校健康服务是直接关系到在校学生健康状况的活动,它包括:基本的健康服务;提供计划免疫;学生生长发育体检;解决学校健康问题;帮助培训教师;常见疾病和身体缺陷的纠正;突发公共卫生事件应急处理;意外事故的急救措施;心理咨询以及对伤残学生提供必要的服务。

(五)学校专题健康教育

学校专题健康是指为了预防某种疾病或某类疾病,减少或消除该病的致病因素,降低疾病的发病率而进行的专题健康教育。

1. 慢性病早期预防教育

儿童、青少年时期不良的生活习惯和行为,不仅仅影响到生长发育,而且会增加成年后多种慢性非传染性疾病的发病风险,如冠心病、癌症、糖尿病、心脑血管疾病等。因此在儿童、青少年中开展预防慢性非传染性疾病的专题健康教育,有利于降低在成人期的患病风险。

2. 生殖健康问题

近年来,在许多国家和地区未婚少女怀孕已经成为严重的社会问题。在我国该问题也日渐严重。因此,学校应根据儿童、青少年发育的不同阶段,适时、适当、适量的进行有关性生理、性心理、性道德、性伦理、性病防治等方面的教育。此外,学校也是预防艾滋病等性病的重点场所,预防艾滋病等性病的健康教育也是学校健康教育的重要内容之一。

3. 控烟问题

未成年人吸烟与被动吸烟一直是备受社会关注的问题。有关研究表明,1/3 ~ 1/2青少年尝试吸烟后会养成吸烟习性并成瘾,如果20岁以前不吸烟,成人后吸烟的可能性会大大降低。因此,在学校、幼儿园等未成年人集中活动的场所建立无烟环境至关重要。

控烟教育应特别注意导致青少年吸烟的主要原因是好奇心重这一特点,如果说成年人吸烟是一种选择,未成年人吸烟则更多体现的是希望被认可、对吸烟文化的盲从和被动地接受。要大力实施健康教育为主要手段的综合控烟措施,通过学校的健康教育,使学生认识到吸烟不仅影响自己的身体健康,还影响到家长和亲友的健康等危害。建立无烟环境,教职员工发挥榜样作用是对学生进行控烟教育的最好形式。

4.素质教育问题

李岚清指出:"素质教育从本质来说,就是以提高国民素质为目标的教育。"这是从教育哲学的角度在教育目的层次上对素质教育概念的一种规定,这一规定把素质教育与其他种种不是以提高国民素质为目标的教育区分开来。素质教育重视人的思想道德素质、能力培养、个性发展、身体健康和心理健康教育,素质教育是学校健康教育重要内容之一。

四、学校健康教育的评价

(一)评价的内容

评价内容包括课堂教学计划,教学目标,内容范围,有无课时,教案,考试,有无专兼职教师,教师是否经过培训,教学方法如何与学生的知识、态度、行为的变化,学生的生长发育水平及健康状况等。

(二)评价的方法与指标

1.卫生相关知识的评价

最常用的方法是问卷法,围绕着健康干预的内容及有关知识进行书面测验。为了激发儿童的兴趣与热情,也可以采用知识竞赛的方式,包括个人、小组以及班级等为单位进行,并给予奖励。关于卫生知识的评价指标,对群体可采用各项知识的得分和及格率比较;对个体可对比干预前后自身的知识得分情况。

2.卫生保健态度的评价

学生的卫生保健态度是指他们对卫生知识、卫生保健设施及卫生行为所持的认识、观点和态度的概括。卫生保健内容太多,有各种表现形式,其评价指标也比较多,如对某些正确及不正确卫生行为的肯定或否定率等。

3.健康行为的评价

健康行为包括日常生活中、在校学习生活中的各种行为和习惯,老师可以通过日常观察或与家长沟通进行了解。反映健康行为的指标较为客观、可靠,应作为对学校健康教育效果评价的主要依据。健康行为评价主要包括各种卫生习惯、健康生活方式形成率,各类卫生保健活动的参加率等。

4.生长发育水平的评价

通过定期的体格检查及身体素质测试,与当地的生长发育标准进行比较,用等级评价方法等可看出在开展健康教育的儿童青少年中,不同发育水平的儿童所占比例的多少;也可用百分位数法来衡量,观察常用的生长发育指标在该学生所属的年龄与性别百分位数表上的上升或下降情况。

5.健康状况的评价

健康状况是学校健康教育效果评价的有效指标,常用的评价指标有患病率、发病率、月病假率、死亡率等。

公共场所健康教育

公共场所是指供公众从事社会生活的各种场所的总称。公众是指不同性别、年龄、职业、民族或国籍、不同健康状况、不同人际从属关系的个体组成的流动人群。公共场所是提供公众进行工作、学习、经济、文化、社交、娱乐、体育、参观、医疗、卫生、休息、旅游和满足部分生活需求所使用的一切公用建筑物、场所及其设施的总称，可分为以下几类。

（1）商业性公共场所。如百货商店、商场、超市、农贸市场等。

（2）娱乐性公共场所。如电影院、KTV、公园、舞厅、游乐场、体育馆、游泳池、网吧等。

（3）服务型公共场所。如图书馆、宾馆、饭店、理发店、美容院、浴池、公共场所、车站、机场、码头以及相应的客运交通工具。

（4）临时性公共场所。一般指城市的各种博览会、展览会等各种临时组织活动的场所，或城乡的各种庙会、灯会、娱乐晚会、集市以及各种传统节日聚会的场地。

一、公共场所健康教育的概念和意义

(一)公共场所健康教育的概念

公共场所健康教育是指通过有计划、有组织、系统的健康教育活动，帮助加强行政管理，促使公共场所中的个体和群众建立科学、健康的行为和生活方式，改善环境，扩大资源，互相支持，预防疾病，最终达到形成健康的人群、健康的环境和健康社会的目标。

(二)公共场所健康教育的意义

1. 公共场所具有进行健康教育的有利条件

大多公共场所都设有专门从事营业宣传工作的专业组织、人员和设备，这些组织机构和人员、设备都可以用来进行健康教育工作。健康教育工作者可按照各类公共场所的实际力量和便利条件，提出可以被对方接受的健康教育活动和方式。例如，大型的商场、车站、机场、公园等场所，可采用广播、广告牌、宣传牌、电子屏幕、电视播放等方式进行健康教育等。

2. 公共场所的健康教育易取得事半功倍的效果

公共场所由于人员集中、人流量大、流动性强和背景多样化等特点，为健康教育工作提供了众多的对象，公共场所的健康教育可取得事半功倍的效果。

二、公共场所健康教育的任务和内容

(一)公共场所健康教育的任务

1. 宣传党和政府有关公共卫生工作的方针政策、科普健康知识

公共场所是建设精神文明的重要阵地，反映了一个地区或国家精神文明的"窗口"，如机场、

车站等。在公共场所宣传党和政府有关公共卫生工作的方针政策、科普健康知识,开展健康教育,是各类公共场所应尽的义务,也是这些部门建设社会主义精神文明的具体内容之一。

2. 公共场所的疾病预防

公共场所人群密集、流动性强,是很多传染性疾病易于传播和扩散的场所。做好公共场所健康教育工作,不仅能预防传染病的快速传播,对广大群众的身体健康有利,而且对公共场所工作人员的健康也极为有利。

3. 保证公共场所的顺利运营

在各种公共场所的经营管理工作中,公共卫生管理占有很大的比重。公共场所的健康教育,不仅使群众学习了常见的卫生科学知识,形成健康的行为习惯,维护公共场所的环境卫生,而且减轻了公共场所员工的工作压力。各种传染性疾病的控制,有利于公共场所的正常运营,同时也形成了良好的口碑,增加了公共场所各部门的盈利。

4. 增进公民身心健康,提高生活质量

社会体育指导员通过进行群众体育的组织管理,举办讲座、教学活动,鼓励群众参与体育活动,指导和管理商业体育设施,健康管理和安全管理,可以提高公民的身体素质,调整公民的心理状态,提高全民的生活质量。

(二)公共场所健康教育的内容

1. 党和政府有关的卫生工作方针、政策、法令

如宣传贯彻《中华人民共和国环境保护法》《中华人民共和国食品卫生法》《公共场所卫生管理条例》《突发公共卫生事件应急条例》和地方政府关于爱国卫生运动和其他卫生工作的规定、决定、办法等。

2. 公共卫生道德方面的宣传教育

对公众进行环境卫生方面知识的宣传,树立"爱清洁、讲卫生"的风气,养成良好的卫生习惯,创建健康的公共环境。如"不随地吐痰""公共场所禁止吸烟"等。

3. 常见传染性疾病的宣传教育

根据不同场所,不同季节,有针对性地进行多发病及常见传染性疾病的健康教育。例如,人们最常关心的流感、肝炎、结核等传染病;肥胖、心脑血管疾病、癌症、糖尿病等多发病;性病、艾滋病等的预防;急救、治疗、护理、休养等知识的宣传及普及工作。

4. 结合不同场所的性质与特点宣传与之相适应的内容

如商业性公共场所以经营商品与群众健康的关系为依据进行健康教育;在餐饮行业进行常见食源性疾病预防控制宣传教育;娱乐性公共场所以宣传环境卫生知识、精神(心理)卫生知识、环境保护(绿化)知识为主要内容;而服务性公共场所以接触性传染病的防治知识以及皮肤保护、美容卫生知识为主;在人群密集的车站、机场进行常见季节性呼吸道疾病的宣传教育。另外,临时性的公共场所因时、因地制宜,结合本地区情况和民族特点进行宣传。

三、公共场所健康教育实施的方法和形式

(一)随机口头宣传

这是最简单也是最直接的教育方法。对不遵守公共卫生法规的现象,随时提醒,及时制止,使其受到教育,同时提醒其他人的注意。这种方法教育人数多、针对性强、效果好。

(二)设立固定的健康科普专栏、报栏、标语、电子屏幕等宣传形式

这些宣传形式虽然需要一定的物质条件,但一经建立起来便可长期使用。"健康科普专栏"内容上应标题醒目,简单精练,通俗易懂,知识面广;外观上字迹清晰,美观大方,色彩协调,图文并茂,高低适度,光线充足。宣传方式除了配合卫生工作中心任务外,应根据不同公共场所设置不同的方式,而且内容要结合不同场所包含不同的重点内容。在理发店、美容院可采用健康标语,提供关于皮肤病预防的内容。

(三)协助电视台、广播电台、网络媒体等办好卫生专栏节目

利用该渠道对公共场所进行宣传,覆盖面广,不受时间的限制,具有生动性、娱乐性、普及性、快速性、权威性的特点。播送内容既要结合不同部门的业务特点,也要配合卫生工作的中心任务,并针对不同季节的需要。形式应灵活多样化,如简单明了的通知、卫生须知、专题卫生知识讲座、卫生保健相关小品、对话问答以及各种有关卫生保健的节目。最好由健康教育部门组织有关专业人员编写,经过审查后才可播放。

(四)制作成卫生保健相关的图书、报纸、杂志、录像等资料

通过对外借阅等形式进行科普宣传,这种方法可定期对公共场所工作各有侧重地进行指导,这种宣传形式最大的优点是覆盖面广,普及人数多。根据不同场所的性质与特点进行有针对性的健康教育。

(五)教育宣传

如电影院可在放映前加映卫生幻灯片,卫生科技影片,或组织卫生科技片专场放映;文化宫、大型俱乐部等公共场所可举办卫生知识讲座、卫生文艺汇演;建立大型的《卫生画廊》;农村可以利用集市活动和传统的民族节日等进行宣传。

四、公共场所健康教育的实施

(一)计划的制订

1. 需求的评估

要在某公共场所进行健康教育工作,首先必须通过需求评估,了解该场所的基本情况。主要包括:该场所的业务范围、性质、特点和工作规律;该场所的组织构成及各自职能划分;该场所与公共卫生工作的关系;开展卫生宣传教育工作在主客观方面的有利和不利条件。

2. 确定优先内容

健康教育计划中要明确规定哪些内容是需要重点宣传的内容,哪些是一般的宣传内容,哪

些是临时性宣传的内容,哪些是经常性的宣传内容。

3. 确定计划目标

制订健康教育计划实施的总目标和具体的目标。

4. 制订健康教育策略

根据不同公共场所的特点和条件,确定一些基本的、普遍使用的方法和形式,同时也确定一些适用于具体某些部门的特殊方法和形式。结合本部门的具体情况,建立相应组织领导机构。确定相应的宣传资料、工具、用品及经费的预算。并根据不同场所确定具体的实施时间、范围及步骤等。

(二)计划的实施

计划的实施过程包括进行典型试验,试点单位试验,推广性应用,经常的业务指导和必要的行政干预,开发领导层和组织群众广泛参与。取得基层行政领导的重视和有关部门的配合。建立多层次、多渠道的群众宣传网。组成一支既有专业人员,又有积极分子参与的健康教育队伍。建立完善的健康教育监督管理制度。

▋▋ 五、公共场所健康教育的评价

公共场所健康教育的最终目标是,要达到国家关于卫生城市和健康城市的标准中对公共场所的要求,故公共场所健康教育的评价标准也要符合这方面的指标。公共场所健康教育评价的指标主要包括以下内容:

(一)爱国卫生组织管理状况

贯彻落实国务院印发的《关于进一步加强新时期爱国卫生工作的意见》,做好新形势下的爱国卫生工作提出明确要求。坚持以人为本、解决当前影响人民群众健康突出问题的有效途径,是改善环境、加强生态文明建设的重要内容,是建设健康中国、全面建成小康社会的必然要求。

各地区、各部门要进一步提高对爱国卫生工作重要性的认识,继承和发扬爱国卫生运动优良传统,不断丰富工作内涵,完善工作机制,创新工作方法,以改革创新的精神切实加强新时期爱国卫生工作。

(二)健康教育工作开展状况

政府颁布的公共卫生法规中的活动必须开展,例如,全面开展控烟,预防艾滋病、性病传播的宣传工作,突发公共卫生事件的健康教育工作,并且统计对应的健康教育知识的知晓率、行为和态度的改变情况。

(三)公共场所卫生状况

(1)认真贯彻国务院《公共场所卫生管理条例》,有计划、有检查、有卫生监督、检测和技术指导规范,资料齐全。

(2)经营单位应有有效的卫生许可证,卫生管理制度健全,设有专职(兼职)卫生管理人员。从业人员经过体检、培训,取得健康证和卫生知识培训合格后方可上岗。

（3）创造促进健康的良好环境,卫生指标达到国家的卫生标准要求。

（四）其他综合状况

其他综合状况包括卫生城市数量、卫生乡镇数量、环境卫生、饮用水卫生、食品卫生、传染病防治、城区除"四害"、单位和社区卫生状况。

医院健康教育

随着健康观念的逐渐转变,医学模式变更和医院服务功能的扩大,医院不仅仅是抢救、治疗病人的地方,而且担负着向广大患者和家属传播健康知识的职责,已经成为进行健康教育的重要场所。医院健康教育,可提高患者及家属的健康意识和自我保健能力,预防各种疾病,是提高医疗质量的重要策略,也是现代医学发展的必然趋势。

一、医院健康教育的概念

医院健康教育泛指各级医疗卫生机构和人员在临床实践过程中伴随医疗保健活动而实施的健康教育。随着医院结构和服务功能的不断扩大,医院健康教育的内涵也在不断延伸。狭义的医院健康教育,又称临床健康教育或患者健康教育,是以病人为中心,针对到医院接受医疗保健服务的患者个体及其家属所实施的有目的、有计划、有系统的健康教育活动,其目的是防治疾病,促进身心康复。广义的健康教育是指以健康为中心,以医疗保健机构为基础,为改善患者及其家属、医院员工、社区居民的健康相关行为所进行的有目的、有计划、有组织的健康教育。

二、医院健康教育的意义

医院健康教育是社会发展和医学进步的产物,是健康教育工作多项功能的重要体现,对疾病的预防、治疗、护理、康复、管理等许多具体环节具有特殊的意义和作用,是医院工作的重要组成部分。

（一）提高患者依从性

通过对患者进行健康教育,可以使患者掌握必要的卫生知识,正确认识疾病,更好地配合治疗,从而提高其医疗依从性,促进早日康复。

（二）对患者进行心理治疗

通过对患者进行健康教育,可以消除或缓解患者或家属因对疾病一无所知而产生的恐惧、精神紧张、焦虑、悲观失望等情绪反应,解除病人及家属的顾虑,增强他们与疾病作斗争的信心。

（三）健康教育本身就是一种治疗方法

许多疾病与患者的不良行为和生活方式有着密切的关系,通过对患者进行健康教育,使其改变与疾病有关的不良行为和生活方式,从而真正消除致病的根本因素。

（四）缓解医患矛盾

良好的医患关系是治疗的必要前提。通过对患者进行健康教育,不仅使其自愿接受治疗,还可以使其了解治疗的过程及危险性,从而增强患者的理解,积极配合治疗,缓解医疗纠纷。

（五）降低医疗成本

通过对患者进行健康教育,使其掌握疾病防治的基本知识,从而减少住院天数,降低医疗成本,提高医疗设施的利用率,扩大医院的服务容量。

（六）创建精神文明社会

医院是抢救、治疗病人的场所,同时也是精神文明建设的"窗口"。医护人员的医德、医风、医技,医院的环境、秩序、制度直接影响到人民群众对党和政府的信任拥护。通过医院的健康教育,使广大医务人员树立崇高的职业道德,推动整个社会的精神文明建设。

（七）提高社区居民健康水平

以医院为中心开展的社区健康教育,将医院的工作推广到社会上,让更多的群众获取健康知识,培养人人预防疾病的观念,增强社区居民对疾病的正确认识,提高病人自我保健的能力,提高整个社区居民的健康水平。

三、医院健康教育的内容

医院健康教育的内涵包括两个方面:一方面是以"病人"为中心,针对到医院就诊的患者及其家属进行健康教育;另一方面是以"健康"为中心,针对社区实施的健康教育活动。医院健康教育伴随着医院结构与功能的延伸,沿着医学社会化方向发展,即从治疗服务扩大到预防服务;从技术服务扩大到社会服务;从生理服务扩大到心理服务;从院内服务扩大到院外服务;从个体服务扩大到群体服务。医院健康教育的内容包括医护人员教育、患者及家属健康教育、社区健康教育和社会性宣传教育四个方面。

（一）医护人员健康教育

1.对专兼职健康教育人员的业务培训

以脱产办短期培训班、进修和在职自修、函授、网络听课等方式,系统学习健康教育基本理论和方法,掌握健康促进基本理论、必要的传播手段和沟通技巧,培养进行社区干预研究,健康教育计划设计、实施和评价的能力。

2.对全体医护人员进行培训

以业务学习、专题讲座等形式,结合本专业特点和工作需要,普及疾病健康教育的有关知识和技能,进行人际沟通技巧培训,提高健康教育的知识、技能与医护人员的工作热情。培训覆盖率达到90%以上。

3.开展医护人员健康促进活动

针对医护人员中可能存在的问题,有计划、有组织地实施干预活动,促使医护人员建立健康的生活方式,促进和增强自身的心身健康。例如,开展无烟医院创建活动。创建活动要有计划,有措施,有记录,有总结。

(二)患者健康教育

1.门诊健康教育

门诊健康教育是指对病人在门诊诊断、治疗过程中进行的健康教育。门诊健康教育包括候诊健康教育、随诊健康教育、健康咨询等。

(1)候诊健康教育。候诊健康教育是在病人候诊期间,针对候诊知识及该科室常见疾病防治所进行的教育。主要采用的形式有:在候诊厅放置健康知识资料、设置健康教育宣传栏、黑板报、杂志借阅、电子屏幕、电视播放等。健康教育宣传栏的内容要根据不同人群文化层次的特点进行针对性的设计,力求做到内容新颖、标题醒目、形式美观、通俗易懂,并注意科学性、针对性、通俗性和艺术性。

(2)随诊健康教育。随诊健康教育是医生在给病人诊疗过程中,根据病人所患疾病的有关问题进行简短的讲解和指导。为解决门诊病人多、诊疗工作量大与开展随诊教育的矛盾,可使用健康教育处方来对口头教育进行补充,同时便于病人保存阅读,指导病人进行自我保健和家庭保健,是一种有效的辅助治疗手段。

(3)健康咨询。健康咨询是医务人员对咨询者提出的有关疾病和健康问题进行的解答和医学指导。县级以上医院要设立咨询室或心理门诊,以满足各类人群不同的需要。

2.住院健康教育

住院健康教育是指医护人员对住院病人或病人家属进行的健康教育。住院健康教育可分为入院健康教育、病房健康教育、出院健康教育和出院后(随访)健康教育。

(1)入院健康教育。指在病人入院时,对病人或家属进行的健康教育。主要内容包括医院的有关规章制度、生活环境、注意事项等。通常由护士承担,采用口头教育或宣传资料等形式,旨在使病人和陪护人员尽快熟悉住院环境,稳定情绪,遵守住院制度。

(2)病房健康教育。指在病人住院期间进行的经常性的健康教育工作,是健康教育的重点。医护人员根据各自科室疾病的特点,针对病人病情和需求,对病人及家属、陪护人员进行较系统、深入地教育和指导,以建立良好的医患关系,增强病人的治疗信心,使其积极配合治疗,促进早日康复。病房健康教育形式多样,可采用口头教育、健康教育专栏、宣传资料等方式,有条件的医院还可采用闭路电视、电子屏幕、播放电视录像片等现代化电教手段,亦可通过定期向患者和家属开展健康教育讲座。

(3)出院健康教育。指病人病情稳定或康复出院时所进行的健康教育。医护人员应根据患者的恢复情况,以口头谈话和健康教育处方形式向患者及其家属介绍治疗结果、病情现状,提出如何巩固疗效及防止复发的注意事项,帮助患者建立健康的生活习惯和行为方式,帮助病人规划饮食、起居、活动方式、功能锻炼、用药方法等。

(4)出院后(随访)健康教育。出院后健康教育是医院健康教育的延伸。对象主要是有复发倾向,需要接受长期健康指导的慢性病人。出院后健康教育是一个连续追踪过程,主治医生通过书信指导、定期或不定期家访、电话咨询、网络联系等方式,针对病情现况和病人需求,修正治疗方案,给病人以长期、动态的相应健康咨询和指导。

(三)社区健康教育

随着社会生产的发展,医学的进步,人们对防病治病的认识逐步深化,医疗保健从个体向群体转变,寻求群体防治疾病的措施和方法。社区健康教育是指以社区为单位,以社区人群为教育对象,以促进社区居民健康为目标,有组织、有计划的健康教育活动。其目的是发动和引导社区人民树立健康意识,关心自身、家庭和社区的健康问题,积极参与社区健康教育与健康促进规划的制订和实施,养成良好的卫生行为和生活方式,以提高自我保健能力和群体健康水平。社区卫生服务中心正是适应这种需要而产生的。

(四)社会性宣传教育

对社会的宣传教育,是医院健康教育工作的一项重要任务,通常包括以下几方面:在医院统一组织下,参加各种卫生宣传日、宣传周等社会宣传咨询活动;承担有关部门组织的健康教育讲座、培训班讲课等任务;利用大众传播媒介,广泛开展社会性宣传教育。

四、医院健康教育的实施与评价

(一)评估教育需求

评估教育的目的是确定患者及其家属的健康教育需求。由于疾病种类繁多,每个患者的个体差异和生活方式不同,而且对患者进行教育的时间有限,因此,分析患者对健康教育的需求内容成为制订患者教育计划的先决条件。

首先要了解患者对其所患疾病的认识,包括所患疾病的常见病因及疾病特点、症状、治疗方法、可能并发症及预后,其次了解患者对疾病的态度,包括对治疗是否配合,是否愿意改变不良的生活习惯和方式,并消除患者的疑虑或满足患者的需求。

(二)确定教育目标

目的是确定患者及其家属的教育目标。根据不同种类疾病,制订具体的目标。拟订患者教育计划的目的应考虑如下因素:患者的文化程度、接受能力、经济实力、患者缺乏的知识、缺少的技能、患者的兴趣,并确定分阶段目标,按顺序完成。

(三)制订教育计划

拟订健康教育计划时需要考虑如下因素:教育的时间,教育的场合,教育的内容,授教人员,教育的方法和工具等。

1. 教育的时间

从患者及家属进医院到离开医院,都是健康教育的时机,其中包括诊疗前健康教育人员的咨询,候诊时浏览健康教育专栏、杂志、报纸,观看电视播放疾病相关内容,在治疗过程中医护人员对病情及治疗方法的详细说明,回答病人的问题,以及治疗中患者需注意事项的指导及所需知识和技能的教育等。

2. 教育的场合

病人教育要在专门的场所或候诊室进行,避免在大庭广众进行,以免引起患者尴尬和不安。候诊区电视广播、健康专栏是健康知识科普的较好场所,门诊是患者针对性健康教育的场所,病房是住院患者进一步深入教育宣传的最佳场所。不同场所达到的效果不同,因此在制订计划时应给予考虑。

3. 教育的内容

在确定教育内容时,首先考虑患者最希望知道、最重视的内容。如疾病的可能病因、危害、可能的并发症、治愈率等,其次考虑患者的文化程度、接受程度,尽可能在有限时间内,所提供的内容患者能吸收学习。患者教育计划的内容应是基本、简单、重要、有用,并且多次重复,以加深患者的印象或熟练掌握某些技能。

4. 授教人员

对患者进行的教育是一个完整的教育系统,包括在医院中接触到的各类人员,如医生、护士、检验人员、药剂人员和行政后勤人员、健康教育人员,以及医院的外观、环境、宣传栏、宣传资料、宣传媒体等。但是哪些是核心、要点,取决于患者疾病类型、患者的需求、教育的时机和场合来确定。通常人们认为医生是主要的教育者,医生在门诊很少有时间进行健康教育,因此对于简单的教育内容,其他医疗人员的教育作用更大。当需要对患者灌输知识,加强观念或生活方式的指导时,可由护士来完成;需要对患者进行量血压、体温、测血糖或简单护理等技术指导时,可由护理人员来教育;对需要进行膳食指导,可以由营养科的营养医师进行教育,或者各类人员的共同配合来完成。

5. 教育的方法

选择适当的教育方法和工具,能提高患者的学习效率与效果。教育过程中要让患者有提问题的机会,并给予满意的回答。这样不但能满足患者的需求,也能加深患者的印象;对某些重要内容应多次重复教育,并以不同的方式进行;教育过程中应减少患者的焦虑、尴尬、疑惑或不安的情绪;并编写疾病相关的健康手册,方便患者离开医院后查阅。在教育方法上,可选择阅读、讲解、观看电视播放、现场观摩、咨询等方法;在被教育患者人数方面,可采用个别指导、团体指导等方式;教育方法应根据患者的文化程度、语言能力、疾病类型、疾病严重程度来选择,也可进行多种方法相结合。

(四)实施教育计划

上述三个步骤都是患者教育的重要环节,但患者在医院中所得到重要、印象最深刻的,乃是医护人员、教育人员的态度。因此在进行教育时,除考虑不同人员的配合、可能遇到的困难和教育计划是否按进度实施外,最重要的就是教育者与患者谈话的态度和技巧。

1. 与患者谈话的态度

应客观、公正,不能主观、有偏见;采取接纳的态度,既要帮助、指导,不能批评、训诫、嘲笑;避免不成熟的建议或承诺,以免加重患者心理负担或导致医疗纠纷;让患者自觉、自决、自助,不能包办一切,要用事实来说服患者;要主动、热情、充满信心、委婉,以满足患者的心理需要。

2. 与患者谈话的技巧

要站在患者的立场,体谅患者的病痛;要积极倾听患者的叙述;要注意观察患者的症状和情绪;问话语气要婉转中肯,态度要和蔼;表达要通俗且易于接受;要考虑不同类型患者的特点,区别对待;要掌握会谈时间,把握重点。

总之,要让患者感觉出教育者的诚意,缩短彼此的距离,争取患者的积极配合,提高治疗效果。

(五)教育效果的评价

评价是教育的重要一环,"计划—执行—评价"是一种连续过程,其目的是随时修正原有计划,改进工作。评价工作并不一定要花很多的时间、人力或财力,可随时进行。

1. 评价教育需要

由于教育计划是依据患者各方面的情况而定,因此应评价以往评估患者的需求是否真正需要,是否遗漏,或者当患者有多种需要时,教育者由于时间的限制,只考虑了对病情有较大帮助的需要,而忽略了解除患者其他疑虑的需要,导致无法取得患者的信赖,降低患者的参与感。

2. 评价教学方法

教学方法的恰当与否直接影响到计划的成败。评价教学方法包括:教学的时机与场合是否恰当;教育者是否称职;教学材料是否适宜,是否准确、通俗;教学方法是否得法;教学进度、气氛是否恰当。

3. 评价目标

计划的目标有不同的层次,而前一层目标则是达到后一层次目标的必需。如对肥胖的高血压患者进行教育以促进其康复,可推论下列顺序:

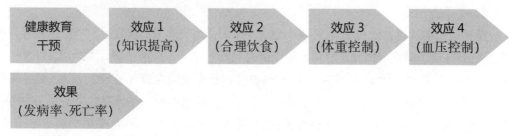

因此,在制订计划目标时,目标是分层次的,而评价时可参照计划目标,对计划不同目标进行不同的评价。

总之,医院健康教育的五个步骤是连续、完整、动态的过程。这项工作做得越深入,越能体现"从患者的需求为向导,为患者健康服务"的理念,越能更好地为患者提供优质的个性化健康教育服务。

社区健康教育

社区是居民从事生产和日常活动的基本环境,社区有着相对独立的社会管理体系和服务设施。社区健康教育是社区卫生服务的主要功能之一。将健康教育纳入社区发展,特别是社会卫生服务的整体规划,为社区居民的身心健康服务,是我国卫生保健事业的重要组成部分,是世界健康教育发展的重要策略之一。目前,无论在发达国家还是发展中国家都在积极开展社区健康教育。

一、社区及社区健康教育的概述

(一)社区的概念

社区是人们从事生产和日常生活的基本环境,是社会的基本单位,是有组织的社会实体。通常是由一定数量的社会群体或社会组织聚集在某一地域里所形成的一个生活上相互关联的大集体。社区是相对独立的社会管理体系和服务,包括商业网点、医院、学校、交通等,是相对独立的地域性服务。社区是宏观社会的缩影,社会中的各种现象和特征均可通过社区而反映出来。目前,我国的社区类型有城市、农村和乡镇社区,一般城市社区单位按地、区、街道、居委会,农村社区单位按县、乡、村划分。

(二)社区健康教育

1. 社区健康教育和健康促进

社区健康教育是指以社区为单位,以社区人群为教育对象,以促进社区居民健康为目标,有组织、有计划的健康教育活动。其目的是发动和引导社区人民树立健康意识,关心自身、家庭和社区的健康问题,积极参与社区健康教育与健康促进规划的制订和实施,养成良好的卫生行为和生活方式,以提高自我保健能力和群体健康水平。

社区健康促进是指通过健康教育和社会支持改变个体和群体的行为、生活方式和环境影响,降低社区的发病率和死亡率,提高社区居民的生活质量和文明、健康素质的各种社会活动过程。社区健康促进由两大因素构成:健康教育及其他能促使行为和社区环境有益于健康的一切支持系统。即强调人群行为改变所需要的社会管理机构的各种支持,更需要社会的参与和多部门合作。它的关键策略是激励全社会居民关心自己的健康问题,积极参与本社区健康促进规划的制订与实施。因此,以社区为基础开展健康促进立体框架综合干预,是有效提高社区居民健康水平的最佳途径。

2. 社区健康教育和社区内健康教育

社区健康教育以全社区为范围,面对内部差异较大的全体社区人群,规模庞大,工作程序复杂,依从性参差不齐,其结果往往是数量较大的总体人群产生较小的普遍性变化,但长远看会带来显著的社会效益。

社区内健康教育一般是在社区内特定的区域,针对较小数量的特定人群(如某校学生、某疾病的高危人群),小范围进行健康教育,产生显著的改变。这种规模小、易操作性的特点,使健康教育工作更容易实施和管理,也容易产生令人鼓舞的健康效应,具有提供示范和榜样的作用,起到以点带面的效果。

二、社区健康教育的策略

社区健康教育的项目实施是按照计划去实现目标、获得效果的过程,体现了健康教育计划的根本思想、实现健康教育计划干预目标的具体活动和行动。社区健康教育的策略包含以下四个方面:

(一)建立项目执行委员会

建立社区健康教育项目领导小组或社区健康促进委员会,具体负责项目的运行和操作。委员会可由原卫生行政机构兼任,也可另行成立。委员会成员多由专业人员组成,如当地卫生部门负责人、医学会负责人、以及社区内热心于此项目、受人尊敬的常住居民。

在健康教育计划开始时,首先进行社会动员,建立相应的组织机构,争取社区政策支持。政策支持可以动员当地资源的投入,开创多部门协调合作的局面;可影响当地群众参与的态度,创建有利于健康教育实施的社区环境。

(二)利用、开发社区资源

健康教育计划的实施是一项社会工程,需要多部门的合作,项目的落实也需要多部门的协调。因此,项目委员会应与社区、街道或县、乡、村建立横向联系,与社区卫生服务中心、医院、妇幼保健院和疾病控制中心建立纵向联系。选定主要协调与合作的单位,建立健全社区健康教育网络,利用社区资源(人员、设备、政策),提供健康教育设施、场所、材料等,培训健康教育骨干人员,动员社区群众积极参与活动。

(三)开展健康教育培训,扩大健康信息的传播范围

以心脑血管疾病的防治为例,可利用社区便利条件,包括以海报、健康专栏、网络平台、健康讲座等形式,在社区俱乐部、老年活动中心、青少年活动基地、科普中心、商业街等场所,对整个社区进行有关心血管疾病的危险因素的健康教育,尽可能减少危险因素,降低心血管疾病的发病风险。通过社区健康传播干预,使社区居民,尤其是医务人员对心血管疾病预防的观念发生改变,积极预防心血管疾病的发生。

(四)加强相关健康服务措施和服务范围

以原发性高血压的防治为例,高血压患者的筛查和血压监测,是原发性高血压综合防治干预的关键措施。通过目标人群方便、可及的自愿血压筛查和监测服务网,可以确定社区内的一般人群、高危人群和各类高血压患者,便于针对不同人群采取不同的健康教育和干预措施。

社区健康教育需要周密的计划、积极的行动、热情而细致的工作,达到有效控制社区内各种疾病的发生发展,促进社区居民健康状况。

三、社区健康教育的实施环节

社区健康教育的实施过程主要包含五个基本环节,即制订实施时间表、控制实施质量、建立实施的组织机构、配备和培训实施人员及配备和购置所需的设备材料。

(一)制订实施时间表

时间表以时间为引线贯穿于各项实施工作内容、工作地点、项目负责人、经费预算、特殊需求等。各项工作实施应以时间表为指引,逐步实现阶段目标和总体目标。时间表的制订,应考虑实际操作程序、运作过程、可能遇到的困难等因素,根据实际条件、结合以往经验、作出科学安排。科学的时间表是整个计划执行的核心,是进行项目过程评估的主要依据,也是目标管理的体现。

(二)控制实施质量

项目实施过程中的质量控制是了解实施的过程和结果,发现和解决实施工作中存在的问题,保证健康教育顺利进行和取得预期效果的重要环节。

1. 质量控制的内容

质量控制的内容包括掌握各项活动是否按预定时间进行的进程监测;实际开展活动在内容、数量上是否与计划要求一致的活动内容监测;实施人员工作状况、目标人群参与状况、相关部门是否与计划要求一致的活动内容监测;项目活动有效性的人群有关健康危害因素及知、信、行(KAP)的效果监测;实际开支与预算符合程度的经费开支监测等。

2. 质量控制的方法

质量控制的方法包括要求各子项目负责人做好实施记录,建立记录与报告制度;有计划、有考察记录的现场考察和参与方法;用于监测财务经费管理和使用的项目审计方法;以及定量、半定量、定性的抽样调查方法等。

(三)项目实施的组织机构

社区健康教育是一项有组织的活动,计划实施需要多个部门的合作,做好各组织部门之间的协调与合作是顺利实施的重要组织措施。建立领导工作的领导机构和具体承担实施任务的执行机构,确定有关的协调单位,都是实施健康教育计划的首要任务。

(四)配备和培训实施人员

实施人员的配备和培训,是健康教育工作成功的基本条件。工作人员主要来源于执行机构和相关业务部门,根据计划的具体内容选定人员,主要考虑人员的数量和专业方向。通过培训使实施人员熟悉项目的管理程序,掌握相关的知识和技能,学习健康教育的工作方法。

(五)配备和购置所需的设备材料

健康教育物资设备主要指健康干预过程中所需要的各种工具和设施,主要有办公、印刷设备、音响、多媒体等教学设备,交通工具,医疗仪器等。设备物品应多种渠道筹措、专人管理、避免闲置,认真考虑如何借用、租用、购置等。

健康教育材料是健康教育项目实施的物质基础。在执行健康教育项目计划时,配备合适的设备、制作合适的健康教育材料是一项关键性的工作。健康教育传播材料应根据目标人群的年龄段、文化程度、接受能力决定信息的内容、复杂程度和信息量。

四、城市社区健康教育的主要内容和策略方法

(一)城市社区健康教育的主要内容

随着我国现代化进程、工业迅速发展、城市规模不断扩大,都市化、城镇化进程加快,城市人口迅速增加、交通拥挤、住房紧张、教育就业压力等形成了城市的特殊环境条件,产生许多相应的卫生和健康问题。因此,城市社区健康教育与健康促进已经成为现代城市管理和现代精神文明建设的重要组成部分。

1. 健康观念教育与卫生法规普及

(1)健康观念教育。健康观念是指个人和群体对健康的认知态度和价值观。其教育主要包括现代健康观念;健康对人类生存与发展的重要性;政府、社区、家庭和个人对维护健康承担的责任;政府、社区、家庭和个人有能力维护个体和群体的健康能。健康教育是帮助个人和群体树立健康观念,自愿采纳有益于健康的行为和生活方式的教育活动过程。因此,作为健康教育基础的健康观念教育应成为社区健康教育的重要内容。

(2)社会公德与卫生法规教育。为了更好地维护社会和个人的健康,国家及各级政府颁布了有关法律、法规,包括《中华人民共和国突发事件应对法》《中华人民共和国食品安全法》《公共场所卫生管理条例实施细则》《关于2011年起全国医疗卫生系统全面禁烟的决定》《关于进一步加强学校控烟工作的意见》等一系列法律、法规。大力宣传社会公德,倡导健康生活方式和文明行为,有助于城市居民道德观念形成和法制意识的提高。

2. 健康素养知识教育及社区常见病防治

(1)健康素养知识教育主要有:

①普及公民健康素养66条。2016年1月6日,国家卫计委官网发布《中国公民健康素养——基本知识与技能(2015年版)》,即2015年版健康素养66条,从基本知识和理念、健康生活方式与行为、基本技能等三方面来做教育和促进,以达到提高全民健康素养水平的目的。

②疾病防治知识教育。包括各种常见病的预防、早期发现、早期诊断、早期治疗的知识;家庭急救与护理知识及技能等。

③环境卫生知识教育。环境对健康的影响,生活垃圾的分类与处理,噪声、空气污染的对人体的危害及预防方法,苍蝇、老鼠、蚊子、臭虫和蟑螂的生活习性、对健康的危害、传播疾病的方式、途径及防治方法等。

(2)社区常见病的预防和控制的几个要点:

①慢性病的社区防治。高血压、脑卒中、糖尿病、恶性肿瘤、精神疾病等已成为我国城市居

民致死、致残的重要原因,预防和控制的最有效措施就是开展慢性病社区健康教育工作。主要内容有倡导健康生活方式,控制行为危险因素;普及慢性病防治知识,提高自我保健能力;增强从医行为,提高对社区卫生服务的利用率。

②城市传染病的预防。针对性病、艾滋病、乙型肝炎、结核病、手足口病、流感等传染病的健康教育,包括控制传染源、切断传播途径及保护易感人群。

③意外伤害的安全教育。交通事故、电梯运行故障、劳动损伤、煤气中毒、溺水、火灾、自杀、他杀等是当前引起伤残和死亡的最常见原因,教育社区居民增强自我防护意识和防止意外发生的自救能力。

④突发事件教育。近年来天灾不断,如西南旱灾、南方水灾、汶川地震、玉树地震、舟曲泥石流等重大灾害;人祸不断,如河南航空公司飞机在伊春失事、温州 7·23 动车特别重大追尾事故、7·22 河南信阳客车大火事故、8·12 天津滨海新区爆炸事故等。因此,加强公民应对突发事件知识的普及,增强公共安全意识,提高应急避险和自救互救能力非常必要。

3. 社区居民健康行为和生活方式的培养

健康教育的核心是改变行为,包括终止危害健康行为、实践促进健康行为以及强化已有健康行为。这不仅关乎个体和群体健康,还影响社区居民健康素养和精神文明的水平。

4. 创建健康城市的宣传与教育

创建健康城市是城市文明建设的重要内容,只有动员每位居民参与,才能推进健康城市的全面建设。

(二)城市社区健康教育策略与方法

城市社区居民的居住和活动范围相对集中,经济文化条件较好,社区居民文化水平较高,所开展的健康教育策略和方法应符合城市社区的特点。主要环节包括:利用城市各种传播渠道普及健康知识、在社区卫生服务中开展健康教育、结合创建国家健康城市开展健康教育、建立健康教育示范社区等。

1. 社区健康教育应纳入政府工作计划

就是将社区居委会和社区卫生服务中心工作结合起来,每年制订健康教育的工作计划,确定工作职责,人员分工,把健康教育工作列入社区工作的一部分。

外来务工人员群体在城市中所占比例很高,是现今社会关注的焦点,因此,要加大城市中外来务工人员健康教育的力度。通过建立各级政府领导、疾病预防控制中心、社区卫生服务中心等多部门合作,全社会共同参与,积极为外来务工人员提供健康教育。开展健康促进活动,满足务工人员基本健康需要。普及基本健康知识,提高外来务工人员自我保健意识和能力,促进身心素质的提高,适应城市发展需要,同时还要关注他们家庭中其他成员的健康状况。

2. 利用社区健康教育宣传阵地

把社区内的固定宣传栏、电子屏等阵地变成社区居民了解健康教育知识的一个窗口,结合社区健康知识宣传,定期更换。

3. 入户开展健康教育

与该地区疾病预防控制中心和社区卫生服务中心一起,开展每年 1~2 次社区居民健康素养知识知晓率调查工作,同时发放通俗易懂的宣传资料和宣传手册。

4. 利用社区卫生服务中心(站)开展健康教育

社区卫生服务是以健康教育为中心,以社区为范围,以家庭为单位,以需求为导向,以老人、妇女、儿童、慢性病患者和残疾人为重点,融预防、医疗、保健、康复、健康教育和计划生育于一体、为居民提供从生到死全程医疗卫生服务。具体操作如下:

(1)为社区居民建立健全个人和家庭健康档案。

(2)对本社区居民的主要疾病、高危人群进行健康教育。

(3)对就诊和治疗的居民进行门诊和住院健康教育。

(4)开展家庭病床健康教育。

(5)健康教育处方。

5. 社区居委会健康教育学校

可邀请医疗卫生专家到社区居委会进行定期的健康知识讲座,讲座内容可根据居民的健康需求,用健康教育架起一座知识与健康行为之间的桥梁,树立预防为主的观念,建立起新的健康意识。

6. 面向整个社区的大型集体活动

与街道、居委会、离退休人员管理部门联合开展多种形式社区活动,如老年艺术团表演、有奖竞猜、广场咨询等,把健康知识的普及融入这些活动中去。利用现代化信息途径,如手机、网络、微博、微信等在不同人群中开展健康教育活动。

7. 结合创建国家健康城市开展健康教育

以政府行为和行政干预推动全民健康教育,提高居民健康素质是世界健康教育发展的大趋势,也是我国社会发展现状的要求。我国是一个发展中国家,卫生资源极为有限。必须坚持预防为主的方针,大力发展健康教育,实施国家基本公共卫生服务项目,才能提高人民群众自我保健意识和能力。

创建健康城市活动是创造良好社会环境的基础和前提。城市居民健康教育的普及率、良好卫生习惯和生活方式的养成、自我保健和公共卫生道德水平的提高,是衡量是否达到国家健康城市的重要标准,所以创建健康城市活动为城市社区健康教育发展指明了方向。

(三)开展社区健康教育的基本步骤

1. 了解社区居民对健康教育的需要和需求

首先,通过社区调查了解社区疾病谱、死因谱和主要健康问题排序,并分析导致各种问题的主要原因,以及通过健康教育进行干预的可能性和有效性。按照普遍性、严重性、可干预性、经济性、可接受性等原则,针对社区居民对健康教育的客观需要进行分析和排序。其次,了解社区居民对健康教育的主观需求,分析其普遍性、严重性、迫切性、可干预性、可接受性、有效性等要素,并对健康教育的需求进行排序。最后,结合需要和需求的排序情况,列出需要优先开展健康教育的问题(疾病)及其相应的、可干预的危险因素或原因,这些问题必须符合以下条件。

(1)普遍性。这些问题在社区居民中有较高的发生率(发病率、患病率和就诊率),涉及较多的人口,包括潜在危险人群、危险人群和患者群。

（2）严重性。这些问题严重影响居民的健康、生活和生存质量,使居民承受严重的精神压力和沉重的经济负担。

（3）迫切性。与这些问题有关的大多数居民都迫切要求了解相关的知识、采取有效的行动、参加有关的活动、掌握必需的技能,同时愿意付出一定的努力,并进行合理的投资。

（4）可干预性。这些问题与居民的主观因素和行为因素(生活方式)有关,可以通过健康教育和行为干预降低这些疾病的发生率,降低疾病的发生风险。

（5）有效性。能够找到有效的教育和干预手段,通过教育和干预能让社区居民转变观念,了解必需的知识、掌握必要的技能、改变不良的生活方式,能够对效果进行客观的评价,能够通过效果评价坚定居民参与健康教育的信心。

（6）可接受性。社区居民乐于接受健康教育的内容、方式方法、形式,也有能力和资源采取有关的措施,包括时间、精力、体力、经费、感情和家庭支持等各方面的资源。

（7）经济性。符合最低投入得到最大产出的原则,包括社区卫生服务机构能够投入一定的人力、物力和财力,社区居民能投入一定的经费,政府承担一定的费用,医疗保险部门给予一定的补偿,最后使各方的投入都能得到最佳的经济效益。

2. 对选定的问题进行深入的分析

健康教育主要是针对社区居民的观念、知识、技能、行为以及环境等因素而开展,因此,要分析每一种问题与以上因素的相关性,找出每一种问题的教育和干预重点,并根据各因素的特点分析健康教育的策略和方法。

3. 制订和实施健康教育计划

（1）明确目标。在多长时间内,在什么地方,由谁来组织,针对哪些人,采用什么方法或手段,通过什么途径,达到什么目标。

（2）确定主要活动和时间进度。在什么时间开展什么活动,主题是什么,多长时间,由谁负责,哪些人参与,场地、设备和经费如何解决。

（3）组织协调。涉及哪些部门和人,由谁出面组织和协调,是否需要成立一个领导小组,可以利用哪些社会资源和社会支持,需要落实什么政策、履行什么职责、采取什么形式。明确街道、居委会、社会团体、组织、社区、全科医生以及健康教育机构和专家的作用。在社区中有影响的志愿者参与组织和协调将更有成效,要把健康教育活动办成社区居民自发组织的活动,而不是社区卫生服务机构单方面组织的活动。

（4）质量控制。分析影响健康教育质量的各种因素,针对每一种因素,制订应对策略。影响健康教育质量的因素通常包括宣传发动的力度、内容吸引力、方式方法的生动性、居民的参与程度、组织管理的严密性、教育者的个人素质和魅力等。

4. 效果和效益评估

首先要评估目标达成的程度。效果评价包括观念转变的程度、有关知识的知晓率、有关技能的掌握率、不良行为改变率、环境改变程度、有关危险性降低的比例、问题发生率的改变、问题严重性的改变等。效益评价包括社会效益和经济效益,社会效益包括居民的参与率、满意度、生活质量改变等;经济效益包括居民相对节省的费用、社区卫生服务机构的经济效益、政府得到的经济效益、医疗保险部门得到的经济效益等。

5. 信息反馈和进一步激励

应该把健康教育效果和效益评价的结果及时反馈给有关的机构和人员,如社区居民、街道和居委会、卫生行政部门、医疗保险部门等,让他们充分认识健康教育的重要性,并不断增加投入,积极参与,充分合作。

 ## 五、农村社区健康教育

在我国农村是指县(旗)以下的乡、镇和自然村。国家统计局 2014 年公布:我国农村人口6.19 亿,占总人口 45%。由于农村地域广阔,教育文化、风俗习惯千差万别,不健康的观念和行为普遍存在,而拥有的卫生资源相对薄弱,因此,农村健康教育更应深入开展。

(一)农村社区健康教育的基本内容

1. 针对常见疾病的健康教育

目前农村有些疾病的发病率、死亡率仍高于城市,所以,普及一般健康知识与农村常见病及多发病的防治知识是农村健康教育的首要任务。

(1)传染病与寄生虫病健康教育。主要内容包括计划免疫;法定传染病疫情报告、隔离、消毒知识;杀虫灭鼠知识和技能;传染病患者的治疗与家庭护理知识和技能;传染病的社会防控与卫生公德教育。

(2)地方病防治知识。地方病是指具有严格的地方性区域特点的一类疾病。中国地方病分布广,罹患者多,受威胁人口更多。地方病仍然危害我国农村居民,尤其是贫困地区居民的健康,普及地方病防治知识是农村健康教育的重要内容之一。

(3)慢性病防治知识。城市与农村疾病谱、死因谱差别越来越小,心脑血管疾病、癌症和呼吸系统疾病已成为主要死因,因此需普及慢性病的危险因素预防、早期症状、早期治疗、合理用药及自我保健知识等。

(4)农业生产相关疾病防治与安全防护知识。农药的使用、保管、预防中毒与中毒后的救治,以及农田中暑、稻草性皮炎、农民肺等疾病的病因、危害、防护措施、早期症状及发病后治疗和家庭护理等知识教育。此外,在用油、用电安全,电动农机具的保养、维护与安全操作规范及使用时意外伤害的预防、交通安全常识等方面的教育。

2. 针对危害健康的行为与生活方式的健康教育

随着信息化时代的到来,网络与手机已经成为传播、交流的工具,从而导致居民生活方式发生了根本性的改变。尤其在刚刚富裕起来的农村地区,建设新农村的任务还很艰巨。必须坚持在农村地区消除"没病就是健康"的传统观念,改变农村居民的不良生活陋习,摈弃封建迷信活动,倡导文明、科学、健康的生活方式,指导人们科学安排日常生活和婚丧嫁娶,提升农村居民的健康素养。

3. 计划生育和优生优育知识与技术指导

大力宣传党的方针、政策,大力宣传《计划生育管理条例》《母婴保健法》《婚姻登记条例》

等。普及计划生育的保健知识,降低农村妇女流产率;通过婚检、孕前检查、合理膳食、补充营养素等优生优育健康教育,预防农村新生儿出生缺陷,达到优生优育的目的。

4. 环境卫生与卫生法规普及教育

农村环境卫生和环境保护已经成为社会普遍关注的问题。在新农村建设中,要加强卫生要求和提高卫生技术指导服务,重点抓好村宅建设卫生、饮水卫生、粪便垃圾处理、消除四害、保护环境、控制环境污染等方面的健康教育。开展卫生普法工作,如《环境保护法》《食品安全法》、《公共场所卫生管理条例实施细则》、各地区《关于加强安全使用农药防止人畜中毒的通知》等,提高农民的法制观念和遵纪守法、执法的自觉性。

5. 留守儿童健康教育

第六次人口普查结果显示,我国流动人口达 2.6 亿,他们的未成年子女多为农村里的留守儿童或城市里的流动儿童。由于我国现行的城乡二元结构、户籍制度和有关城市的福利制度等滞后,农民工群体不能在迁入地永久性居住,孩子留给妻子或老人抚养。

(1)留守儿童健康问题。由于各方面的原因,儿童短期或长期失去父母的监护,在缺乏父母关爱、呵护和教养的环境下而出现诸多健康问题,尤其是生存和心理问题。

①生活方面。大多数留守儿童的家庭条件较差,多由祖父母、外祖父母抚养,留守儿童需要经常帮助老人做些农活;如果留守儿童生病了,通常到本村的药店或诊所拿点药吃,或者由监护人提供一点土方子。遇到大病,经济条件不允许,不敢去正规医院治疗,延误病情;由于缺乏悉心照顾,部分留守儿童出现营养不良,患有躯体疾病。

②学习方面。由于父母外出打工不在身边,缺乏家庭学习教育管理和作业辅导,使其学习成绩下降,导致部分留守儿童养成不爱学习的习惯,甚至产生厌学、逃学、辍学的情况。

③心理方面。由于缺乏家庭亲情温暖、父母情感的关怀、儿童缺少倾诉和寻求帮助的对象,不愿意与外界接触或接触太少,一些留守儿童表现出情感脆弱、孤独、胆怯、自闭焦虑、自卑缺乏自信、不善于交往、社交恐怖,或胆大放肆、以自我为中心、行为孤僻等个性特征,不同程度地存在性格缺陷和心理障碍。有研究指出,约有 20% ~ 30% 的留守儿童存在心理问题和学习障碍。

④道德方面。由于家庭教育的缺失,缺乏道德约束,部分留守儿童没有养成良好的生活习惯和道德品行,不听管教、说谎、欺骗、打架、网络成瘾等,甚至违法犯罪。

(2)留守儿童健康教育。村委会和学校要承担起主要教育责任。①当地政府积极筹措资金和协调社会资源,成立具有家庭生活功能的"留守儿童管教中心(之家、之园)"组织,承担起陪伴、管理与指导留守儿童日常生活、情感温暖和家庭健康教育等责任;②充分发挥学校的教育功能,利用同学、小组的帮助或互助学习;③注重情感社会大环境的营造,呼唤社会各界的关注。

(3)策略与方法。留守儿童心理健康教育对策受到极大关注。①国家采取立法,创造各种条件,让农民工家长有时间、有精力、有能力指导孩子成长;②利用社会教育资源,鼓励农民工在闲暇时间接受家庭教育知识的学习与培训,提升自身教育子女的能力,采用现代化网络设备完成父母对孩子的教育职责,如通过微信、QQ、YY 语音或视频等方式与父母保持情感和教育联系;③成立长期的社会爱心组织,发挥积极的作用,如上海暑期爱心课堂助农民工子女融入城市;④当地政府应出台鼓励为留守儿童和农民工子弟提供服务的补贴机制。

(二)农村社区健康教育策略与方法

1. 纳入本地区卫生发展规划

贯彻执行《中国农村初级卫生保健发展纲要(2001—2010年)》,县及县以上政府要将农村健康教育与健康促进纳入当地《初级卫生保健发展规划》和《农村卫生发展规划》。

2. 利用农村各种传播渠道普及健康知识

农村地域广阔,生活条件和文化习俗千差万别。传播媒介和渠道多种多样,因此,要因地制宜,充分利用农村特有的健康教育传播渠道和方法,把健康知识的宣传、普及工作融入吉庆活动和日常生活中。

随着电视、电脑、网络的普及,农村有线广播已经失去原有的主导地位,但是农村大喇叭依然很普遍,是一个很好的传播资源,利用得当不失为社区动员、宣传卫生知识的一种简便而经济的方法。在农民技术学校、文化活动站、青少年科普基地、阅览室等成立健康教育活动中心,在其中设置卫生宣传栏、卫生报刊栏,举办卫生科普讲座,播放卫生科普录像片等。

通过农民喜闻乐见的文艺曲艺节目、传统节日、集市活动及编写顺口溜、讲故事、三字经、民歌、绘画等进行健康教育,还可以组织药品经营部门向群众宣传普及用药安全知识教育。

将健康教育融入教育、科技、卫生、家电下乡活动中,如通过专家义诊、健康下乡活动普及使用健康知识和自我保健技能,提高农民健康素养和身心健康水平。以多种形式和多种渠道为农民送医药、送知识。加强农村流动人口和乡镇企业工人就业前健康教育培训。

3. 结合农村疾病防治开展健康教育

通过农村计划生育、计划免疫、妇女疾病普查、地方病筛查等机会,开展形式多样的健康教育活动;结合慢性病防治开展深受农民欢迎的健康教育活动;结合农村生态文明村镇建设,大力普及农村改水、改厕知识和技术,改善农村饮水和环境卫生状况,改变不良卫生习惯,预防传染病、寄生虫病的发生。

在洪水、地震等重大突发事件后应迅速开展应急健康教育,普及救灾防病知识。一旦发现急性传染病暴发流行,应迅速制订有效防治措施,深入疫区强化有针对性、实用的健康教育,使群众掌握疾病防治知识和相应的技能,消除恐慌,积极配合防疫部门采取有效防护措施,统一行动,群防群治,确保大灾之后无大疫。

4. 搞好乡镇健康教育

随着农民进城和城镇化加速,乡镇社区的社会作用日益突出,乡镇社区具有城市和农村的双重特征,也是健康教育工作最需要关注的地区。在开展健康教育时应注意:①乡镇是沟通城乡联系,促进城乡物质、文化交流不可缺少的桥梁。乡镇企业和第三产业人员是社区人口的主体,流动人口占的比例较大,是农村和城市健康教育易忽视的群体,既是农村社区健康教育,也是城市社区健康教育的重点对象;②乡镇企业的发展壮大使乡镇社区形成以工业为主的产业结构,安全生产与环境保护是其健康教育的重要内容;③乡镇是农村人口向非农业型转化的重要地带,虽然乡镇社区的基础建设、生活环境、商业文化设施已经具有城市特征,但社区居民的生活方式、风俗习惯、社会心理等仍保持农村本土特点。所以乡镇社区健康教育应采取移风易俗、科学健康的生活方式,改变不良卫生习惯和嗜好,加强农村流动人口和乡镇企业工人就业前的职业规范与健康教育培训。

5. 深入开展并巩固"亿万农民健康促进行动"成果

建立在政府领导下多部门合作的农村健康教育与健康促进工作机制,落实"全国亿万农民健康促进行动"工作规划。加强国家、省级"行动"示范县区建设,总结推广不同经济发展地区的成功经验。1994 年 6 月,卫生部、全国爱卫会、广播电视部和农业部联合发起全国 9 亿农民健康教育行动(2002 年更名为亿万农民健康促进行动,以下称"行动"),以音像传播为基本策略,针对农村当前存在的主要健康问题,结合初级卫生保健各项任务,面向广大农村居民普及卫生保健知识,增强广大农村居民的自我保健意识和能力,达到防病、保健及提高农民健康水平的目的。"行动"实施受到党和国家的高度重视,到 2005 年底,全国有 1 191 个县(区)成立了由县政府主管领导为组长,相关部门为成员单位的"行动"领导小组,1 832 个县(区)开展了"行动"相关活动,建立了 50 个全国"行动"示范县(区);2008 年,"行动"工作的重点之一是结合中央补助地方健康素养监测与干预项目;2010 年,建立健全了各级政府领导、多部门合作和全社会参与的"行动"长效工作机制。"行动"是我国现代健康教育史上,范围最广、影响最大、意义深远的一个健康教育与健康促进典范。

6. 依靠农村卫生机构开展健康教育

农村卫生机构的服务职能逐渐从基本医疗向医疗、预防、保健、康复、健康教育等综合性服务发展。乡村医生应利用应诊、治疗、家庭访视等机会,针对主要健康问题,对患者及其家属进行面对面的健康教育和必要的行为指导。乡镇卫生院在醒目位置设置宣传画、标语、展板,配发健康教育处方或科普读物等。

(1)门诊健康教育。门诊医务人员针对求治者最关心的问题实施健康教育,如对必要的就诊、化验、检查及合理用药知识等进行指导。

(2)住院健康教育。利用入院、住院、出院期间进行有关健康教育,改变不良生活方式,促进早日康复。

(3)预防保健服务中的健康教育。结合防保各项服务,如计划免疫、孕产妇管理系统、疾病普查普治,为农民提供医疗、预防、保健、康复、健康教育等综合性服务。

[知识拓展]

老年人健康教育的核心内容

1. 行为指导

指导老年人选择科学、合理的方式、规律的生活起居,良好的生活习惯,纠正不良的行为和生活方式,限制吸烟、饮酒等。让他们认识到:长寿必须健康,只长寿不健康是痛苦的,而养成良好的生活方式对增进健康非常有益。

2. 心理卫生干预

鼓励老人多交往、参加社会活动,从社会活动中寻找人生的价值;构建和睦家庭,老人与子女相互适应、相互支持。既要给老人物质保障,又要给予精神帮助和支持,鼓励老人参加力所能及的活动,维护身心健康,预防疾病;帮助老年人合理安排自己的作息时间,加强健脑锻炼,预防老年痴呆。保持乐观情绪,增强他们适应社会的能力,避免孤独,减少焦虑情绪,唤起老年人第二青春活力。

3. 生活卫生

指导老年人进行科学合理的膳食,做到平衡膳食,少量多餐、定时定量;帮助他们选择与使用保健食品;起居规律、娱乐、运动、劳动适度,加强个人防护,避免意外伤害。

4. 常见病防治知识教育

根据老年人的特点,定期开展健康知识讲座,教给他们具体的预防措施和方法,使他们掌握常见疾病的防治知识及一定的自我护理能力。

5. 体能活动

根据老年人自身健康特点和兴趣爱好,选择适宜体育活动项目,进行适度的运动,提高老人的健康水平和生存质量。

6. 临终关怀与安乐死

(1)临终关怀。

临终关怀是指由社会各界组成的机构,为晚期病人及其家属提供生理、心理和社会的全面支持和照顾,不以延长临终者生存时间为重,而以提高病人临终阶段的生命质量为宗旨。

临终病人医护的基本原则有两个:一是以满腔的热情和理解的态度对待病人,给予精神上的安慰,即临终关怀与安抚;二是努力控制病人症状,减轻病人痛苦。

近几十年,临终关怀在世界上有长足的发展,目前已有包括中国在内的60多个国家和地区建立了临终关怀机构(中国在上海、天津、北京建立了临终关怀医院和研究机构)。

(2)安乐死。

安乐死是理性的自杀概念,临终过程的扩大,"安乐死"在国际上颇有争议。"安乐死"有两种死法:一种是采取主动手段,包括过量使用致死性药物,加速临终病人的死亡过程;另一种是采用被动手段,包括不提供或取消维持生命的治疗或机械维持体系。

目前只有荷兰、瑞士、比利时和美国的俄勒冈州、华盛顿州允许医生帮助患者有不治之症者实施"安乐死"(尊严死)。

【推荐阅读】

《国家卫生城市检查标准》医院健康教育相关指标

各级医院能采取多种形式,有针对性地向病人及其家属开展健康教育,住院病人相关卫生知识知晓率≥80%。

(1)各级医院门诊和病区有固定的健康教育宣传专栏和读报栏。宣传栏每季更换内容,黑板报等内容每月更换一期,做到图文并茂。(查宣传阵地和所摄图片或底稿)

(2)每年对全院医务人员进行不少于一次的健康教育专业培训,培训覆盖率达98%,有完整的培训档案。健康教育列入病区常规工作制度。(查资料和现场,查健康教育处方、座谈会记录和有关宣传教育资料)

(3)各级医院要发放健康教育宣传资料,开展健康咨询。门诊和病区必须使用市统编健康教育处方,使用率≥80%,卫生报刊发行到科室和病床,并通过工休座谈会及口头、文字、声像等形式向病人及其家属开展候诊、就诊、住院、出院健康教育。(查相关记录)

(4)医院积极参与社会健康教育工作。各医院的社区医疗服务网点要充分做好"社会动员、组织管理、指导培训、调查研究、开展健康教育活动、培育健康教育示范小区等"六大任务中的社区健康教育工作保障。

(5)各级医院均应建成市或省级无吸烟单位,有禁烟制度和标志,必须做到地面无烟蒂,无吸"游烟"者,会议室、接待室、诊室和病区禁止放置烟缸,控烟工作有专人管理,并定期检查考核,奖惩落实。(查资料和现场)

(6)住院病人及其陪护家属在询问调查中应能解答出相关的卫生防病和康复知识,知识知晓率在80%以上。(查病区知识教育责任制依据,现场考查病人及培护家属)

(7)医院健康教育资料齐全、规范,并按年度装订成册,实施档案化管理。(查医院近三年健康教育完整资料)

本章小结 —— 通过本章内容的学习,我们初步掌握了四种具有代表性的场所的健康教育(学校健康教育、公共场所健康教育、医院健康教育和社区健康教育)的概念及意义,并学习了各种健康教育的主要任务、主要内容及实施方法和形式,以及各种健康教育的主要评价方法。在不同场所开展健康教育活动,可降低常见病的发病率,提高我国居民的健康水平。

回顾与练习 ——
1. 简述学校健康教育的意义。
2. 简述学校健康教育的主要任务。
3. 简述公共场所健康教育的任务和内容。
4. 简述医院健康教育的意义。
5. 简述城市社区健康教育策略与方法。

参考文献

【中文】

[1] 马骁. 健康教育学 [M]. 北京：人民卫生出版社, 2004.

[2] 常春. 健康教育与健康促进 [M]. 北京：北京大学医学出版社, 2010.

[3] 黄敬亨. 健康教育学 [M]. 上海：复旦大学出版社, 2011.

[4] 胡俊峰, 侯培森. 当代健康教育与健康促进 [M]. 北京：人民卫生出版社, 2005.

[5] 杨延忠. 健康行为理论与方法 [M]. 杭州：浙江大学出版社, 2004.

[6] 田本淳. 健康教育与健康促进使用方法 [M]. 北京：北京大学医学出版社, 2005.

[7] 吕姿之. 健康教育与健康促进 [M]. 北京：北京大学出版社, 2007.

[8] 郑振佺, 霍建勋. 健康教育学(案例版)[M]. 北京：科学出版社, 2008.

[9] 杨功焕. 健康促进理论与实践 [M]. 成都：四川科学技术出版社, 1999.

[10] 贾伟廉. 健康教育学 [M]. 北京：人民卫生出版社, 1988.

[11] 米光明, 王官仁. 健康传播学原理与实践 [M]. 长沙：湖南科技出版社, 1996.

[12] 卫生部基妇司 /UNICEF 健康促进合作项目办公室. 健康传播计划与设计——如何设计一个有效的、成功的传播项目 [M].CDCynergy, CDC, USA 2001.

[13] 詹绍康. 现场调查技术 [M]. 上海：复旦大学出版社, 2003.

[14] 王建, 马军, 王翔. 健康教育学 [M]. 北京：高等教育出版社, 2012.

[15] 钱进, 王尼. 大学体育与健康教程 [M]. 杭州：浙江大学出版社, 2015.

[16] 詹中辉, 李丽, 周葛龙. 体育与健康教程 [M]. 北京：航空工业出版社, 2014.

[17] 王步标, 黄超文. 体适能与健康 [M]. 长沙：湖南科学技术出版社, 2003.

[18] 林贵福. 认识健康体能 [M]. 台北：师大书苑有限公司, 1997.

[19] 林正常, 王顺正. 健康运动的方法与保健 [M]. 台北：师大书宛有限公司, 2002.

[20] 中国营养学会. 中国居民膳食营养素参考摄入量 [M]. 北京：中国轻工业出版社, 2000.

[21] 何志谦. 人类营养学 [M]. 2 版. 北京：人民卫生出版社, 2001.

[22] Barbara A. Bowman, Robert M. Russell. 现代营养学. [M]. 汪之顼, 等, 译. 7 版. 北京：人民卫生出版社, 1998.

[23] 王喜生. 人体营养状况的评价方法 [M]. 天津：天津科学技术出版社, 1985.

[24] 荫士安,葛可佑.膳食调查方法及其评价 [J].国外医学:卫生学分册,1993（4）.

[25] 胡镜清,彭锦,陈勇,等.健康管理与中医药学优势 [J].国际中医中药杂志,2006,29（4）.

[26] 中华中医药学会.亚健康中医临床指南 [M].北京:中国中医药出版社,2006,1.

[27] 刘宏岩.关于中医治未病思想的若干思考 [J].吉林中医药学报,2008（11）.

[28] 张海波,刘天君.具象思维的概念及其意义探讨 [J].北京中医药大学学报:中医临床版,2011（9）.

[29] 郭海涛.从标本辨证谈中医治未病思想 [J].中医学报,2016（5）.

[30] 季浏,符民秋.当代运动心理学 [M].重庆:西南师范大学出版社,1994.

[31] 季浏.体育心理学 [M].北京:高等教育出版社,2001.

[32] 季浏,朱学雷.体育社会心理学 [M].上海:华东理工大学出版社,1995.

[33] 季浏,汪晓赞,蔡理.体育锻炼与心理健康 [M].上海:华东师范大学出版社,2006.

[34] 马启伟.体育心理学 [M].北京:高等教育出版社,1996.

[35] 松井三雄.体育心理学 [M].杨宗义,等,译.北京:人民体育出版社,1985.

[36] 张力为,褚跃德,毛志雄.运动心理学——借鉴、移植与发展 [M].北京:北京体育大学出版社,1996.

[37] 张力为,任未多.体育运动心理学研究进展 [M].北京:高等教育出版社,2000.

[38] 姚家新,徐霞.中国运动心理学的研究现状和展望 [J].体育科学,2004.

[39] 唐振宇.当代运动心理学发展述评 [J].华东师范大学学报:教育科学版,2004（2）.

[40] 颜军.体育心理论稿 [M].南京:河海大学出版社,2001.

[41] 陈作松,陈宏.国际运动心理学的研究现状及发展趋势 [J].成都体育学院学报,2002（3）.

[42] 肖水源.青少年物质滥用的预防 [J].继续医学教育,2005,26（8）:666-669.

[43] 叶宝娟,方小婷,刘林林,等.愤怒挫折对工读生毒品使用的影响:结交不良同伴的调节作用 [J].中国临床医学杂志,2016,24（2）:307-308.

[44] 景军.中国青少年吸毒经历分析 [J].青年研究,2009（6）:74-94.

[45] 郭庆光.传播学教程 [M].北京:中国人民大学出版社,1999.

[46] 田本淳.人际传播技巧与生命知识 [M].北京:人民卫生出版社,1993.

[47] 陈琦.当代教育心理学 [M].北京:北京师范大学出版社,1997.

[48] 吕全军.临床营养学 [M].郑州:郑州大学出版社,2008.

[49] 张晓燕.健康教育概论 [M].武汉:武汉大学出版社,2010.

[50] 马骁.健康教育学 [M].北京:人民卫生出版社,2010.

[51] 孙长颢.营养与食品卫生学 [M].北京:人民卫生出版社,2012.

[52] 黄敬亨.健康教育学 [M].上海:上海医科大学出版社,1990.

[53] Richard A. Windsor, et al.健康促进与健康教育规划的评价 [M].胡伟民,等,译.上海:上海医科大学出版社,1991.

[54] 华西医科大学.健康行为学 [M].北京:人民卫生出版社,1993.

【英文】

[1] Karen Glanz, Frances Marcus Lewis, Barbara K.Rimer.Health Behavior and Health Education, 4 th[J]. Jossey-Bass, 2008.

[2] David Gochman. Handbook of Health Behavior Research[J]. Plenum Press,1997.

[3] Richard.A.Windsor, et a1. Evaluation of Health Promotion, Health Education, and Disease Prevention Programs[M]. California: Mayfield Publishing Company, 1994.

[4] Randall R.Cottrell, James T. Girvan, James F.McKenzie. Principles & Foundations of Health Promotion and Education. [M]. 4th. ed. Pearson Cummings，2007.